RECHERCHES
EXPÉRIMENTALES & CLINIQUES

POUR SERVIR A L'HISTOIRE

DE

L'EMBRYOTOMIE
CÉPHALIQUE

PAR

LE DOCTEUR PAUL BAR

Accoucheur de l'hôpital Tenon.

PARIS

ASSELIN ET HOUZEAU

LIBRAIRES DE LA FACULTÉ DE MÉDECINE

et de la Société centrale de médecine vétérinaire

PLACE DE L'ÉCOLE-DE-MÉDECINE

—

1889

RECHERCHES
EXPÉRIMENTALES ET CLINIQUES
POUR SERVIR A L'HISTOIRE

DE

L'EMBRYOTOMIE
CÉPHALIQUE

DU MÊME AUTEUR

I. — Effacement du col pendant la grossesse. (*Société anatomique*, 1879.)

II. — Tracés pour servir à l'histoire clinique de l'attaque d'éclampsie. (*Annales de Gynécologie*, 1880, t. XIV, p. 115.)

III. — Recherches sur le rhythme de la respiration pendant la grossesse et l'accouchement. (*Annales de Gynécologie*, 1880, t. XIV, p. 410.)

IV. — Recherches pour servir à l'histoire de l'hydramnios. — Pathogénie. (*Prix de thèse*, médaille d'argent, 1881.)

V. — Observations pour servir à l'histoire de l'évolution des tumeurs pendant la grossesse. (*Annales de Gynécologie*, août 1881.)

VI. — Note sur un cas d'amputation congénitale. (*Annales de Gynécologie*, janvier 1882.)

VII. — Dans l'hydramnios faut-il songer à l'existence probable d'un monstre, plus particulièrement à un fœtus monstrueux par hydropisie de la cavité cérébro-spinale. (*Archives de Tocologie*, septembre 1882.)

VIII. — Des méthodes antiseptiques en obstétrique. (*Thèse d'agrégation*, 1883.) The principles of antiseptic methods applied to obstetric practice. (*Traduction anglaise*, par le Dr Henry D. Fry. Philadelphie, 1887.)

IX. — Le basiotribe Tarnier, son mode d'emploi, les résultats qu'il permet d'obtenir. (*Progrès médical*, décembre 1884.) Traduction anglaise. *New-York méd. abstr.*, janvier 1885.

X. — Sur un cas d'éclampsie traité avec succès par les bains prolongés. (*Annales de Gynécologie*, 1885.)

XI. — Sur un point du manuel opératoire de la basiotripsie. (*Annales de Gynécologie*, 1885.)

XII. — Sur le gavage des enfants nouveau-nés après l'opération du bec de lièvre. (*Revue mensuelle des maladies de l'enfance*, 1885.)

XIII. — Du cancer utérin pendant la grossesse et l'accouchement. (*Thèse d'agrégation*, 1886.)

XIV. — De l'opération césarienne. (*Semaine médicale.* 1887.)

XV. — Des lésions de la vulve et du périnée pendant l'accouchement. (*Société de médecine pratique.* Avril 1888.)

XVI. — Fractures de la base du crâne produites en dehors de toute intervention. (*Journal de médecine de Paris.* Novembre, 1888.)

XVII. — Sur un cas rare d'auscultation obstétricale. (*Ibid.* Novembre 1888.)

XVIII. — Hydramnios des premières semaines de la grossesse. (*Société de médecine pratique.* Décembre 1888.)

XIX. — A quel moment doit-on pratiquer l'opération césarienne ? (*Journal de médecine de Paris.* Décembre 1888.)

XX. — Sur un nouveau cas de tubulhématie rénale chez le nouveau-né (en collaboration avec M. Grandhomme). (*Société de médecine pratique.* Janvier 1889.)

XXI. — *Traité de Gynécologie opératoire avec l'exposé des procédés d'exploration en Gynécologie*, par Hegar et Kaltenbach. — Traduction française (avec une préface de M. le professeur Tarnier). Paris, 1885.

RECHERCHES
EXPÉRIMENTALES & CLINIQUES

POUR SERVIR A L'HISTOIRE

DE

L'EMBRYOTOMIE
CÉPHALIQUE

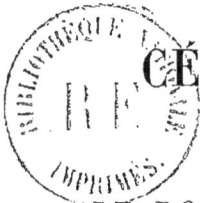

PAR

LE DOCTEUR PAUL BAR

Accoucheur de l'hôpital Tenon.

PARIS

ASSELIN ET HOUZEAU

LIBRAIRES DE LA FACULTÉ DE MÉDECINE

et de la Société centrale de médecine vétérinaire

PLACE DE L'ÉCOLE-DE-MÉDECINE

—

1889

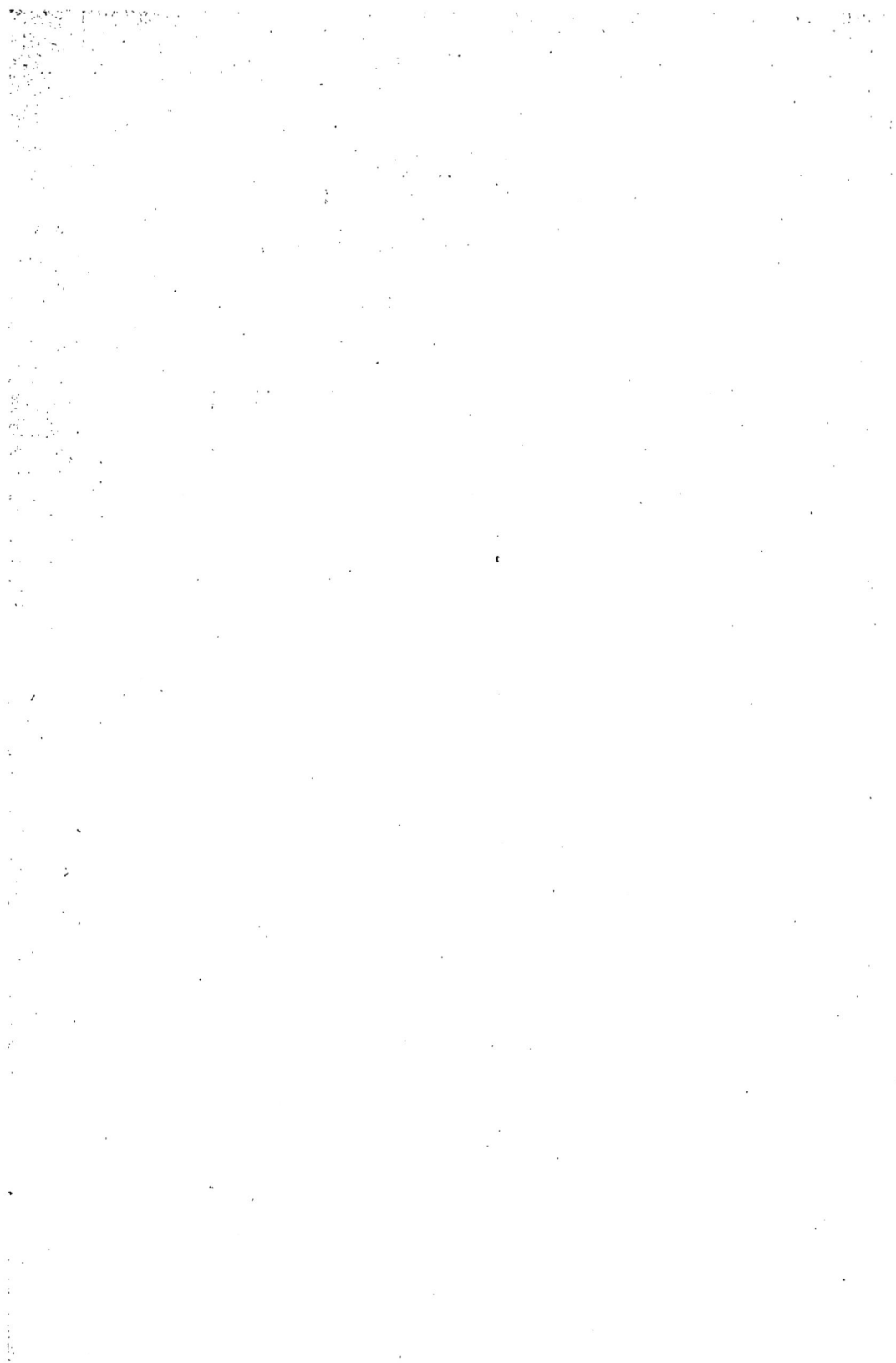

AVANT-PROPOS

Réduire les dimensions de la tête fœtale afin de pouvoir l'extraire à travers un bassin rétréci, est un des problèmes que doit résoudre encore trop fréquemment l'accoucheur. Ce problème est, en lui-même, fort difficile ; mais la solution en est encore rendue plus ardue par les différences que l'on rencontre entre les données de chaque cas particulier.

Pour atteindre la tête, dont on veut diminuer le volume, il ne suffit pas, en effet, de tenir compte du degré de viciation du bassin, de sa conformation ; il faut encore se préoccuper de la présentation de la tête fœtale, de son inclinaison, de sa flexion plus ou moins prononcée, de son degré de fixité ou de mobilité, de son engagement plus ou moins marqué ; circonstances qui se groupent de façons si diverses, que l'accoucheur doit faire appel à toute son habileté, s'il veut mener à bien son intervention.

Si on ajoute aux difficultés qu'on peut éprouver pour saisir la tête et vaincre sa résistance, celles qui résultent de la nécessité où on se trouve le plus souvent de l'extraire rapidement, quand elle est devenue assez peu volumineuse pour franchir l'obstacle qui s'opposait à son expulsion ; si on songe combien il est naturel, pour abréger l'opération et pour éviter l'excès de traumatisme sur les organes maternels, de demander à l'instrument qui a réduit le volume de la tête de contribuer aussi à son extraction, on comprendra que la question de l'embryotomie céphalique est rendue, dans la pratique, d'une solution plus difficile, puisqu'elle se double de celle de l'extraction.

On ne doit donc pas s'étonner si de nombreuses méthodes ont été proposées pour atteindre ce double but ; cependant quand on remarque combien elles sont nombreuses et quand on voit encore, chaque année, quelque nouveau procédé opératoire être préconisé pour être aussitôt abandonné, on peut se demander si les efforts qui ont été faits jusqu'à ce jour, n'ont pas été stériles et si, en réalité, toute la peine dépensée est bien en rapport avec le résultat obtenu. On ne peut se défendre d'un certain scepticisme quand on voit des hommes, comme Depaul, par exemple, professer que le céphalotribe est « un bon vieux serviteur qu'il ne faut pas laisser détrôner » ; tandis que d'après Hubert [1] « le bon vieux serviteur a fait son temps et l'instrument précieux mérite d'aller rejoindre dans le musée des antiquités de la science, les ferrailles justement abandonnées d'un autre âge;..... le céphalotribe est un instrument fort meurtrier et la céphalotripsie, une opération néfaste ».

Des opinions aussi extrêmes ont été formulées pour les autres instruments. Pour le cranioclaste, par exemple, Kleinwachter ne craint pas d'affirmer que son adoption constitue un retour à la « *medicina crudelis* » ; tandis que Fritsch [2] pense que « le cranioclaste de Braun par son mode d'action et ses effets est le meilleur et le plus universel instrument d'extraction qui ait jamais existé ».

[1] Hubert. *Cours d'accouchement*, page 195, Louvain, 1875.
[2] *Volkmann's Sammlung Klinischer Vortraege*. Gyn., page 871.

Ces divergences existent sur tous les procédés qui ont été proposés et il n'est d'instrument ni de méthode opératoire pour lesquels on ne trouve à côté de partisans zélés, des adversaires résolus.

Devant de telles opinions, l'esprit devient naturellement hésitant et on peut se demander si les procédés d'embryotomie employés pour réduire la tête fœtale ne sont pas tous mauvais, et si l'embryotomie elle-même ne constitue pas une opération qui mériterait d'être abandonnée, au moins dans la plupart des cas.

Les progrès accomplis dans l'application de la méthode antiseptique, en améliorant dans des proportions imprévues les résultats donnés par la section césarienne, ont permis de considérer cette opération comme pouvant être proposée par les esprits les plus sages dans des cas où c'eût été, il y a quelques années encore, commettre une lourde faute que d'y songer. Certains accoucheurs ont même pensé que le champ des indications de la section césarienne étant devenu plus étendu, cette opération pouvait, d'une manière générale, être mise en parallèle avec l'embryotomie céphalique et devait, dans bien des cas, lui être préférée. Cette opinion est celle que tendent à adopter un certain nombre d'accoucheurs allemands dont les noms figurent parmi les plus militants. Elle n'a guère trouvé de créance parmi les obstétriciens français.

Tout en reconnaissant l'heureuse influence exercée par l'antisepsie et les perfectionnements du manuel opératoire sur le pronostic de la section césarienne, ils pensent que de semblables progrès ont été faits pour l'embryotomie céphalique. Pour juger, en effet, de la valeur de cette dernière, il ne convient pas d'opposer les statistiques d'embryotomie dressées à une époque où la méthode antiseptique était inconnue ou mal appliquée, à celles, plus récentes, où sont relatés les résultats donnés par l'opération césarienne pratiquée ainsi qu'on la fait aujourd'hui. L'antisepsie a amélioré le pronostic de l'embryotomie dans des proportions au moins égales à celles qu'on a notées pour l'accouchement césarien et aujourd'hui, la mortalité par infection est, après l'embryotomie, de beaucoup inférieure à celle qu'on observe après l'opération césarienne.

En France, l'embryotomie est donc restée l'opération de choix; c'est elle qui est toujours choisie, à moins que les difficultés pour la pratiquer, soient telles que la réduction et l'extraction de la tête ne puissent être obtenues qu'après des manœuvres si laborieuses, qu'au prix de telles lésions des tissus maternels que l'opération césarienne avec tous ses aléas semble encore préférable.

Ces cas semblent encore trop nombreux et les accoucheurs français s'appliquent à en réduire de plus en plus le nombre; dans ce but, ils se sont efforcés de perfectionner l'embryotomie, soit en modifiant les instruments dont ils disposaient, soit en réglant avec plus de précision son manuel opératoire. Ainsi sont nées des études fort intéressantes dans lesquelles les auteurs, s'appuyant surtout sur des expériences, ont tenté de fixer les limites extrêmes dans lesquelles pouvait être employé tel ou tel instrument.

Ces recherches expérimentales ont singulièrement éclairé la question de l'embryotomie, cependant elles ne peuvent suffire à la résoudre d'une façon complète. Les conditions ne sont pas, en effet, identiques quand on institue une expérience sur le fantôme, où le rétrécissement pelvien est figuré par une plaque de métal plus ou moins large, que l'on peut rapprocher à volonté de l'arc figurant le

pubis, et à travers lequel on fait passer coûte que coûte
une tête fœtale qu'on a plus ou moins réduite, broyée ou
démolie, et quand on fait une opération sur la femme, où tout
est variable depuis la forme et le degré de rétrécissement du
bassin, jusqu'au mode de présentation, d'inclinaison, aux
dimensions, à la solidité de la tête, et où l'extraction fœtale
doit être obtenue, sans qu'on provoque de lésions sur
les tissus maternels. Mais, si l'expérience est impuissante
à résoudre toutes les questions, elle nous est, du moins,
fort utile, car elle nous permet de nous rendre compte du
mode d'action de chacun des procédés opératoires qui ont
été proposés. C'est dans le but de nous éclairer sur ce point,
que nous avons entrepris les recherches expérimentales qui
font la base de ce travail.

En publiant cette étude, nous n'avons pas en vue d'écrire
une monographie complète de l'embryotomie céphalique ; nous
voulons seulement étudier comparativement le mode d'action
des instruments les plus usuels et préciser les conditions dans
lesquelles ils permettent d'obtenir le maximum de résultats.
Les faits que nous allons rapporter n'ont que la valeur de
simples documents, et nous aborderons ailleurs, en nous appuyant sur des faits cliniques, l'étude de la valeur de l'embryotomie comparée à celle de l'opération césarienne.

Quand nous avons commencé nos recherches expérimentales, nous n'avions pas de service hospitalier et nous avons
été heureux que notre cher maître, M. Tarnier, voulût bien
nous accueillir à la Maternité ; à ce moment, M. le docteur
Bonnaire, aujourd'hui chef de clinique d'accouchements était
interne à cet hôpital. Non seulement, il mit à notre disposition
un certain nombre de fœtus, mais il s'intéressa à nos recher-

ches, prit part à nos expériences et devint ainsi notre collaborateur. Par des recherches qui lui sont personnelles, il
ajouta encore à la force des conclusions tirées de nos expériences communes, par une étude anatomique et physiologique de la base du crâne fœtal.

Toutes les expériences que nous avons faites à la Maternité
sont relatées dans la thèse inaugurale de notre collaborateur
et excellent ami Bonnaire; nous en rapporterons seulement
ici quelques-unes, auxquelles nous ajouterons celles que nous
avons poursuivies dans les divers services dont nous avons
été chargé depuis l'année 1885. Je voudrais que, si l'on
accorde quelque intérêt à ce travail, la part que mon ami
Bonnaire a prise à une partie de nos recherches, ne fût pas
oubliée.

Nous devons en terminant, adresser l'expression de notre
reconnaissance à nos internes qui nous ont toujours aidé
avec grand dévouement dans nos recherches, et à M. Méheux
qui nous a prêté le concours de son talent de dessinateur,
pour reproduire fidèlement les photographies que nous avons
faites au cours de nos expériences.

CHAPITRE PREMIER

DES DIFFÉRENTES MÉTHODES QUI PERMETTENT DE RÉDUIRE LES DIMENSIONS
DE LA TÊTE FŒTALE

Envisagées d'une manière générale, les méthodes pour réduire les dimensions de la tête fœtale qui ont droit de cité, peuvent être classées de la façon suivante :

I. — On peut diviser la tête en plusieurs segments et extraire séparément chaque fragment.

II. — On peut diminuer la résistance de la tête, soit en perforant la voûte, soit en transforant la base du crâne ou en la faisant éclater.

III. — Cette dernière méthode peut être employée seule, et on peut abandonner l'accouchement à la nature. Mais on peut aussi lui donner un complément :

A. — Soit en broyant la tête entre les cuillers d'un céphalotribe. On fait alors une céphalotripsie.

a. — La céphalotripsie peut être précédée d'une perforation de la voûte. C'est la céphalotripsie proprement dite.

b. — L'application des branches de l'instrument compresseur peut être précédée d'une perforation de la voûte et de la base. C'est le procédé de M. Guyon.

c. — L'application des cuillers de l'instrument compresseur peut être suivie de la perforation de la voûte. C'est le procédé de Finizio (1842), de Valette.

d. — Elle peut être suivie de la perforation de la voûte et

de la transforation de la base. C'est le procédé des frères Lollini.

B. — Mais une fois la voûte du crâne devenue réductible par la cranioclasie, c'est la base du crâne qui, doublée dans sa partie antérieure par les os de la face, fait obstacle à l'accouchement. Qu'on l'ait ou non rendue à son tour réductible par la basiotomie, est-il bien nécessaire de réduire d'une manière absolue son volume, de la broyer complètement pour l'extraire aisément? Ne suffirait-il pas de la saisir solidement à l'aide d'une pince qui, sans aucun doute, broiera les parties qu'elle saisira, mais qui agira surtout en permettant d'obtenir une prise solide de la base, qu'elle dirigera de telle sorte que celle-ci s'engagera de champ dans l'excavation, et suivant des diamètres très favorables? Ainsi est née la cranioclasie.

a. — Cette opération peut être pratiquée après une simple perforation de la voûte. C'est la cranioclasie proprement dite.

b. — Enfin, on peut perforer la voûte, puis faire éclater la base et, ce résultat obtenu, saisir la tête à l'aide d'un cranioclaste, dont la branche interne est non seulement introduite dans la cavité cranienne, mais reste encore profondément enfoncée dans la base qu'elle fera éclater. C'est la basilisie du professeur Simpson.

c. — On peut non seulement perforer la voûte du crâne, mais encore transforer la base et saisir la tête entre le transforateur et une cuiller externe de forme spéciale. C'est le procédé de transforation de Hubert.

C. — On peut, après avoir perforé la voûte, agir sur la tête avec un instrument particulier qui tient à la fois, par son mode d'action, du céphalotribe et du cranioclaste, c'est-à-dire avec le basiotribe. On fait ainsi une basiotripsie.

Quelle est la valeur de ces procédés?

CHAPITRE II

Le forceps-scie. — Son maniement est difficile. — Les résultats qu'il donne sont
souvent incomplets. — La céphalotomie est aujourd'hui abandonnée.

Nous ne ferons que signaler cette méthode opératoire sur laquelle tout a été dit et qui n'a plus guère qu'un intérêt historique. Irréprochable au point de vue théorique, la céphalotomie semble triompher de toutes les difficultés, puisque la tête se trouve, grâce à elle, réduite en un certain nombre de segments assez peu volumineux pour être expulsés spontanément, ou pour être extraits sans difficulté.

Mais, si cette méthode résout théoriquement le problème de la façon la plus heureuse, il n'en est plus de même dans la pratique, au moins dans l'état actuel de la science. Pour faire cette opération, il faut, ou recourir à des instruments oubliés comme le labitome de Ritgen (1855), le céphalotribe à couteaux de Cohen, instruments imparfaits et avec lesquels la section de la tête est le plus souvent impossible, ou se servir du forceps-scie. Or, tous les accoucheurs qui ont appliqué ce dernier instrument, au moins sur le fantôme, savent combien son maniement est difficile. En outre, il n'a pas la simplicité qu'on exige aujourd'hui de tous les instruments, pour peu qu'on ait souci de la méthode antiseptique. Il présente enfin un grand défaut, car il ne permet pas toujours de sectionner la tête fœtale d'une manière utile.

Dans des expériences qui datent de l'année 1880 et que nous avons faites à l'Ecole pratique, quand nous dirigions les manœuvres obstétricales que nous y avons fondées avec le concours de M. le professeur Farabeuf, nous avons, à plusieurs reprises, appliqué sur le mannequin le forceps-scie de Van Huevel.

On connaît cet instrument (fig. 1) qui se compose d'un forceps dont les cuillers ont la courbure de celles du forceps de Hatin. Chacune porte en dedans de son bord concave, une double coulisse représentant sur une coupe transversale un T. La portion horizontale reçoit la chaînette, tandis que la branche verticale loge la tige conductrice qui porte la chaînette de bas en haut.

Nos expériences nous ont conduit aux conclusions suivantes :

Quand on applique cet instrument suivant un des diamètres transversaux de la tête, le résultat peut être bon si les cuillers sont placées aux extrémités du diamètre bi-mastoïdien; mais si elles sont appliquées plus en avant, le sciage de la tête devient très pénible et il nous est arrivé, à plusieurs reprises, de ne pouvoir le terminer.

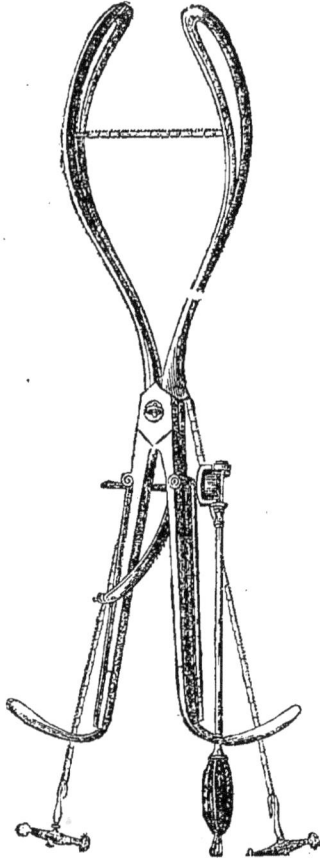

Fig. 1. — Forceps-scie de van Huevel.

Si le forceps est appliqué suivant le diamètre OF, si la prise est bien régulière, et si les cuillers sont placées de telle sorte que leur axe soit parallèle au plan sagittal de la tête, la section est pénible et souvent incomplète; d'où la nécessité de recourir aux pinces à os pour arracher les fragments de la tête insuffisamment séparés.

Afin que la section soit complète, il est avantageux de reporter les becs des cuillers assez en avant pour qu'ils débordent la tête; dans ce cas, on peut, en effet, bien diviser celle-ci en deux segments dont l'un antérieur, comprend une partie de la base et de la voûte, tandis que l'autre postérieur, plus considérable, reste attaché au tronc. Ce résultat, qu'on n'atteint pas toujours aisément, ne peut être obtenu qu'au prix d'une manœuvre qui ne laisse pas d'être dangereuse pour la mère, car il y a lieu de craindre dans ces cas, que les extrémités des cuillers, fortement reportées en avant, ne blessent la paroi du segment inférieur de l'utérus.

Enfin, quand on exagère ce précepte, on court grand risque de ne pas sectionner la base. C'est ce que nous avons vu, dans une expérience, où nous avions simulé sur le fantôme un rétrécissement du bassin tel que les dimensions du diamètre conjugué étaient seulement égales à cinq centimètres, tandis que la tête, à demi fléchie et transversalement placée au détroit supérieur, avait le volume de la tête d'un enfant à terme : nous introduisîmes le forceps aussi profondément que possible et portâmes le bec des cuillers très en avant; la disposition était telle que la scie ne sépara qu'un faible segment de la voûte sans atteindre la base. Cet inconvénient serait également à craindre dans des cas où le bassin serait moins étroit, mais où la tête se présenterait avec un tel asynclitisme que le pariétal postérieur serait situé beaucoup plus bas que le pariétal antérieur.

Nous n'avons pu faire de recherches expérimentales pour déterminer si le forceps-scie était capable de rendre des services dans le cas de présentation de la face; mais ici les difficultés doivent certainement se rencontrer à un degré encore plus grand que dans les cas où l'enfant se présente par le sommet [1].

[1] Le céphalotribe à double chaîne de M. Tarnier fait disparaître, en partie,

.Pour ces raisons, il y a lieu d'estimer que l'emploi du forceps-scie n'est plus de mise que dans les exercices d'obstétrique opératoire et nous pouvons dire qu'en somme, faute d'un instrument qui permette de la mettre utilement en pratique, la céphalotomie, tout en étant une méthode fort rationnelle, est aujourd'hui tombée en désuétude.

ces inconvénients. Mais le maniement de cet instrument est si délicat qu'on ne peut le considérer comme pouvant être d'un usage courant.

CHAPITRE III

ON PEUT DIMINUER LA RÉSISTANCE DE LA TÊTE SOIT EN PERFORANT LA
VOUTE, SOIT EN TRANSFORANT LA BASE DU CRANE OU EN LA FAISANT
ÉCLATER.

Perforation de la voûte; transforation de la base. — Ces opérations
rendent la tête réductible.

a. — La voûte cranienne tire moins sa résistance des os
qui la constituent et dont la mobilité est fort grande, que de
la masse encéphalique. Obtenir l'évacuation de cette masse
est la méthode qui, le plus simplement, permet la réduction
de la voûte. C'est le but de la craniotomie.

b. — La base, au contraire, est formée de parties osseuses
qui sont solidement unies les unes aux autres; pour diminuer sa résistance, on peut chercher à atteindre les os qui
servent de point d'appui aux autres et jouent le rôle de clef
de voûte, les détruire et rendre ainsi plus aisé l'affaissement
des autres parties.

On sait que de nombreux procédés ont été proposés dans
ce but. Par les uns, on perfore, ou plutôt, on transfore la
base du crâne, avec une couronne de trépan, par exemple ;
on diminue ainsi la résistance de la base, grâce à l'abla-
tion d'une rondelle osseuse et on conçoit que la résistance puisse devenir très faible, si on enlève un certain
nombre de rondelles osseuses, surtout si les points détruits
ont été judicieusement choisis. Par les autres procédés, la
transforation est obtenue en faisant pénétrer dans la base une

olive recouverte d'un pas de vis, comme le terebellum de Dugès ; l'instrument agit ici, non seulement en perforant, mais encore en provoquant sur les parties voisines du point détruit la production d'une série de fractures. Si l'application de l'instrument est répétée en plusieurs points, la base du crâne sera d'abord diminuée par les transforations qui auront été faites, puis les parties non détruites, étant le siège de fractures plus ou moins nombreuses, deviendront plus malléables.

Enfin, on peut, avec certains instruments comme le diatripteur ou la branche interne du basiliste de Simpson, fracturer, faire éclater la base dont la solidité se trouve ainsi détruite.

Ces méthodes ont plus pour résultat de rendre la tête réductible que de la réduire en réalité. En effet, une fois la cavité cranienne vidée, sa voûte ne s'affaissera que sous l'action des pressions qu'exerceront sur elle soit un instrument, si on veut extraire la tête avec un céphalotribe, soit les parties maternelles, si on abandonne l'accouchement à la nature et si on se borne à tirer sur la tête avec une pince à os, ou seulement avec les doigts, comme dans le cas où il s'agit d'une tête dernière retenue au-dessus d'un détroit supérieur peu rétréci.

Le plus souvent donc, la craniotomie et la basiotomie ne seront que des opérations préparatoires à d'autres interventions ; nous n'y insisterons pas plus longuement. Nous nous réservons, du reste, d'étudier plus loin avec quelques détails différents points relatifs à la craniotomie proprement dite ou à la basiotomie, quand nous nous occuperons du cranioclaste, du basiliste de Simpson, du transforateur et de la méthode de trépanation de la base du crâne imaginée par M. Guyon.

CHAPITRE IV

Du mode d'action du céphalotribe en général. — Il broie et fait basculer la tête. — Le forceps à bascule d'Assalini. — Pourquoi le céphalotribe donne des résultats si différents suivant les cas.

Quand on a recours à l'emploi du céphalotribe pour terminer un accouchement, on demande à cet instrument de remplir deux fonctions : réduire les dimensions de la tête fœtale; une fois la réduction obtenue servir de tracteur.

Du céphalotribe envisagé comme instrument de réduction des dimensions de la tête fœtale. — Ainsi que son nom l'indique, le céphalotribe est un instrument destiné à broyer la tête et comme la base du crâne est la partie la plus résistante de celle-ci, broyer la base, disjoindre les os qui la constituent, l'aplatir au point qu'elle ne puisse plus, par ses dimensions ni sa solidité, opposer le moindre obstacle à l'extraction, tel est, avant tout, le but qu'on se propose d'atteindre quand on a recours à l'emploi de cet instrument.

De fait, ce résultat est souvent obtenu. On peut voir au musée de la Maternité deux moulages en cire, qui sont la reproduction fidèle de deux têtes qui ont été extraites par M. Tarnier, à travers des bassins rétrécis. Dans ces deux cas, les cuillers ont atteint la base et la tête se trouve réduite à l'état d'un véritable disque. Tous les accoucheurs qui ont eu quelque peu recours à l'emploi du céphalotribe ont observé de semblables cas, et nous pourrions en rapporter ici un grand nombre qui démontreraient, s'il en était encore

besoin, que le céphalotribe est un instrument avec lequel la
base du crâne retenue au-dessus d'un bassin rétréci peut être
broyée. Dans certains cas, ce broiement est si complet que
les os se trouvent fracturés en un grand nombre de fragments et disjoints les uns des autres : témoin ce fait observé
par Kilian, dont Unger[1] nous a rapporté l'histoire et dans
lequel le nombre des fragments n'était pas moindre de 53.

Le céphalotribe agit également en modifiant le degré de
flexion ou d'inclinaison latérale de la tête, si bien que la base
du crâne qui, avant l'opération, se présentait d'aplomb au-
dessus du détroit supérieur tend à s'engager de champ. Les
avantages d'une telle inclinaison n'avaient pas été méconnus
par un des précurseurs de Baudelocque, Assalini qui, en
1810, imaginait son forceps à bascule[2].

On sait que cet accoucheur, dont les idées théoriques ont
été si souvent reprises par les auteurs qui se sont occupés
de l'embryotomie céphalique, avait imaginé un forceps spécial constitué par deux branches parallèles, à courbure pelvienne nulle, et dont la concavité céphalique était faible.
L'extrémité des cuillers était munie d'un crochet; celle des
manches était réunie par une traverse articulée; au tiers
inférieur de l'instrument, se trouvait une vis destinée à la
compression. (Voy. fig. 2.)

Dans la pensée de son inventeur, cet instrument ne devait
être appliqué qu'après la perforation du crâne et les cuillers
devaient être introduites aux extrémités du diamètre antéro-
postérieur du bassin; grâce au mode d'articulation des deux
manches, les cuillers pouvaient glisser de telle sorte, que
l'une s'abaissait tandis que l'autre s'élevait. Assalini[3] recom-
mandait, une fois le broiement exécuté, d'abaisser la branche

---

[1] Unger. Thèse de Bonn, 1840.

[2] Assalini. *Observationes praticæ de tuliori modo extrahendi fœtum jam
mortuum supra viliatam pelvim detentum*, 1810.

[3] Assalini. *Nuovi strumenti e loro uso. Discorso sul modo di estrarre il fœto
morto e ritenuto al di Sopra di una pelvi augusta et di cattiva forma*. 1811, Milan.

postérieure, tandis qu'on laissait la branche antérieure se relever; grâce à ce mouvement, la tête s'inclinait et le pariétal postérieur se trouvait beaucoup plus bas que le pariétal antérieur. La base du crâne se présentait de champ et les difficultés devaient se trouver écartées. A l'appui de ces préceptes, l'accoucheur milanais rapporte l'obser-

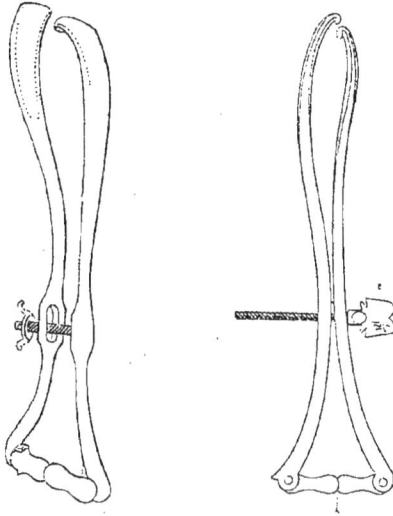

Fig. 2. — Les deux forceps d'Assalini.

vation d'une femme naine rachitique chez qui il put, avec son instrument et par cette manœuvre, terminer l'accouchement « *caso senza esempio per quanto io abbia consultato gli ostetricanti* ». (Page 22.)

Si Assalini avait bien vu tous les avantages qui pouvaient résulter de l'inclinaison de la tête, quand elle est saisie entre les cuillers d'un instrument compresseur, nous devons reconnaître que ses idées ne furent guère acceptées avec faveur. Nous lisons, en effet, dans le rapport présenté à l'Institut par Pelletan sur la valeur de divers instruments, tire-tête et forceps, soumis par Assalini à l'appréciation de cette assemblée : « M. Assalini a substitué à ces crochets l'instrument le plus simple et le plus ingénieux et dont les inconvénients sont nuls. Une tige est portée dans le crâne par l'ouverture du trépan, elle s'y développe en deux ou trois branches à l'aide d'un ressort qui répond à l'extrémité opposée de la tige. Cet instrument est garni d'un lacs par lequel seul, l'instrument contenu dans le crâne répond au dehors. M. Assalini s'étant débarrassé de la canule qui avait servi à son introduction, on conçoit qu'alors la tête est fermement accrochée, que l'instrument ne saurait s'échapper et que mieux encore, étant réduit à un simple cordon qui servira à l'extraction, on ne risque en rien de blesser les parties environnantes. Cet instrument et ces méthodes ont paru à vos commissaires aussi simples que propres à remplir leur destination. Quant au forceps compresseur ce n'est plus qu'un forceps apte à tourner la base du crâne sur son axe et à en faciliter l'extraction. C'est l'invention la moins importante et la moins heureuse [1]. »

Aujourd'hui tous les accoucheurs savent combien est utile l'inclinaison de la tête et reconnaissent qu'en venant ajouter ses effets à ceux obtenus par le broiement, elle constitue un des phénomènes intéressants de la céphalotripsie. Braxton, Hicks [2] et Cuzzi [3] ont judicieusement insisté sur ce point.

Mais pour qu'un pareil effet soit obtenu, point n'est besoin d'un instrument ni d'une manœuvre spéciale. On le voit se produire chaque fois que la force appliquée sur les deux bords de la base au niveau desquels les deux cuillers sont placées, ne s'exerce pas parallèlement à la face supérieure de la base. On peut également l'observer dans des cas où la voûte du crâne a été seule atteinte. Si, en effet, le pariétal postérieur seul a été saisi, les tractions exercées par le céphalotribe agiront surtout sur le segment de la tête qui

---

[1] 25 juin 1810.

[2] Braxton Hicks. *The Cephalotribe. Brit. Med. Journal*, 19 octobre 1867, page 337.

[3] Cuzzi. *Sul forcipe Guyon.* Torino, 1878.

est en arrière, le pariétal saisi s'engagera de plus en plus, entraînant avec lui le rocher postérieur et toute la partie de la base qui se trouve située près du promontoire. Grâce à cet asynclitisme obtenu artificiellement, l'extraction pourra devenir possible, bien qu'il n'y ait pas eu de réduction par broiement de la base, à la condition, toutefois, que le rétrécissement du bassin soit peu marqué ou la tête peu volumineuse et malléable.

Broiement, inclinaison de la tête, voilà donc deux effets qu'on peut obtenir avec le céphalotribe ; tous deux concourent à la réduction de la masse cranienne, mais d'une manière inégale, car le broiement reste encore le résultat le plus important et le véritable but de l'application du céphalotribe.

Mais à côté des cas heureux où le céphalotribe remplit bien son office, il en est dans lesquels l'instrument broyeur ne saisit et broie qu'un segment de la base trop peu étendu pour qu'une réduction suffisante soit obtenue. Dans d'autres cas, la base n'est même pas atteinte et les lésions portent seulement sur la voûte, qui est plus ou moins brisée. Quand la prise est aussi défectueuse, la base du crâne conserve une résistance et des dimensions suffisantes pour que le passage de la tête à travers la filière pelvienne soit souvent chose impossible, même si l'inclinaison de la tête se trouve modifiée favorablement. Les difficultés sont encore accrues par le peu de solidité de la prise ; car ainsi que nous le répéterons plus loin, pour que le céphalotribe ne dérape pas sur la tête fœtale pendant l'extraction, il faut que des parties solides de la base soient saisies, comprimées entre les branches de l'instrument et si intimement appliquées contre la face interne des cuillers, que tout glissement devient impossible. Quand la voûte seule a été atteinte, les conditions sont, à ce point de vue, éminemment défavorables, les parties saisies sont peu comprimées, la peau glisse sur les os et l'instrument dérape avec la plus grande facilité.

Nous savons que, pour être fréquents, les faits dans lesquels on a une prise aussi défectueuse, ne peuvent être considérés comme constituant la règle; mais est-il juste de dire avec les partisans exclusifs du céphalotribe que, dans ces cas, il faut accuser l'opérateur plutôt que l'instrument? Sans doute cela est souvent vrai, et l'échec de l'opération doit être attribué à des manœuvres mal dirigées; mais il n'en n'est pas toujours ainsi et parfois, si bien placées qu'elles soient, les cuillers de l'instrument broyeur ne peuvent pas atteindre la base du crâne suivant un diamètre favorable. Ici l'opération échoue fatalement, ou devient au moins singulièrement compliquée.

Pour apprécier, en connaissance de cause la valeur du céphalotribe, envisagé comme agent réducteur des dimensions du crâne, il ne suffit donc pas de le réputer instrument toujours excellent, parce que, dans certains cas, il permet d'obtenir un broiement parfait, ni toujours mauvais parce que, parfois, la base du crâne reste indemne. Il faut rechercher le pourquoi des réussites et des insuccès. Dans ce but, on doit, procédant par analyse, étudier d'abord quelle part il convient d'attribuer dans la variation des résultats obtenus aux particularités que peut présenter tel ou tel céphalotribe dans sa forme, etc.; puis, quels sont les résultats obtenus suivant que la tête est saisie suivant tel ou tel diamètre.

L'application de ces données ne peut manquer d'éclairer singulièrement l'interprétation des faits cliniques, de déterminer le maximum des résultats qui peut être atteint dans chaque cas et de fixer la technique opératoire qui permet de l'obtenir.

I

DE LA PART QU'IL CONVIENT D'ATTRIBUER, DANS LA VARIATION DE RÉSULTATS OBTENUS AVEC LE CÉPHALOTRIBE, AUX PARTICULARITÉS QUE PEUT PRÉSENTER L'INSTRUMENT DANS SA FORME, ETC.

Le céphalotribe de Baudelocque. Céphalotribes à branches croisées et à branches parallèles. De la courbure céphalique des cuillers et de l'utilité des crochets. Céphalotribes à courbure pelvienne.

Le céphalotribe de Baudelocque était « un forceps de fort calibre dont les cuillers pleines, sans fenêtres avaient 36 millimètres de large seulement et une très grande épaisseur. La courbure des cuillers sur leur face était peu profonde et quand les deux branches était rapprochées, leur écartement maximum était seulement de 40 millimètres; la courbure sur les bords était peu prononcée; l'articulation se faisait à peu près comme dans le forceps de Smellie. Les manches étaient épais, larges, chagrinés pour qu'ils ne glissassent pas dans les mains de l'opérateur; ils étaient taraudés à leur extrémité pour recevoir une vis que l'on faisait tourner à l'aide d'une manivelle. Cette vis permettait de rapprocher les manches avec une très grande force, sans que l'opérateur fût obligé de déployer aucun effort musculaire[1] ».

Parmi les nombreuses modifications qu'a subies l'instrument de Baudelocque, il en est un certain nombre qui sont plutôt du ressort de la mécanique que de celui de l'obstétrique, et appartiennent à l'art du fabricant : telles sont les différentes formes d'articulation, de systèmes de compression. Utiles, car elles contribuent à rendre plus commode l'usage de l'instrument; elles nous intéressent moins que celles qui, nées d'un besoin obstétrical, ont été imaginées dans le but

[1] Tarnier. Art. « Embryotomie. » Dict. de médecine et chirurgie pratiques, t. XII, page 658.

de rendre moins incertain et plus complet le succès de l'intervention. Telles sont les modifications qui ont porté sur le mode de groupement des branches (parallèles ou croisées), la largeur, la forme, la longueur et la courbure des cuillers, etc. ; nous nous occuperons seulement de ces dernières.

A. — *Céphalotribes à branches croisées et à branches parallèles.*

L'instrument de Baudelocque était formé de deux branches

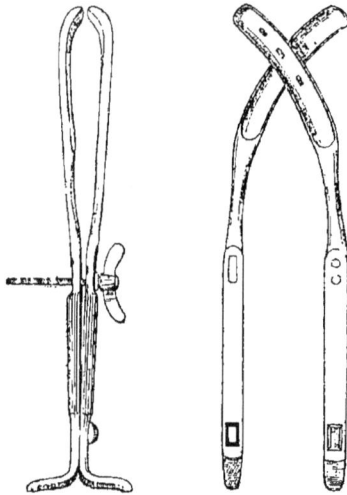

Fig. 3. — Céphalotribe de Lazarewitch.

croisées ; cette disposition peut entraîner certaines difficultés dans l'introduction et dans l'articulation des branches, surtout quand l'instrument doit être appliqué dans un bassin dont les dimensions sont notablement rétrécies. Certains auteurs ont donc pensé qu'il y aurait avantage à se servir d'instruments à branches parallèles. Tel est le céphalotribe de Lazarewitch (fig. 3) composé de deux branches à cuillers étroites présentant suivant leur bord, une courbure assez prononcée. L'une d'elles porte près de l'extrémité du manche une sorte de crête qui vient s'enfoncer dans une encoche creusée dans la branche opposée. Ainsi se trouve assurée l'articulation des deux branches, dont le rapprochement peut être obtenu à l'aide d'une vis placée vers leur partie moyenne. Les instruments de Fried, de Valette, sont également des céphalotribes à branches parallèles; mais, en leur donnant cette disposition, leurs inventeurs paraissent avoir eu surtout pour but de rendre plus commode l'application, entre les branches du céphalotribe, de l'appareil perforateur dont il est muni.

Avec ces instruments, l'articulation est plus facile : si on est obligé d'introduire la branche droite la première, aucune manœuvre de décroisement n'est nécessaire et tous ceux qui ont fait quelque céphalotripsie un peu laborieuse, dans le cours de laquelle on a dû user de cette manœuvre, savent avec quelle facilité les cuillers se déplacent pendant qu'on l'exécute et que, bien souvent, ce déplacement est tel qu'on est obligé de renoncer à terminer l'opération commencée; il faut retirer les branches et les introduire de nouveau.

A ce point de vue, les céphalotribes à branches parallèles présentent donc une réelle commodité, mais cet avantage n'est acheté qu'au détriment de la puissance de broiement. Dans ces instruments, en effet, le point d'appui est situé à l'extrémité des branches et la puissance s'exerce sur un point variable entre cette extrémité et la partie des cuillers qui est appliquée contre la tête. La force se transmet donc par un levier du troisième genre, c'est-à-dire dans des conditions beaucoup moins favorables qu'avec les instruments à branches croisées où la force, étant appliquée à l'extrémité des manches, tandis que le point d'appui est situé entre elle et la résistance, se transmet comme par un levier de premier genre. Ces prévisions d'ordre théorique se trouvent-elles vérifiées dans la pratique, et l'expérience démontre-t-elle que la puissance de broiement des cuillers est insuffisante pour triompher de la résistance opposée par la base du crâne?

Pour nous éclairer sur ce point nous avons institué

quelques expériences en nous servant du céphalotribe de Valette.

Dans une première expérience que je fis à l'hôpital Tenon, le 2 novembre 1887, je me servis d'un fœtus qui avait vécu deux jours, et dont le poids était de 2,540 grammes. Les principaux diamètres de la tête, avant l'opération, étaient :

Diamètre occipito-frontal . . . . 10 cent.
—   bi-pariétal . . . . 8 —
—   bi-temporal . . . . 7 —

L'ossification du crâne paraissait peu avancée. J'appliquai l'instrument aux deux extrémités du diamètre occipito-frontal, de manière que l'axe des cuillers fût perpendiculaire au plan de la base. Au début, tout alla bien : la voûte fut enfoncée et la partie postérieure de la base s'affaissa assez facilement sous la pression exercée par l'instrument ; mais j'éprouvai bientôt une difficulté de plus en plus grande pour rapprocher complètement les deux cuillers et le broiement ne fut achevé qu'à grand'peine.

Dans une seconde expérience que je fis également à l'hôpital Tenon, le 6 novembre 1887, je me servis d'un enfant du poids de 3,700 grammes qui avait vécu trois jours et dont l'ossification du crâne était bien développée. Les diamètres avant l'expérience étaient :

Diamètre occipito-frontal . . . . 11 c. 50
—   bi-pariétal . . . . 8 c. 50
—   bi-temporal . . . . 7 c. 50

J'appliquai le céphalotribe aux deux extrémités du diamètre occipito-frontal dans des conditions identiques à celles de l'expérience précédente ; je pus, sans grande peine, affaisser la partie postérieure de la voûte du crâne, mais je ne pus terminer le broiement. Sur ce même fœtus, je fis une application des cuillers suivant un diamètre passant par les deux apophyses zygomatiques : je ne pus exécuter aucun broiement.

Ces deux expériences paraîtront sans doute concluantes. Elles nous autorisent à dire que le parallélisme des branches est une condition d'infériorité pour un instrument broyeur et le rend vite insuffisant, si le fœtus est à terme et si la boîte cranienne est bien ossifiée.

On conçoit qu'on ait abandonné les instruments à branches parallèles pour adopter définitivement les céphalotribes à branches croisées, malgré les inconvénients multiples qu'ils présentent. En effet, à côté du défaut que nous mentionnions tout à l'heure, il en est un autre qu'atténuent les instruments à branches parallèles et sur lequel tous les auteurs insistent avec juste raison. Quand les cuillers sont introduites et appliquées sur la tête fœtale, elles s'écartent à la manière d'un V, dont les deux branches sont d'autant plus ouvertes que le diamètre saisi a des dimensions plus considérables. Si l'on songe que, pour atteindre la base du crâne, quand l'enfant se présente par le sommet, il faut introduire les cuillers très profondément, on conçoit aisément que leurs extrémités seront très écartées du plan médian et risqueront de blesser la paroi utérine. Enfin, la tête ainsi saisie a une tendance à s'échapper de l'instrument pendant le broiement, tendance d'autant plus marquée que l'écartement des cuillers est plus grand et que les parties à broyer sont plus résistantes ; elle est encore favorisée par la disposition croisée des branches. La plupart des modifications qui ont été apportées au céphalotribe ont eu pour but de diminuer ces inconvénients.

B. — De la courbure céphalique des cuillers, de l'utilité des crochets, etc.

Les premiers instruments compresseurs imaginés par les précurseurs de Baudelocque, étaient de simples forceps dont les manches pouvaient être rapprochés grâce à l'emploi d'un mécanisme approprié ; leurs cuillers étaient larges et, sauf dans l'instrument d'Assalini, creusées d'une fenêtre. Tel était le forceps broyeur de Coutouly qui ne différait de celui destiné à être appliqué sur le fœtus vivant, que par la présence de pointes sur la face interne des cuillers ; tel était l'instrument de Lauverjat qui pouvait être indifféremment employé comme forceps ou comme céphalotribe ; tel était, enfin, le forceps compresseur d'Aitken exclusivement destiné à être appliqué sur le fœtus mort et à broyer les parties saisies, mais qui présentait la forme d'un forceps ordinaire dont il ne différait que par un calibre plus fort. On trouve également cette disposition dans le forceps broyeur de Delpech dont les cuillers plus courtes et plus étroites que celles d'un forceps, en avaient la forme, la courbure et étaient fenêtrées comme elles.

Quand Baudelocque imagina son céphalotribe, il voulut que la courbure céphalique fût très peu marquée ; grâce à cette disposition, les parties saisies par les cuillers devaient être plus complètement broyées et, une fois le rapprochement de ces dernières effectué, l'épaisseur de la tête au niveau de l'instrument devait être assez réduite pour que l'extraction en pût être faite sans difficulté.

La pensée de Baudelocque fut exagérée par certains auteurs ; on voit encore, dans l'arsenal de nos fabricants, des instruments dont les cuillers rapprochées sont partout en contact, et ne présentent aucune courbure céphalique. C'est là évidemment une faute, car la suppression de la courbure céphalique favorise le glissement de l'instrument sur la tête fœtale pendant le broiement. Pour obvier à cet inconvénient Cazeaux avait imaginé un céphalotribe tel que l'extrémité des cuillers pouvait, suivant le désir de l'accoucheur, être plus rapprochée que leur base confinant à l'articulation.

Cette modification ne s'est pas répandue et aujourd'hui, on se contente de se servir d'instruments ayant une courbure céphalique un peu plus prononcée que celle de l'instrument de Baudelocque, s'étendant sur la plus grande partie de la longueur des cuillers, afin qu'il existe entre celles-ci un espace allongé dans lequel les parties de la tête qui sont prises et broyées puissent se loger. Cette légère courbure n'augmente pas sensiblement le diamètre de l'instrument, ne gêne pas pour l'introduction des branches et diminue dans une certaine mesure la tendance au glissement; elle mérite donc d'être conservée.

Si utile qu'elle soit, la courbure céphalique ne peut, à moins d'être exagérée et de nuire ainsi à la puissance du broiement du céphalotribe, suffire par elle seule à empêcher le glissement de l'instrument. Pour atteindre ce but, quelques auteurs ont pensé qu'il serait bon de recourber l'extrémité libre de chaque cuiller et de la transformer en un véritable crochet. Telle est la disposition qu'on retrouve dans certains céphalotribes, dans celui de Depaul par exemple. Cette modification contribue certainement à retenir la tête entre les cuillers de l'instrument et à limiter son mouvement d'ascension. Dans les expériences que nous avons faites, nous avons employé à plusieurs reprises le céphalotribe de Depaul, et les figures 13 et 34 montrent que la solidité de la prise peut être fort bonne avec cet instrument.

Dans ces cas, l'extrémité recourbée des cuillers s'enfonçait dès le début du broiement, dans les tissus du fœtus et tout glissement devenait difficile. Cependant cet avantage est acheté au prix de tels inconvénients, que les accoucheurs sont aujourd'hui presque unanimes à rejeter les instruments qui présentent cette disposition. En effet, la présence de crochets augmente singulièrement l'épaisseur des cuillers et quand on veut introduire celles-ci, la paroi utérine est souvent si étroitement appliquée sur le fœtus qu'on ne peut passer ou que l'introduction ne peut être obtenue qu'au prix d'une véritable effraction. D'autre part, si les cuillers tiennent mieux pendant le broiement, nous avons constaté que leur stabilité, avant ou pendant l'articulation, était beaucoup moindre; la saillie faite par les crochets s'oppose à ce que les branches de l'instrument s'appliquent bien sur la tête, surtout si les cuillers ne sont pas très profondément introduites. Enfin, il n'est pas rare de voir les cuillers se retourner en se déplaçant, d'où le danger de blesser grièvement l'utérus.

Pour augmenter la fixité de l'instrument, on a cru bon de créer sur la face interne des cuillers des séries d'aspérités, de crêtes qui, sous la moindre pression, pourraient pénétrer dans les parties molles et augmenter la solidité de la prise.

Il est bien peu d'instruments sur lesquels on ne retrouve encore aujourd'hui une semblable disposition ; mais certains inventeurs sont allés plus loin. Dans quelques intruments ; dans celui de Coutouly par exemple, on trouve à l'extrémité de chaque cuiller une série de griffes fort aiguës ; Nyrop, dans le céphalotribe qu'il imagina (fig. 4) en 1866, a placé à la face interne de chaque cuiller une lignée de dents dont l'extrémité est dirigée de haut en bas et de dehors en dedans, afin de s'enfoncer plus sûrement dans les tissus du fœtus. pour peu que la tête ait une certaine tendance à s'échapper.

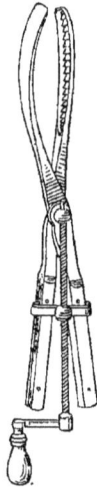

Fig. 4.
Céphalotribe
de Nyrop.

Citons encore le céphalotribe de Cohen dont les cuillers (fig. 5 et 6) cachent dans la concavité de leur face interne des lames tranchantes et sont terminées par une série de dentelures si bien disposées que celles de la cuiller droite peuvent venir s'enfoncer entre celles de la cuiller gauche, quand les deux branches sont rapprochées. Quand, après l'articulation des branches, on commence le broiement, les dents viennent s'enfoncer dans les tissus fœtaux et s'opposer à tout mouvement ascensionnel de la tête. Enfin, le professeur Pajot a fait construire en 1886, un céphalotribe dont les deux figures 7 et 8 montrent bien la disposition.

Près de leur extrémité, les cuillers présentent sur leur face interne une tige munie de dents qui, par un ingénieux mécanisme, restent cachées dans la concavité de la cuiller pendant l'introduction et peuvent selon la volonté de l'opérateur faire saillie avant ou pendant le broiement.

Les crêtes et saillies légères que les cuillers de la plupart de nos instruments présentent sur leur face interne ne sont pas inutiles et gênent leur glissement, mais dans une très faible mesure, et on s'exagère trop leur importance. Une saisie régulière de la tête fœtale contribue mieux qu'elles à as-

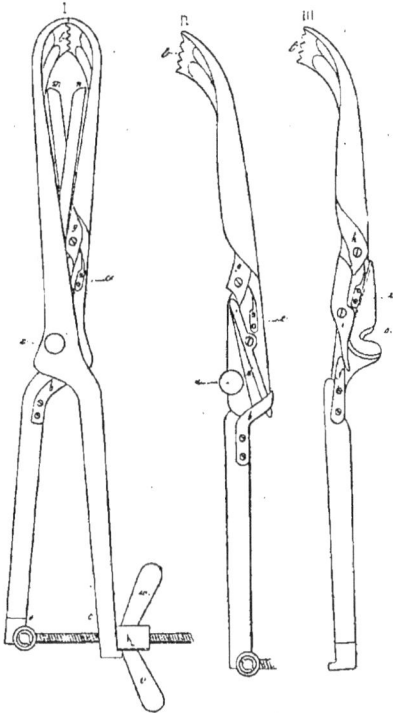

Fig. 5.   Fig. 6.

Fig. 5 et 6. — Le céphalotribe de Cohen. Sur la face interne des cuillers, dont les extrémités sont dentées, on voit les tiges perforatrices *m*, *n*, qui peuvent être mobilisées par un mécanisme compliqué, dont on voit les détails figure 6.

surer la fixité de l'instrument Quant aux griffes du forceps de Coutouly, à la disposition dentée de l'instrument de Cohen, elles sont susceptibles de devenir si dangereuses qu'elles ne peuvent guère être acceptées. Enfin le céphalo-tribe de M. Pajot n'a pas la simplicité que nous recherchons dans nos instruments, afin d'assurer facilement leur entretien suivant les règles de la méthode antiseptique.

Les modifications vraiment importantes qui ont été apportées au céphalotribe sont celles qui ont eu pour objet la largeur, la fenestration des cuillers et leur courbure.

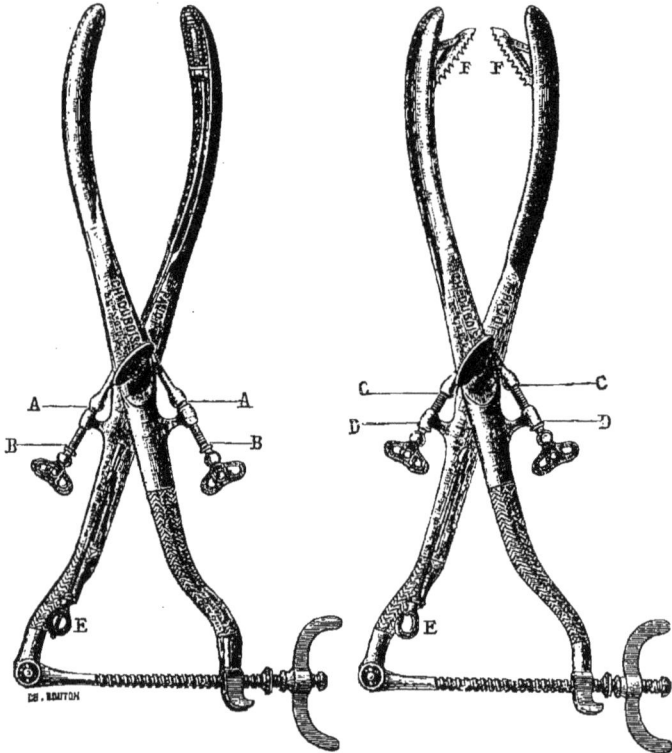

Fig. 7.   Fig. 8.

Fig. 7 et 8. — Le céphalotribe de M. le professeur Pajot : figure 7, la tige dentée est cachée dans la face interne des cuillers ; fig. 8, elle est saillante.

C. — *Modifications apportées à la largeur des cuillers ; Fenêtres.*

Nous avons dit que les cuillers des anciens instruments compresseurs avaient une largeur sensiblement égale à celles des forceps ordinaires. Dans le céphalotribe de Baudelocque, les cuillers sont, au contraire, fort étroites, non fenêtrées et relativement épaisses. Cette disposition paraissait être rendue nécessaire par le but même qu'on se proposait d'atteindre : avoir un instrument étroit, afin qu'on pût l'introduire sans difficulté dans un bassin rétréci, à parois relativement épaisses et non fenêtrées, afin que rien ne vînt altérer leur solidité, que la force exercée sur les manches se transmît intégralement aux cuillers et que le broiement fût ainsi assuré, sans qu'on risquât de voir les cuillers se fausser ou céder sous l'action de la résistance opposée par la base du crâne.

De fait, ce résultat est obtenu avec les céphalotribes à cuillers étroites dont le pouvoir compresseur s'exerçant sur une faible surface est très grand. Mais cette qualité n'est achetée qu'au prix de bien des inconvénients. En donnant à leurs instruments des cuillers fort étroites, Baudelocque et ses successeurs pensaient que l'introduction des branches était rendue plus facile ; il n'en est rien. Leur épaisseur devient une gêne et on les glisse difficilement entre la tête et la paroi utérine ; une fois introduites, leur faible largeur ne leur permet pas de bien s'appliquer sur la tête fœtale et elles se déplacent avec tant de facilité, que l'opération qui semblait le mieux commencée donne souvent un résultat nul. Tous les accoucheurs savent combien l'articulation est alors difficile, malgré le soin avec lequel la tête est fixée. Quand on commence le broiement, l'étroitesse des cuillers se joint à leur faible courbure céphalique pour favoriser le glissement de l'instrument en bas, en avant ou en arrière sur les plans inclinés que présente la tête fœtale. Les rugosités qu'on peut placer à la face interne des cuillers sont le plus souvent impuissantes à empêcher ce glissement. La forme excavée qu'on donne à la face interne des cuillers est certainement plus utile à cet égard, mais elle est elle-même insuffisante.

Pour toutes ces raisons, on est peu à peu revenu aux cuillers plus larges et en même temps plus minces. On prit pour modèle les cuillers du forceps et on donna au céphalotribe des cuillers grandement fenêtrées, plus longues, plus rigides que celles du forceps, mais moins épaisses que celles des anciens céphalotribes, moins larges que celles de l'instrument de Levret, mais notablement plus larges que celles du céphalotribe de Baudelocque. On s'étudia à conserver à ces instruments une courbure céphalique qui fût généralement plus notable que celle des anciens céphalotribes, tout en étant assez faible pour ne pas augmenter dans de trop grandes proportions les dimensions transversales de l'instrument. C'est ainsi que furent conçus le céphalotribe de Bailly, ceux de Breisky, de Lollini ; c'est ainsi que sont construites les cuillers du basiotribe.

Il est certain que cette modification est une des plus heureuses qui aient été apportées au céphalotribe. Plus minces, les cuillers sont plus aisément introduites, glissent mieux entre la tête et les tissus maternels. On a, en vain, objecté que la grande largeur de ces cuillers était un obstacle à l'introduction de l'instrument au moins quand le rétrécissement du bassin était très marqué. La largeur maxima des cuillers du céphalotribe de Bailly, celle de la grande cuiller du basiotribe sont de 45 millimètres. Si un bassin était assez rétréci pour qu'on ne pût introduire des cuillers ayant de semblables dimensions, la céphalotripsie ne serait plus une opération à tenter. Une fois introduites, les cuillers recouvrent une plus grande surface ; elles restent mieux en place et un des inconvénients les plus marqués de l'ancien céphalotribe se trouve ainsi évité.

Les céphalotribes ainsi conçus ont une puissance de broiement qui est, sans aucun doute, inférieure à celle des anciens instruments. Dans certains céphalotribes comme celui de Trélat, dont les branches sont douées d'une certaine élasticité, et avec lesquels la solidité de la prise n'est évidemment achetée qu'aux dépens de la puissance, cet inconvénient est fort net ; mais si les cuillers sont bien rigides, qualité que nos fabricants savent obtenir aujourd'hui, sans augmenter l'épaisseur des instruments, la puissance du broiement, tout en s'étendant sur une plus grande surface, est encore très suffisante pour triompher de la résistance que peut opposer la tête fœtale la mieux ossifiée. L'expérience de tous les jours le prouve.

On pouvait craindre que la présence de fenêtres assez larges nuisît à la puissance de l'instrument. Les expériences de Belluzzi[1], de Tibone[2], de Chiara qui, en 1878, fit à Parme une série d'expériences sur le pouvoir broyeur des céphalotribes à branches pleines et fenêtrées, ont démontré qu'il n'en était rien et la justesse de cette conclusion est vérifiée par la pratique journalière. Bien au contraire, la présence des fenêtres a une action heureuse, car, dès le début du broiement, les parties fœtales viennent s'y enfoncer et le déplacement de la tête dans le sens vertical ou antéro-postérieur, qui est déjà gêné par la largeur de la prise, est rendu encore plus difficile.

D. — *Variétés que présente la courbure du céphalotribe.*

1° Céphalotribes droits.

Le céphalotribe d'Assalini était un instrument droit; mais on sait que dans la pensée de son inventeur, cet instrument était destiné à être appliqué suivant le diamètre antéro-postérieur du bassin et non aux extrémités du diamètre transverse. Kidd a fait également construire un céphalotribe droit qui doit être appliqué aussi bien (fig. 9) suivant le diamètre transverse que suivant un des diamètres obliques du bassin. C'est un instrument formé de deux branches croisées, articulées au niveau de l'union de leur tiers moyen avec leur tiers inférieur ; les manches sont longs de 4 pouces soit 10 centimètres, tandis que les cuillers étroites et longues de 10 pouces (25 centimètres) sont absolument droites. Le cranioclaste, lui aussi, est droit et il s'applique bien sur le crâne dont le plus souvent il ne saisit

[1] Belluzzi. *Bulletino delle Scienze Mediche*, 1868-69.
[2] Tibone. *Giornale della R. Accad. di Torino*, 1870.

il est vrai, que la voûte, mais dont il peut parfois atteindre la base. Ne peut-il en être de même du céphalotribe?

N'ayant pas à ma disposition de céphalotribe de Kidd, je me suis servi d'un basiotribe droit que j'avais fait construire en 1885, par M. Collin, et j'ai pu avec cet instrument recher-

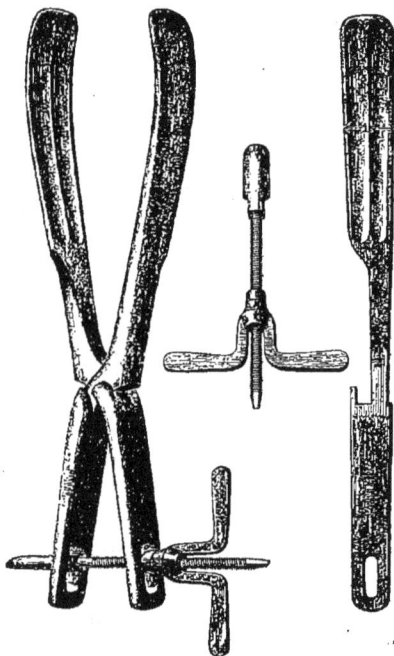

Fig. 9.—Le céphalotribe de Kidd. On peut, grâce au mode d'articulation, introduire indifféremment la branche gauche ou la branche droite la première.

cher l'influence que pouvaient avoir l'absence ou la présence d'une courbure pelvienne sur les résultats de l'opération. Voici à quels résultats m'ont conduit ces expériences que j'ai faites à l'hôpital Tenon, pendant le printemps de l'année 1887.

Comme beaucoup de celles que je rapporterai plus loin, elles furent pratiquées avec le mannequin que j'ai fait cons-truire par M. Mathieu en 1878. Ce fantôme a l'aspect extérieur de celui de MM. Pinard et Budin. Comme dans ce dernier, les rétrécissements antéro-postérieurs peuvent être obtenus par la projection en avant d'une pièce mobile représentant le sacrum et le promontoire. Il en diffère cependant, car on peut, à l'aide d'un mécanisme très simple, simuler sur ce fantôme les viciations asymétriques du bassin, par exemple la déformation oblique ovalaire, ostomalacique, etc.

Donc, dans une première expérience faite au mois de février 1887, les dimensions antéro-postérieures du détroit supérieur étaient seulement de 8 centimètres. Le fœtus employé était né à terme et avait vécu trois jours ; je le plaçai en O I G Transv., la tête n'était ni fléchie ni défléchie et la voûte du crâne s'enfonçait profondément dans l'excavation ; seule la base restait au-dessus du détroit supérieur. J'appliquai la cuiller gauche contre la symphyse sacro-iliaque gauche, tandis que la droite répondait à l'éminence ilio-pectinée droite ; l'extrémité des cuillers dépassait la base et le broiement s'effectua très régulièrement. Il n'y a là, du reste, rien qui nous doive étonner, car dans tous les cas où on applique suivant un diamètre oblique du bassin, un instrument doué d'une courbure pelvienne, celle-ci n'a qu'une utilité bien secondaire et elle ne sert de rien quand les branches sont appliquées directement l'une en avant et l'autre en arrière. Dans ce cas, la courbure pelvienne est tournée vers un des côtés du bassin et en réalité l'instrument est assimilable à un céphalotribe droit.

Ce premier point établi, j'introduisis les deux cuillers aux extrémités du diamètre transverse. Les manches étant portés en arrière, je plaçai les cuillers aux extrémités du diamètre occipito-frontal. La tête était alors saisie non pas suivant son plan sagittal, mais suivant un plan dirigé obliquement de la suture sagittale au côté gauche de la tête qui regardait en arrière. Pendant le broiement, bien que la tête et l'instrument fussent solidement fixés, la partie gauche de la tête fut seule broyée, et si nous avions employé pour notre expérience, un céphalotribe et non un basiotribe, il est probable que le glis-

sement eût été tel qu'à la fin du broiement les cuillers
eussent complètement dérapé. Cet accident serait certainement survenu dès les premières tentatives de traction.

Je fis avec le basiotribe droit une seconde série d'expériences dans lesquelles le rétrécissement était plus marqué.
Les dimensions du diamètre antéro-postérieur étaient de 0,06.
Le fœtus dont je me servais, était moyennement développé,
la tête toutefois était bien ossifiée.

Avant l'expérience les diamètres céphaliques étaient :

Diamètre occipito-frontal . . . . 11 c. 2
— bi-mastoïdien . . . . 8 c. 5
— bi-pariétal . . . . 8 c. 9

La tête fut disposée comme dans les expériences précédentes ; elle n'était ni fléchie ni défléchie et l'occiput était
tourné à gauche et directement en dehors. Ici il ne pouvait
être question d'appliquer les cuillers de l'instrument suivant
le diamètre antéro-postérieur du bassin ou suivant un de
ses diamètres obliques, car la tête faisait une saillie fort sensible au-devant du bord supérieur du pubis. J'introduisis
donc les cuillers de l'instrument aux extrémités du diamètre
transverse. Mais j'eus beau les enfoncer profondément
et porter les manches de l'instrument en arrière, je ne pus
saisir qu'un très faible segment de la base, la prise se
faisait presque tout entière sur la voûte. Le résultat fut
aussi mauvais que possible et certainement un céphalotribe
eût complètement glissé pendant le broiement.

Dans ces expériences, je pus voir que la rectitude des
cuillers entraînait encore un autre inconvénient. Pour
atteindre la base sur une hauteur suffisante, il était nécessaire d'introduire très profondément les cuillers ; leur écartement était alors tel que leurs extrémités faisaient de chaque
côté de la tête une saillie marquée qui eût certainement
blessé la paroi utérine.

Les céphalotribes sans courbure pelvienne peuvent donc être
appliqués suivant le diamètre antéro-postérieur ou un des dia-

mètres obliques du bassin, sans que la rectitude des cuillers soit un inconvénient. Quand on applique l'instrument aux extrémités du diamètre transverse, on court grand risque de ne saisir que la partie de la base qui se trouve près du promontoire. Cet inconvénient s'accentue de plus en plus à mesure que la tête est plus élevée. Avec ces instruments, la saillie faite sur les côtés de la tête par les extrémités des cuillers très profondément introduites, est très marquée et par suite fort dangereuse.

Il est bon que le céphalotribe présente une certaine courbure suivant son bord. Telle est la disposition qu'on trouve dans la plupart des instruments ; le premier de tous, le céphalotribe de Baudelocque la présente.

La courbure des céphalotribes suivant leurs bords est très variable. Dans l'instrument de Baudelocque (1836), l'axe des cuillers fait avec celui des manches un angle de 40°. Tel est également le degré d'inclinaison des cuillers pour les céphalotribes de Breit et de Kilian ; celui de Schœller a une courbure moindre puisque l'angle est de 30° ; la courbure est moindre encore dans l'instrument de Huter fils ; l'angle est seulement ici de 25°. Par contre, dans beaucoup de céphalotribes, la courbure est plus accentuée : dans celui de Bailly, l'angle formé par les cuillers et l'axe des manches est de 42°. Il est de 50° dans les instruments de Depaul et de Tarnier, de 55° dans celui de Martin, de 60° dans ceux de Cliet et de Valette.

Les inventeurs de ces divers instruments ne donnent guère les raisons qui leur ont fait choisir tel ou tel degré de courbure ; cependant, ce n'est pas chose indifférente et la courbure pelvienne de l'instrument n'est pas un des facteurs qui contribuent le moins à modifier sa technique et le résultat de l'opération. Il est aisé de s'en assurer par l'expérience : supposons que le fœtus se présente par le sommet, fléchi ni défléchi, en position transverse et que la tête soit située d'aplomb au-dessus du détroit supérieur. Si, pour la saisir, nous appliquons un céphalotribe droit, nous savons que l'instrument n'atteindra que la partie de la tête qui se trouve voisine de l'arc postérieur du bassin et que si nous introduisons très profondément les cuillers de manière à rendre plus assurée la saisie de la base, leurs extrémités feront de chaque côté une saillie plus ou moins grande suivant le degré d'écartement des cuillers, la profondeur à laquelle elles sont introduites, suivant que la courbure céphalique est à rayon plus ou moins grand.

Supposons que l'instrument restant en place, nous puissions le courber à volonté suivant son bord antérieur, les conditions de la prise effectuée par les cuillers seront modifiées. Celle-ci se trouvera reportée de plus en plus en avant et plus la courbure sera prononcée, plus la pression exercée par la partie recourbée des cuillers tendra à s'exercer parallèlement à la base du crâne. En même temps, la saillie formée par les cuillers sur les parties latérales s'atténuera et bien que la surface de la prise soit égale, le bec des cuillers recourbées pourra ne pas s'écarter de la tête sur laquelle il reste appliqué. Si cependant cette courbure était poussée à l'extrême et si la portion recourbée était fort longue, le bec pourrait déborder en avant la tête fœtale et exercer une pression dangereuse sur la paroi antérieure de l'utérus.

Cela dit, on conçoit aisément que la façon dont la tête sera saisie variera suivant la direction qu'on donnera aux manches de l'instrument, et la profondeur à laquelle les branches seront enfoncées. Ce sont là choses aujourd'hui bien établies. L'instrument étant introduit, plus on porte l'extrémité des manches en arrière, plus le bec des cuillers est porté en avant mais aussi plus les parties qui débordent l'arc antérieur du bassin auront chance d'être atteintes; la prise exercée par la partie recourbée des cuillers tend alors à se faire parallèlement au plan du détroit supérieur. Quand on a donné aux manches une certaine direction, la hauteur à laquelle peuvent atteindre les cuillers dépend de la profondeur à laquelle elles sont introduites. Mais comme la paroi pubienne du pelvis est beaucoup moins haute que sa paroi sacrée, plus la partie des cuillers voisine de l'articulation sera rapprochée du pubis et plus, pour un égal degré d'introduction, la partie de l'instrument située au-dessus du détroit supérieur sera considérable.

En somme, bien tenir la racine des cuillers près du pubis et porter les manches en arrière, voilà quel est le secret pour atteindre des parties fœtales très élevées et exercer une prise sur les régions de la tête fœtale situées au-dessus et en avant du pubis. Mais, ainsi que nous l'avons dit, en donnant une telle direction à l'instrument, la prise exercée sur la tête fœtale a une tendance à devenir de plus en plus parallèle au plan du détroit supérieur. Le résultat variera donc beaucoup suivant l'angle que fait le plan de la base du crâne avec ce détroit.

Pour être fixé sur ce point, j'ai fait une série d'expériences à la Maternité, au mois de novembre 1880. Je me servais d'un bassin rachitique dont le détroit supérieur aplati mesurait 5 centimètres dans son diamètre antéro-postérieur.

La tête d'un fœtus à terme étant placée au-dessus du détroit supérieur, en OIGT, sans inclinaison latérale, ni flexion exagérée, j'appliquai les cuillers d'un céphalotribe à courbure de Levret aux extrémités du diamètre transverse, je plaçai l'articulation près du bord inférieur du pubis et portai les manches bien en arrière ; le résultat fut différent suivant que les cuillers étaient plus ou moins profondément introduites. Si elles étaient peu enfoncées, elles atteignaient difficilement la base et pendant le broiement celle-ci, quelque fût le soin avec lequel elle était fixée, avait une grande tendance à s'échapper hors des cuillers de l'instrument. Quand l'introduction était bien profonde, les cuillers étaient entièrement placées sur la base et le résultat du broiement était excellent.

Dans de tels cas, le précepte donné par les auteurs est fort bon. Porter les manches en arrière, introduire très profondément les cuillers, tel est le secret du succès.

Mais quand la base ne se présente plus d'aplomb au détroit

supérieur, soit qu'il y ait asynclitisme avec engagement plus profond du pariétal postérieur, soit qu'il y ait flexion et position postérieure du sommet, le résultat n'est plus aussi bon. Les figures 10 et 11, montrent combien est différent le

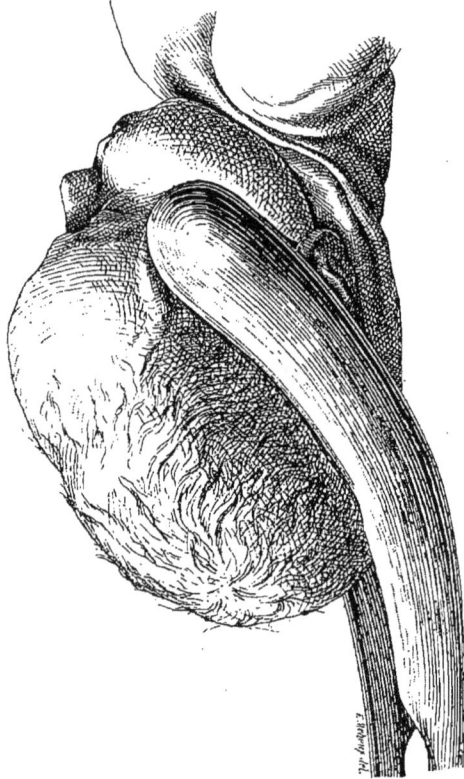

Fig. 10. — Situation des cuillers du céphalotribe sur les parties latérales de la base du crâne, quand les manches sont portés en avant.

résultat suivant que l'on porte plus ou moins en arrière les manches de l'instrument.

Dans le premier cas (fig. 10) le fœtus se présentant en O S les manches du céphalotribe furent portés assez en avant, les cuillers sont appliquées sur les côtés de la base. Sans

modifier la profondeur à laquelle les cuillers sont introduites
on porte peu à peu les manches en arrière ; le bec des cuillers s'incline en avant et graduellement la prise devient moins
favorable, finalement on a le résultat représenté figure 11.

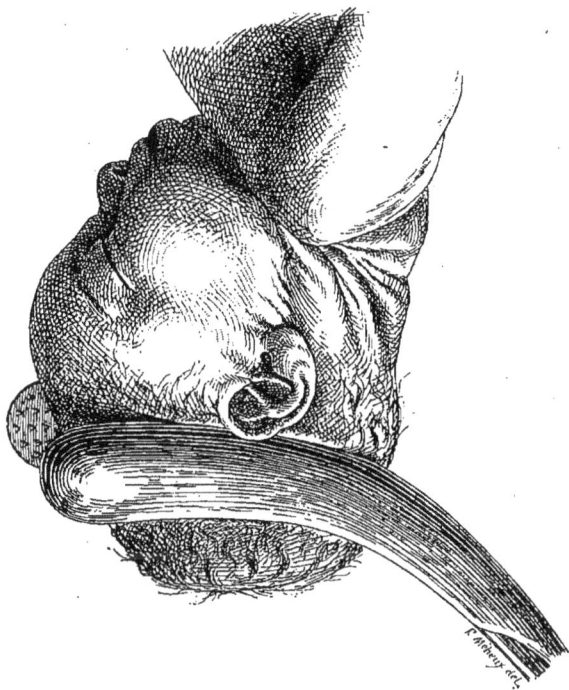

Fig. 11. — Situation des cuillers sur les parties latérales de la tête quand on
porte les manches du céphalotribe en arrière.

Un effet analogue serait produit s'il y avait un asynclitisme
postérieur accentué comme cela est si fréquent. La figure 12
indique le résultat que nous avons obtenu dans une expérience où nous avions simulé une telle situation de la tête,
et dans le cours de laquelle nous avions porté les manches
du céphalotribe très en arrière, expérience faite à l'hôpital
Tenon, le 7 décembre 1888 (fig. 12).

Il faut donc modifier la direction des manches d'un instrument dont la courbure est connue suivant l'inclinaison de la base, et M. Tarnier a écrit avec raison : « Presque tous les accoucheurs recommandent aussi de porter fortement le manche du céphalotribe en arrière, du côté du

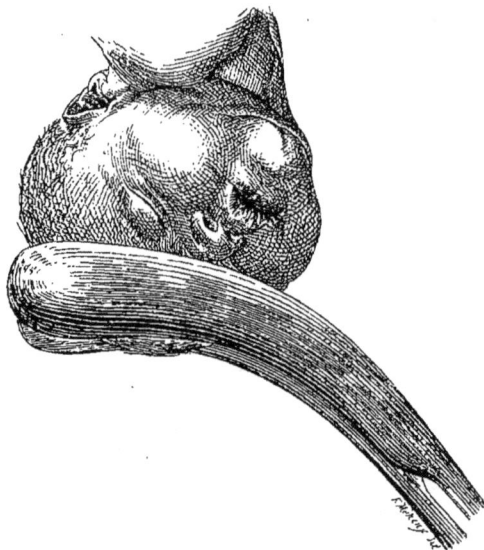

Fig. 12. — Situation des cuillers du céphalotribe sur la tête, quand il y a asynclitisme prononcé, et quand les manches de l'instrument sont portés en arrière.

périnée, pour que les cuillers puissent se porter en haut et en avant, car on sait que lorsque le bassin est vicié, l'angle sacro-vertébral fait une saillie qui repousse la tête vers le pubis sur lequel elle appuie. J'ai reconnu qu'il ne fallait pas exagérer ce précepte; j'ai même remarqué que lorsqu'il avait été très rigoureusement suivi, la voûte du crâne seule avait été écrasée. Je m'explique cet insuccès en pensant que dans la plupart des cas de rétrécissement prononcé, le fœtus doit être pelotonné, de telle sorte que la voûte du crâne répond à la paroi abdominale antérieure, pendant que la base et le cou regardent en arrière, du côté de l'angle sacro-vertébral ; aussi, dans une céphalotripsie, après avoir introduit très profondément les cuillers, je les laisse assez volontiers près du promontoire, et j'ai souvent réussi du premier coup à broyer la base du crâne et les premières vertèbres cervicales. Mais il serait irrationnel de poser des préceptes absolus, car les rapports du fœtus avec le contour du bassin ne sont pas toujours les mêmes. On devra donc, avant l'opération, chercher à reconnaître où se trouve la base du crâne ; on y arrivera souvent en combinant le palper au toucher... On dirigera ensuite plus sûrement les cuillers pour broyer la base du crâne. »

Même en ayant présente à l'esprit cette règle, il n'est pas toujours possible d'obtenir un bon résultat avec les céphalotribes à forte courbure pelvienne. La prise exercée sur la base se fait parallèlement à celle-ci et quand on procède au broiement, les cuillers glissent et ne saisissent que la voûte. C'est ce que nous avons observé dans l'expérience dont la figure 10 représente le premier temps.

Ici les manches avaient été portés en avant et introduits aussi profondément que possible cependant les cuillers sont parallèles à la base, pendant le broiement, elles ont glissé sur la voûte qu'elles ont seule saisie. Cet inconvénient eût été évité si la courbure de l'instrument eût été moins prononcée.

S'il est donc bon que le céphalotribe présente une courbure pelvienne, il n'est pas avantageux que celle-ci soit aussi accentuée que celle qu'on trouve dans la majorité des instruments et la présence d'une forte courbure n'est pas toujours la première qualité que doit présenter un céphalotribe. Pour éviter les inconvénients d'une courbure exagérée, on peut recourir à des céphalotribes à courbure périnéale, qui sont, en quelque sorte, des instruments droits, dont les cuillers, grâce à la courbure spéciale de l'instrument, peuvent être portées assez en avant pour exercer sur le crâne une prise utile même quand le rétrécissement est notable et

la tête fort élevée. Nous possédons un certain nombre d'instruments ayant cette disposition ; tels sont, par exemple,
l'ancien forceps de Coutouly, le céphalotribe de Huter fils ;
plus récemment, MM. Tarnier, Bailly ont doté d'une semblable courbure les instruments qu'ils ont imaginés. J'ai moi-
même fait construire en 1882 par M. Dubois, un céphalotribe
à courbure périnéale aux cuillers duquel j'avais donné une
grande longueur et que j'avais courbé de telle sorte que le
bord antérieur des cuillers présentât une certaine concavité.
J'eus l'occasion d'appliquer à deux reprises cet instrument
sur la femme et avec succès, mais je l'abandonnai bientôt,
car je pus me convaincre expérimentalement que cette double
courbure de l'instrument nuit à la puissance de broiement.
Mieux vaut conserver au céphalotribe la courbure de Levret,
mais au lieu de l'exagérer, revenir à des courbures faibles
ainsi que le conseillait déjà Schœller qui avait bien jugé des
qualités que doit remplir un bon céphalotribe, quand il imaginait son instrument à courbure faible, mais à cuillers fort
longues.

Je serais fort embarrassé de déterminer, par un chiffre
précis, l'angle que l'axe des cuillers doit faire avec celui des
manches, mais des recherches expérimentales que j'ai faites,
je crois pouvoir conclure que la courbure de la grande
cuiller du basiotribe, qui est très faible, est suffisante. Elle
permet, en effet, d'atteindre la base suivant son plan sagittal,
même quand celle-ci déborde le pubis ; elle est assez marquée
pour que le résultat soit bon quand il y a asynclitisme antérieur ; d'autre part, elle est assez faible pour que, même
dans les cas où il y a asynclitisme postérieur, la base puisse
être utilement atteinte.

Pour être bon, un céphalotribe doit donc remplir les conditions suivantes : avoir de longues cuillers, fenêtrées, assez
larges pour avoir une bonne prise sur la tête, assez longues
pour pouvoir atteindre la face et présentant une courbure
céphalique et une légère courbure pelvienne. Avec des instruments différents les uns des autres comme ceux que nous

venons d'étudier, qu'on emploie dans des conditions aussi
variables, les résultats obtenus ne peuvent être comparables,
quel que soit le soin avec lequel les opérateurs modifient
leur manuel opératoire suivant le céphalotribe qu'ils em-
ploient. Telle est en partie la cause des divergences qui existent entre les auteurs sur la valeur de cet instrument.

DE LA VARIATION DANS LES RÉSULTATS OBTENUS AVEC LE CÉPHALOTRIBE SUIVANT LE DIAMÈTRE DE LA TÊTE QUI A ÉTÉ SAISI ET BROYÉ

Utilité de bien connaître le mode de résistance des divers diamètres de la base du crâne. — Utilité de la perforation.

Quand on consulte les auteurs classiques afin de connaître les règles qu'ils proposent de suivre dans l'application des cuillers du céphalotribe, pour qu'on obtienne un bon résultat, on voit que la plupart se bornent à donner le conseil de placer les branches de l'instrument aux deux extrémités du diamètre transverse du bassin. Quand on procède au broiement après avoir placé ainsi les cuillers, la tête aplatie selon le diamètre transversal du bassin s'allonge suivant le diamètre antéro-postérieur qui est très souvent le plus étroit. Afin d'éviter cet inconvénient, certains auteurs conseillent d'appliquer l'instrument selon un diamètre oblique du détroit supérieur; la tête s'allonge, il est vrai, suivant l'autre diamètre oblique, mais celui-ci est généralement peu rétréci ou l'est moins que le diamètre antéro-postérieur.

Quelle que soit la règle adoptée, les auteurs proposent de la suivre, sans s'occuper de la présentation et de la position de la tête fœtale; c'est là une faute.

Si la base du crâne qu'on se propose de saisir et de briser, quand on a recours au céphalotribe ou au basiotribe, était une simple lame osseuse, d'épaisseur égale dans toutes ses parties et de forme circulaire, il importerait peu que la compression s'exerçât suivant tel ou tel diamètre. Le résultat serait toujours identique, pourvu qu'on eût recours au même instrument; mais elle n'a pas une disposition aussi simple. Formée de pièces osseuses dont la forme et la solidité sont variables, qui sont unies les unes aux autres de façon plus ou moins intime, la résistance qu'elle oppose à l'action des agents broyeurs n'est pas la même, quel que soit le diamètre suivant lequel s'exerce la compression. Si tel diamètre est saisi, la réduction sera facile, l'aplatissement régulier, les chances de glissement de l'instrument pendant l'opération seront à leur minimum; on aura donc de grandes chances d'obtenir un bon résultat. Si tel autre diamètre céphalique, au contraire, est comprimé, le broiement sera plus pénible, parfois incomplet; la tête conservera des dimensions plus grandes, on verra souvent les cuillers de l'instrument se déplacer pendant qu'on procédera à leur rapprochement et finalement n'exercer leur action broyante que sur un faible segment de la base; non seulement la tête incomplètement démolie aura une forme irrégulière, mais le céphalotribe sera un mauvais tracteur qui glissera dès qu'on exercera sur lui quelques tractions. Ici l'opération aura beaucoup de chances d'échouer.

Il y a donc grand intérêt à ce que l'accoucheur sache quels sont les diamètres céphaliques suivant lesquels la réduction de la tête par broiement sera obtenue de la manière la plus complète, car c'est à leurs extrémités et non à celles de tel ou tel diamètre du pelvis qu'il s'efforcera de placer les cuillers. S'il connaît bien le mode de résistance des différents diamètres de la base à l'action des agents broyeurs, il peut, en considérant le résultat obtenu, juger en connaissance de cause de la valeur du broiement comme méthode de réduction du volume de la tête et de celle des divers instruments avec lesquels on peut le mettre en pratique.

Ainsi envisagée, la question de la céphalotripsie nous a paru mériter quelques recherches que nous avons faites, en partie, à la Maternité pendant l'hiver 1884-1885 et avec le concours de M. le docteur Bonnaire.

Nous nous sommes proposé spécialement, en faisant nos expériences, d'étudier par quel mécanisme s'obtenait la démolition de la base, et le degré de réduction obtenue suivant que la tête était saisie dans tel ou tel diamètre. Considérant ensuite les conditions de la pratique, nous avons cherché dans quelle mesure le céphalotribe permettait d'obtenir les résultats maxima qu'on pouvait atteindre dans les expériences.

Dans ces expériences, nous avons employé tantôt le basiotribe, tantôt divers céphalotribes ; cela importe peu du reste puisque avec ces deux instruments la réduction des dimensions de la base du crâne est obtenue par un mécanisme, analogue : la pression des deux cuillers appliquées à l'extérieur du crâne.

Mais avant de rapporter ces recherches rappelons combien le résultat du broiement de la tête est différent suivant qu'on a ou non pratiqué préalablement la craniotomie, suivant que l'évacuation de la masse encéphalique a été plus ou moins complète.

Bien des échecs qui ont été subis par les accoucheurs dans les premiers temps où l'on avait recours à la céphalotripsie sont attribuables à l'absence de cranioclasie préalable; il est probable que si on avait toujours eu soin de ne tenter la réduction de la base du crâne qu'après avoir assuré la réductibilité des os de la voûte, le céphalotribe aurait autrefois rencontré moins d'adversaires.

Depuis les recherches de Hersent [1], tous les accoucheurs sont d'accord pour admettre que la perforation du crâne doit être considérée comme le premier temps obligé du broiement. On sait que, grâce à cette opération préliminaire, l'introduction et le placement des cuillers sont chose plus facile, que l'augmentation des diamètres autres que le diamètre saisi est beaucoup moindre pendant le broiement que s'il n'y a pas eu perforation ; qu'après la perforation la réduction du

---

[1] Hersent. *Arch. gén. de Médecine.* IV⁰ Série, XVIII. 1847.

diamètre saisi est beaucoup plus marquée, qu'enfin ces bons résultats sont obtenus à leur degré maximum quand la masse encéphalique a été bien complètement évacué. Donc la perforation sera toujours pratiquée avant le broiement et pour assurer l'issue la plus complète possible de la matière cérébrale dilacérée avec l'extrémité du perforateur, on fera l'ouverture du crâne aussi large que possible. On procédera surtout au broiement avec une grande lenteur, l'expérience ayant démontré que l'évacuation de la matière cérébrale se faisait ainsi plus complètement.

Cependant malgré toutes ces précautions, les bons effets de la perforation du crâne peuvent se trouver en grande partie annihilés par le rapprochement des lèvres de l'orifice ; dans ce cas la substance cérébrale restant dans la cavité cranienne se réfugie dans les parties qui n'ont pas été saisies et qui restent saillantes et incompressibles. Parfois la matière cérébrale sous l'influence de la pression à laquelle elle est soumise peut rompre les sutures et fuser sous la peau qu'elle soulève en formant des saillies plus ou moins volumineuses et parfois fort dures. C'est là un accident qu'on observe fréquemment quand on applique le céphalotribe sur la tête dernière après avoir fait une perforation de la base ; dans ce cas la matière cérébrale fuse généralement à travers la suture sagittale ou la fontanelle bregmatique et soulève le cuir chevelu, ce qui n'apporte que peu ou point de gêne à l'extraction. Mais il n'en est pas toujours ainsi, et parfois la matière cérébrale vient fuser sur les parties latérales de la tête en formant sur les bords de l'instrument une saillie dure et parfois assez volumineuse pour que l'extraction du fœtus soit rendue difficile ou même impossibles. C'est ce que nous avons observé dans l'expérience suivante, que nous avons faite avec M. le docteur Bonnaire.

Sur un fœtus à terme, dont la tête était demi-fléchie et placée en O I G T le céphalotribe Depaul fut appliqué de telle sorte que les cuillers répondissent aux extrémités du diamètre O F.

Les diamètres de la tête étaient avant l'expérience :

Diamètre occipito-frontal . . . . 122 mil.
— occipito-mentonnier . . . . 139 —
— bi-pariétal . . . . 94 —
— bi-mastoïdien . . . . 83 —

La perforation ayant été faite sur la partie moyenne de la

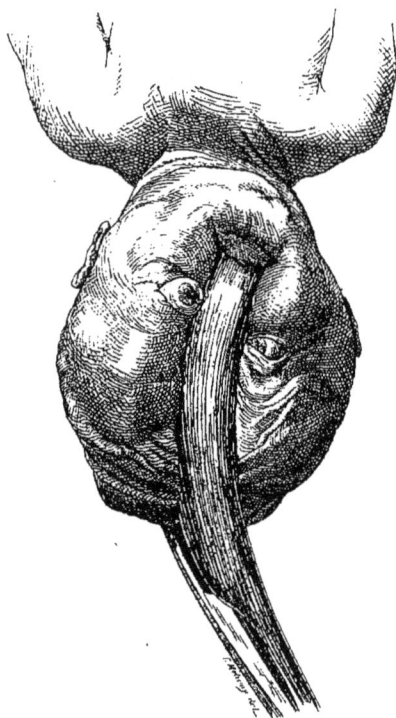

Fig. 13. — Céphalotripsie pratiquée suivant le diamètre occipito-frontal. La matière cérébrale a fusé sous la peau et forme sur les parties latérales de la tête de fortes saillies.

suture sagittale avec l'instrument de Blot, je procédai au broiement. A peine celui-ci était-il commencé et la cuiller appliquée sur l'occiput avait-elle affaissé l'occipital que l'ori-

fice de la perforation se trouva obturé et tout écoulement
de matière cérébrale cessa : je poursuivis péniblement le
broiement et je vis peu à peu la peau qui recouvrait les parties latérales de la tête et la région frontale être soulevées par
la matière cérébrale qui fusait sous elle, ainsi que le montre
la figure 13 qui est la reproduction d'une photographie que
nous fîmes M. Bonnaire et moi à la fin de cette expérience.

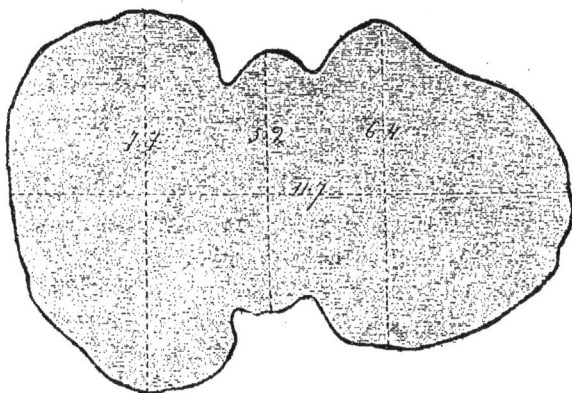

Fig. 14. — Le bord supérieur répond au côté où se trouvait la face.

En examinant le diagramme, on voit combien, grâce à ces
saillies, qui étaient fort dures, la tête avait conservé de grandes
dimensions (fig. 14). Le diamètre instrumental mesure en
effet 5 cent. 2 ; le diamètre qui lui est perpendiculaire est
au contraire, notablement agrandi puisqu'au lieu des dimensions de 94 millimètres et 83 millimètres qui représentaient
la longueur des diamètres bi-pariétal et bi-mastoïdien au
début de l'expérience, il ne mesure pas moins de 11 cent. 7.
L'agrandissement de ce diamètre est, pour la plus grande
partie, dû au soulèvement de la peau par la matière cérébrale et nous savons que les saillies ainsi créées étaient
irréductibles ; les diamètres parallèles au diamètre instrumental, étaient très longs, car du côté convexe de l'instrument, l'épaisseur de la tête était de 7 cent. 7 au niveau

du plan répondant au diagramme et même un peu plus grande au-dessus ; de l'autre côté, ce diamètre mesurait 6 cent. 4.

Il est certain qu'une tête aussi volumineuse n'eût été extraite qu'avec de grandes difficultés pour peu que le rétrécissement du bassin eût été un peu notable ou que le bassin eût été asymétique, avec réduction de la moitié droite par laquelle eût dû être extraite la partie volumineuse de la tête.

Il faut donc que l'orifice de la perforation soit non seulement large, mais qu'il soit tel que, sous l'influence de l'affaissement des os de la voûte, il ne puisse s'occlure pendant le broiement. A cet égard, les orifices circulaires, faits avec l'alesoir par exemple, et sur le corps même d'un os de la voûte sont préférables, et il est avantageux que la perforation ne soit pas faite dans le plan suivant lequel s'exécute le broiement.

Cela dit, étudions les effets de la compression exercée sur les différents diamètres de la tête fœtale, suivant qu'elle se présente fléchie (présentation du sommet) ; nettement défléchie (présentation de la face) ; à demi défléchie (présentation du front) ou qu'elle arrive dernière au détroit supérieur après l'expulsion du tronc.

DU BROIEMENT DE LA TÊTE DANS LE CAS DE PRÉSENTATION DU SOMMET

Quand la tête se présente par le sommet, les cuillers du céphalotribe peuvent être appliquées aux extrémités :

A, du diamètre occipito-frontal ;

B, d'un diamètre transversal soit : *a* bi-zygomatique ;
b bi-mastoïdien ;

C, d'un diamètre oblique, de l'apophyse mastoïde d'un côté à l'apophyse zygomatique du côté opposé, ou d'un diamètre voisin de celui-ci.

A

DES RÉSULTATS DONNÉS PAR L'APPLICATION DU CÉPHALOTRIBE AUX EXTRÉMITÉS DU DIAMÈTRE OCCIPITO-FRONTAL

Le résultat du broiement diffère, suivant que la tête est modérément ou très fléchie. Pour la clarté de ce qui va suivre, nous étudierons successivement ces deux hypothèses.

La tête est modérément fléchie. — Afin de déterminer le résultat de la compression du crâne pratiquée dans ces conditions, nous avons fait plusieurs expériences.

La première que nous rapportons et que nous avons instituée avec le concours de M. Bonnaire, nous a montré le résultat qu'on pouvait obtenir quand le broiement suffisant pour enfoncer la voûte, n'avait pas été assez complet pour détruire la base, et de voir, pour ainsi dire, le premier temps de la céphalotripsie faite suivant le diamètre occipito-frontal.

Nous nous sommes servi de ce céphalotribe à courbure périnéale que nous avions fait construire par Dubois et dont nous avons parlé plus haut. Sur une table, nous plaçons un fœtus qui avait vécu dix jours et dont la tête était bien ossifiée. Les diamètres de la tête étaient, au début de l'expérience

Diamètre occipito-frontal	. . . .	110 mil.
— mentonnier	. . . .	120 —
— bi-pariétal	. . . .	88 —
— bi-temporal	. . . .	82 —

Après avoir fait une perforation de la voûte du crâne avec le craniotome de Blot, je place les deux cuillers de l'instrument aux extrémités du diamètre O F, l'axe des cuillers étant perpendiculaire au plan de la base. Au moment où commençait le broiement, la base était bien saisie ; la cuiller droite embrassait le nez et le menton dans sa fenêtre. Le broiement commence et peu à peu, à mesure que la matière cérébrale s'écoule, l'occipital, puis les pariétaux s'affaissent, sont déprimés par la cuiller gauche et pendant que la voûte s'effondre, les parties de la face en rapport avec la cuiller droite s'encastrent dans la fenêtre de celle-ci. (Voyez fig. 15.)

Comme dans les autres expériences où nous avons eu recours à ce céphalotribe, le résultat fut incomplet et les cuillers restèrent assez écartées. Le résultat obtenu peut se résumer en un seul mot : affaissement de la voûte du crâne. Le diagramme (fig. 16) donne une idée exacte des dimensions de la tête. Le diamètre bi-zygomatique est de 8 cent 5 ; le diamètre transverse maximum qui est dû à la saillie que fait sur chaque côté la partie inférieure de chaque pariétal est de 10 cent. 4. Enfin le diamètre instrumental maximum du nez à l'occiput est de 5 cent 5. Les saillies latérales sont peu volumineuses, puisque l'une mesure seulement 5 cent. 3, tandis que la plus volumineuse qui répond au bord convexe de l'instrument mesure 6 cent. 5.

Le résultat a été plus complet dans l'expérience suivante

que j'ai faite avec M. Bonnaire et qui montre ce qu'on
peut obtenir dans ces cas. Nous plaçons sur la table un

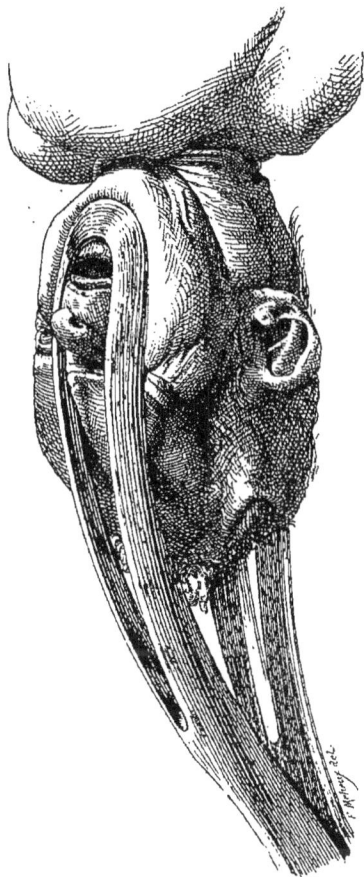

Fig. 15.— Broiement suivant le diamètre occipito-frontal avec un céphalotribe
à courbure périnéale. Maximum du résultat qui a été obtenu.

fœtus dont la tête repose sur le côté gauche ; avant l'expérience, les diamètres de la tête étaient :

Diamètre occipito-frontal . . . . 112 mil.
    —   occipito-mentonnier . . . . 121 —

Diamètre bi-pariétal. . . . .   85 mil.
      —   bi-mastoïdien . . . .   75 —

Après avoir fait la perforation sur la fontanelle bregmatique, en nous servant du perforateur de Blot, nous appliquons les deux branches du céphalotribe de Bailly aux extrémités du diamètre occipito-frontal de telle sorte que la

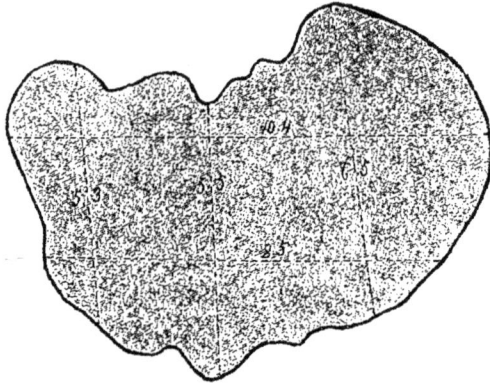

Fig. 16. — Diagramme de la tête fœtale représentée page précédente. La partie
supérieure répond à l'occiput.

branche droite soit appliquée sur la face et la croise obliquement de l'apophyse orbitaire du côté gauche au côté droit
du maxillaire inférieur. Le bec de la cuiller s'avançait même
à un centimètre et demi au-dessus du menton. Pendant le
broiement que je fis rapidement et sans pause, la tête ne
subit aucun déplacement et finalement le résultat fut tel que
la figure 17 le représente.

Le diagramme 18 représente les dimensions de la tête
prise suivant un plan passant par les yeux. On voit que
l'aplatissement a été fort marqué, puisque la saillie la plus
volumineuse répondant à la partie droite de la tête, a seulement une épaisseur de 5 cent. 9 tandis que le diamètre instrumental est de 4 cent. 2.

Si on se sert du basiotribe, un résultat analogue est

obtenu, ainsi que j'ai pu l'observer dans une expérience que j'ai faite à l'hôpital Lariboisière, au mois de juillet 1884. Le fœtus, que je disposais comme dans les cas précédents,

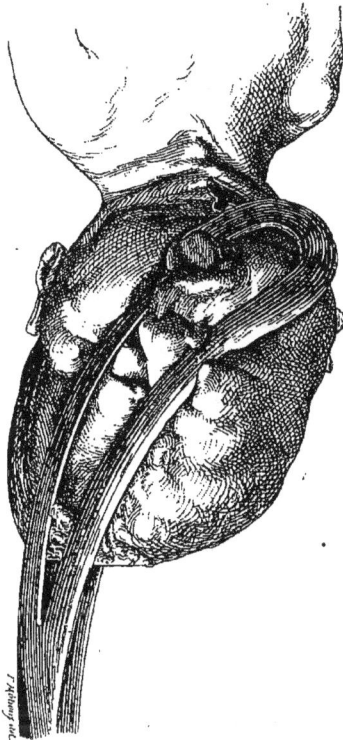

Fig. 17. — Application du céphalotribe Bailly aux extrémités du diamètre occipito-frontal.

avait vécu deux jours. Il était bien développé et les diamètres de la tête mesuraient avant l'expérience :

Diamètre occipito-frontal . . . . 112 mil.
    —   bi-pariétal . . . . 85 —
    —   bi-mastoïdien . . . . 82 —

La perforation ayant été faite sur le bord supérieur du pariétal gauche vers la partie moyenne de la suture sagittale, une branche fut appliquée sur l'occiput, tandis que l'autre répondait à la partie médiane de la face. Je procédai lentement (fig. 19) au broiement et la matière cérébrale fut presque complètement évacuée ; une fois le broiement achevé, la voûte cranienne était effondrée, appliquée contre la base du crâne, les parties osseuses répondant à la cuiller droite étaient brisées et la tête avait la forme d'un disque mesurant 9 cent. 8 de largeur, 4 cent. 1 au niveau du diamètre ins-

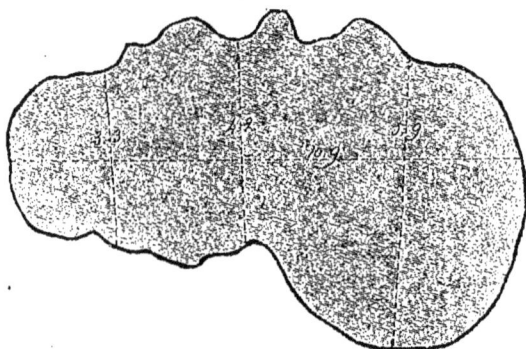

Fig. 18. — Diagramme de la tête fœtale représentée figure 17.

trumental, tandis que les dimensions maxima (fig. 20) étaient de 4 cent. 2 à gauche de l'instrument et de 5 cent. 5 à droite.

Nous ne rappellerons pas ici d'autres exemples de broiement pratiqué suivant ce diamètre, bien que nous ayons multiplié avec M. le docteur Bonnaire les expériences, afin de bien étudier le mécanisme suivant lequel la réduction des dimensions de la tête était obtenue ; nous avons pu aisément nous rendre compte du mode d'action de l'instrument ainsi appliqué.

Le premier effet produit est l'enfoncement de l'occipital dont la portion verticale s'infléchit sur la partie horizontale, grâce à la mobilité qui résulte de l'articulation de Kerkring, dont Budin a montré l'importance en obstétrique, à des traits de fractures siégeant plus ou moins en avant sur les parties latérales du trou occipital. (Voyez fig. 21.) L'occipital entraîne avec lui les pariétaux dont le bord supérieur s'infléchit en dedans. Par ce mécanisme toute la partie postérieure de la voûte cranienne vient s'appliquer contre la base.

Ce premier temps effectué, commence le broiement de la base ; suivant la puissance de l'instrument, suivant aussi la disposition et la forme des cuillers, la réduction de la base est plus ou moins aisée ; elle s'obtient par pénétration des cuillers dans les os de la face et par fractures généralement transversales siégeant sur le rocher ou en arrière et qui permettent une application plus parfaite de la voûte contre la base. La figure précédente 15 peut déjà rendre compte de ce mécanisme, mais si vous jetez un coup d'œil sur la figure 22 qui est la reproduction exacte d'une expérience que j'ai faite à la Maternité, vous saisirez facile-

Fig. 19. — Basiotripsie pratiquée suivant le diamètre O F.

ment cette série de phénomènes. Ici il s'agissait d'une basiotripsie mais le résultat eût été le même avec un céphalotribe, ainsi que j'ai pu m'en assurer, du moment que l'application des cuillers est bien faite aux extrémités du diamètre occipito-frontal.

La tête se trouve réduite en un disque dont les deux faces sont déprimées par les cuillers de l'instrument ; les saillies sont relativement peu volumineuses sur la partie qui répond à la face du fœtus. Il n'en est généralement pas de même sur l'autre côté où les saillies sont très marquées, car elles sont dues au plissement des os de la voûte dont la partie moyenne a été seule enfoncée par l'instrument. (Voyez fig. 21.)

Le disque formé par la tête aplatie a une largeur plus

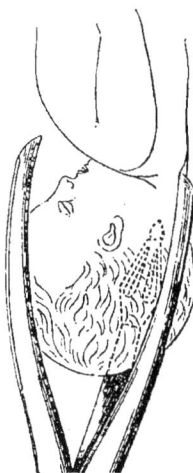

grande que celle de la tête avant l'opération. Cet agrandissement est en partie dû à l'écartement des os de la face, mais il est pour la plus grande partie, attribuable à l'étalement des os de la voûte qui sont reportés en dehors par suite de l'aplatissement de la voûte. (Voyez fig. 15.) On conçoit aisément que le degré d'aplatissement de la voûte, que la compressibilité des saillies existantes varient notablement suivant que l'évacuation de la matière cérébrale a été plus ou moins complète. Nous ne reviendrons pas sur ce point. Dans les expériences qui précèdent, nous avons soigneusement placé les cuillers des instruments aux extrémités du diamètre O F et nous avons veillé à ce qu'elles ne se déplacent pas. Il nous est pourtant arrivé que, malgré tous nos soins, la cuiller appliquée sur l'occiput glissait un peu sur le côté de la tête; ce fait s'est produit notamment dans l'expérience dont le résultat est figuré figure 21. Par suite de ce glissement, les deux saillies latérales deviennent inégales, et la différence est d'autant plus grande que le déplacement a été plus prononcé. Il est déjà bien difficile d'empêcher cet accident de se produire, quand l'application de l'instrument est bien régulière, car dès que l'écaille de l'occipital s'est légèrement déprimée la cuiller rencontre la résistance opposée par la colonne vertébrale et glisse sur les parties latérales, dont la solidité est moins grande ; mais pour peu que les cuillers n'aient pas été appliquées exacte-

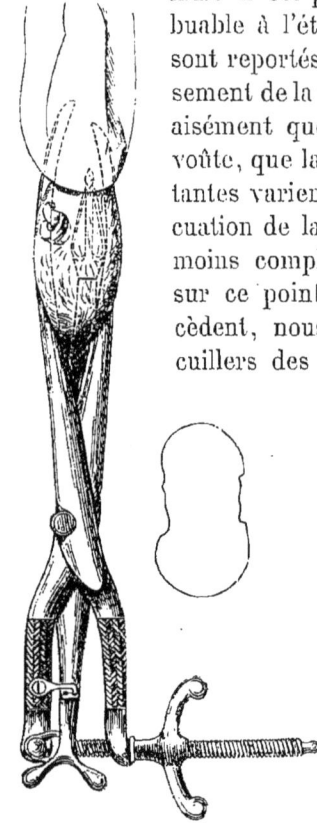

Fig. 20. — Basiotripsie faite suivant le diamètre occipito-frontal. La tête est broyée. A droite se trouve le diagramme de la tête.

ment aux extrémités du plan sagittal de la tête, il devient
inévitable et il s'accentue d'autant plus que le rapprochement
des cuillers est plus avancé. Dans ce cas, un segment parfois

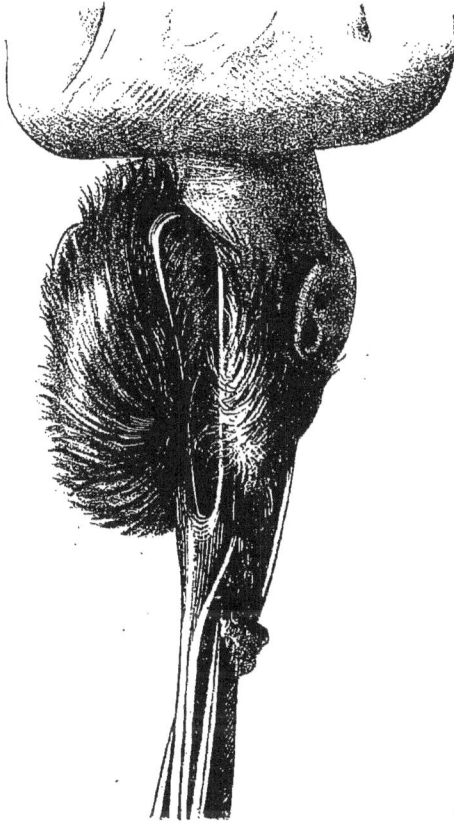

Fig. 21. — Basiotripsie pratiquée suivant le diamètre OF. La branche, qui avait
été primitivement exactement appliquée sur l'occiput, a subi un léger déplacement. La partie postérieure de la voûte du crâne est enfoncée.

très petit de la base est saisi et broyé; la masse formée
par la tête est très irrégulière et on peut rencontrer de réelles
difficultés pendant l'extraction. Quand on a recours au
basiotribe, le glissement des cuillers n'est que partiel. Nous

avons pu nous assurer, en faisant des expériences avec le
céphalotribe, que les cuillers pouvaient se déplacer à un
tel degré, que finalement un petit fragment de la voûte ou

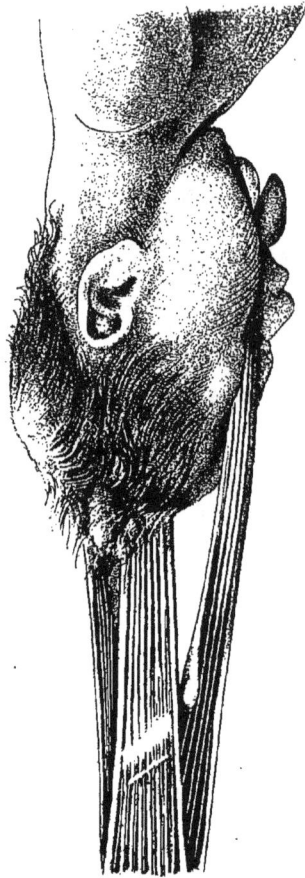

Fig. 22. — Basiotripsie pratiquée suivant le diamètre occipito-frontal. La voûte
est enfoncée. Le broiement de la base est commencé.

dans quelques cas même un simple morceau du cuir chevelu
se trouvait saisi entre les cuillers. Cet accident qu'on observe
surtout quand on emploie des instruments à branches

étroites, est la cause de bien des échecs dans des interventions qui semblaient régulièrement conduites.

La tête est plus fléchie. — Dans la série d'expériences que nous venons de rapporter, la tête était peu fléchie, si bien que le premier effet du rapprochement des cuillers était l'encastrement des parties saillantes de la face dans la fenêtre de la cuiller, en même temps que s'enfonçait l'occiput. Ce double effet ne se produisait pas sans un certain degré de déflexion.

Si la tête est plus fléchie le résultat n'est plus le même ; la cuiller qui est appliquée sur l'occiput rencontre une surface plane, tandis que celle qui est située du côté de la face répond à la saillie formée par le front, mais ne s'applique pas immédiatement sur la face. Le premier effet produit par le rapprochement des cuillers est alors l'exagération de la flexion, la cuiller placée sur l'occiput s'applique très étroitement sur les tissus de la nuque, tandis que celle située du côté de la face ne comprime que le frontal qu'elle enfonce et qui lui offre ainsi que les pariétaux un plan incliné sur lequel elle glisse.

C'est ce que nous avons observé dans deux expériences que nous avons faites par le céphalotribe de Tarnier et de Bailly ; nous rapporterons seulement la première que nous avons instituée avec le concours de M. Bonnaire et dans laquelle ce déplacement a été bien net.

L'expérience fut faite le 23 octobre 1884 sur un fœtus étendu sur une table de telle sorte que la tête reposait sur le côté droit. La disposition était donc analogue à celle qu'on aurait rencontré si l'opération avait été pratiquée sur une tête fléchie se présentant en OIDT.

Les diamètres étaient, avant le début de l'expérience :

Diamètre occipito-frontal . . . . 113 mil.
— occipito-mentonnier . . . . 125 —
— bi-pariétal . . . . 81 —
— bi-temporal . . . . 75 —

La perforation ayant été pratiquée avec l'instrument de Blot, j'appliquai les cuillers aux extrémités du diamètre occipito-frontal. La figure 23 représente avec exactitude la dispo-

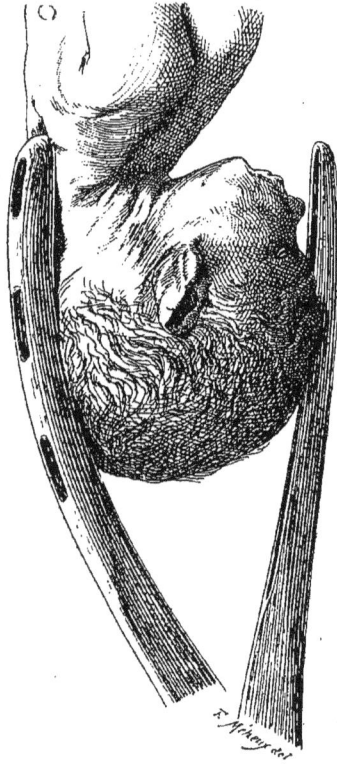

Fig. 23. — Céphalotripsie sur une tête plus fléchie.

sition réciproque de l'instrument et de la tête. Pendant le broiement, je vis peu à peu la branche qui était appliquée sur le front tellement glisser qu'à la fin de l'expérience son extrémité répondait seulement à la racine du nez. D'autre part, malgré tous mes efforts pour maintenir les deux cuillers de l'instrument aux extrémités du diamètre occipito-frontal, je vis la branche qui répondait à l'occiput glisser en avant et se fausser au point de ne plus répondre aux tissus fœtaux que par son bord convexe. A la fin de l'expérience la tête très fléchie, était saisie ainsi que le représente la figure 24.

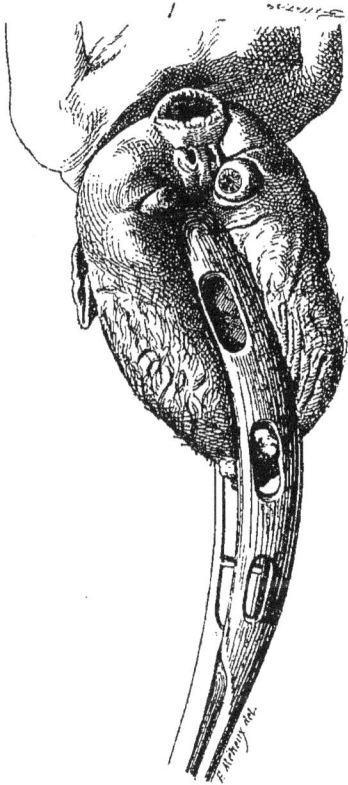

Fig. 24. — Le broiement est effectué : le céphalotribe a glissé en bas.

La voûte était le siège d'une longue fracture d'avant en arrière; elle était affaissée contre la base qui elle-même présentait une fracture analogue, due moins à la compression vraie exercée par les cuillers du céphalotribe qu'à une sorte de section produite par le bord convexe de la branche gauche. La cavité cranienne n'était que partiellement vidée

5

puisqu'elle contenait encore 150 grammes de matière cérébrale. La voûte enfin faisait de chaque côté de la branche
droite une saillie assez volumineuse, puisque le diamètre
antéro-postérieur au niveau de la saillie droite était de
64 millimètres et de 49 au niveau de la saillie gauche. En
glissant sur la racine du nez, la cuiller gauche avait produit
un véritable enfoncement de la face et sous l'influence de la
traction exercée sur la glabelle par le bec de la cuiller, la
face s'était pour ainsi dire pliée de telle sorte que la longueur
du diamètre bi-malaire était seulement réduite à 4 centimètres. Dans ce cas, le diamètre transverse de la tête ne
s'était pas notablement accru, puisque, mesuré au-dessus des
pavillons, des oreilles il mesurait seulement 9 centimètres.
Par contre, le diamètre vertical s'était un peu allongé et le
diamètre allant de l'occiput au maxillaire était de 142 millimètres. Malgré le glissement de l'instrument le résultat
n'eût donc pas été mauvais, mais il suffit de regarder la
figure 24 pour comprendre que sous l'influence des premières tractions exercées sur les manches le céphalotribe eût
dérapé; le résultat final eût donc été fort médiocre. Il eût
été tout à fait mauvais si la tête au lieu d'être à demi fléchie
l'avait été complètement. Pendant le broiement, la cuiller
appliquée sur le front se fût bien plus déplacée et la face eût
été indemne. (Voyez fig. 25 et 26.)

Ce glissement de l'instrument dans le sens de l'axe des
cuillers n'exclut pas le glissement en avant ou en arrière
que nous avons vu exister dans le cas où la tête est peu
fléchie. Bien au contraire, le défaut de prise solide sur la
face la rend encore plus marquée. Dans l'expérience précédente, il a été peu accentué, mais il s'est produit malgré les
efforts que nous avons faits pour l'empêcher. Si les conditions
artificielles créées par l'expérience ne s'étaient pas rencontrées ici et s'il se fût agi d'un fait de pratique ce dérapement
eût certainement été tel que la prise fût devenue presque
nulle, ainsi que nous l'avons observé dans l'expérience suivante.

Le fœtus dont je me servais était volumineux et pesait 3,150 grammes, sa tête était bien ossifiée. Avant le début de l'expérience les diamètres céphaliques étaient :

Diamètre bi-temporal	8 c.
— bi-pariétal	9 c.
— occipito-frontal	13 c.
— occipito-mentonnier	14 c.
— sous-occipito-bregmatique	9 c. 50

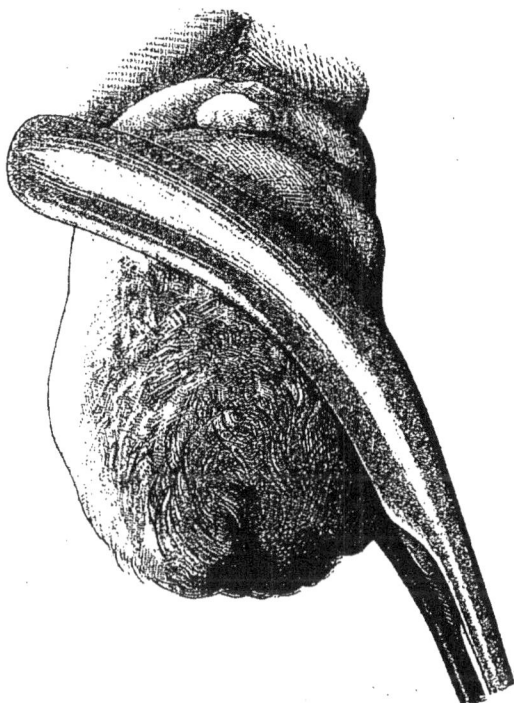

Fig. 25. — Application du céphalotribe sur une tête très fléchie. Le broiement n'est pas commencé.

La tête fut placée très fléchie dans le mannequin dont le détroit supérieur mesurait seulement 8 cent. dans le diamètre antéro-postérieur; elle était en OIGT. J'introduisis aussi profondément que possible les cuillers de l'instrument, mais

il me fut impossible de faire pénétrer la cuiller droite au-
dessus du front. La figure 25 représente la disposition de la
branche du céphalotribe avant tout début de broiement, au
moment où elle était introduite autant qu'il était possible.
Je rapprochai doucement les manches, mais quelque soin

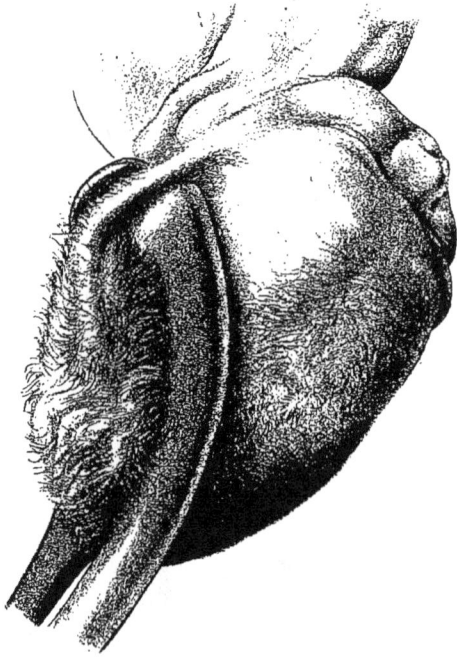

Fig. 26. — Application du céphalotribe sur une tête très fléchie. — Le
rapprochement des cuillers est complet.

que je prisse de maintenir la tête et de tenir solidement
l'instrument, celui-ci glissa peu à peu et finalement, ainsi
que vous pouvez le voir sur la figure 26, un fragment de la
voûte et un segment de la base fort petits furent seuls saisis.
Le glissement eût été encore plus complet, si le bord de
l'occipital n'avait fait une saillie grâce à laquelle les branches

de l'instrument s'étaient trouvées arrêtées; il se fût, en tout cas, achevé dès les premières tentatives de traction.

B

DES RÉSULTATS DONNÉS PAR L'APPLICATION DU CÉPHALOTRIBE AUX EXTRÉMITÉS D'UN DIAMÈTRE TRANSVERSAL DE LA TÊTE FLÉCHIE

On peut broyer la tête suivant le diamètre bi-zygomatique; le broiement est alors difficile, souvent incomplet; la tête réduite a une forme irrégulière. On peut broyer la tête suivant le diamètre bi-mastoïdien. L'instrument glisse facilement vers l'occiput.

Les cuillers de l'instrument peuvent être appliquées sur les parties latérales de la tête de telle sorte que la base se trouve broyée suivant un diamètre transversal. Le résultat qui est obtenu varie d'une manière fort notable suivant que l'instrument est appliqué aux extrémités des diamètres bi-zygomatique ou bi-mastoïdien.

Prise suivant le diamètre bi-zygomatique. — Afin d'étudier le résultat obtenu, j'ai fait plusieurs expériences en me servant du céphalotribe et du basiotribe. Dans ces différents cas, les têtes provenaient de fœtus nés à terme et étaient bien ossifiées.

Dans une première expérience que je fis à l'hôpital Lariboisière, le 30 juillet 1885, le fœtus employé pesait 4000 gr. Les diamètres de la tête étaient les suivants :

Diamètre occipito-frontal . . . . 115 mil.
— bi-mastoïdien . . . . 75 —
— bi-zygomatique . . . . 80 —

La perforation fut pratiquée avec l'instrument de Blot dans l'angle postérieur de la fontanelle bregmatique; après avoir débarrassé la cavité cranienne de toute la matière cérébrale

qui s'y trouvait contenue et introduit le perforateur, j'appliquai les deux cuillers du basiotribe aux extrémités du diamètre bi-zygomatique. Pendant que je procédais à leur rapprochement, je vis peu à peu la tête s'incliner autour d'un point
répondant à l'olive du perforateur ; puis ce mouvement d'in-

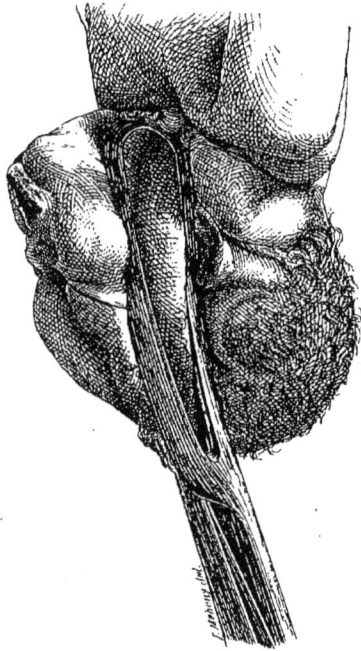

Fig. 27. — Broiement suivant le diamètre bi-zygomatique.

clinaison continuant à mesure que le rapprochement des
cuillers s'accentuait, la base du crâne se fractura au niveau
de l'union de l'écaille du temporal avec le rocher gauche, et
la voûte orbitaire de ce côté se fractura d'avant en arrière ;
grâce à cette double solution de continuité, le mouvement
d'inclinaison put s'achever. Dans ce cas, il ne fut pas
nécessaire de développer une grande force pour obtenir la

réduction des dimensions de la tête, qui fut surtout due à l'inclinaison de la base autour d'un pivot constitué par le perforateur et la première branche.

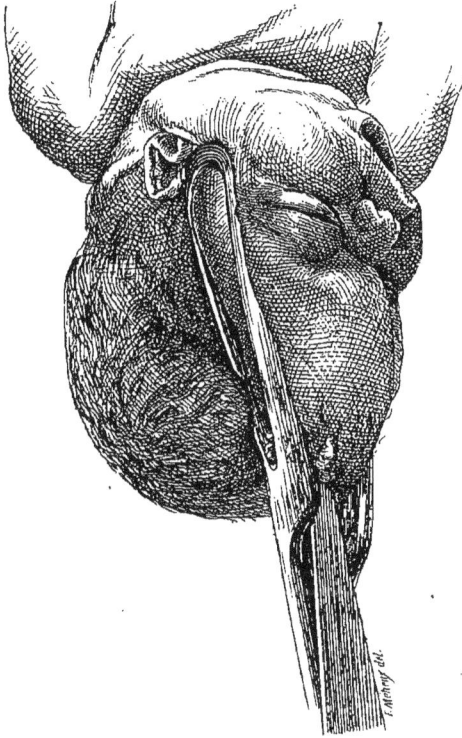

Fig. 28. — Broiement suivant le diamètre bi-zygomatique.

Or, le 2 septembre 1888, je répétai à l'hôpital Tenon cette expérience, mais en la modifiant. Je pris un enfant mort-né que j'avais extrait par la laparotomie ; son poids était de 4450 gr. et sa longueur de 57 cent. Les dimensions des principaux diamètres de la tête très ossifiée, mesuraient :

Diamètre occipito-frontal. . . . . 12 c. 5
— occipito-mentonnier . . . . 13 c. 5

Diamètre bi-pariétal. . . . .   8 c. 5
—   bi-temporal . . . .   7 c. 5
—   sous-occipito-bregmatique . . . .   10 c.

La perforation fut pratiquée avec le perforateur alesoir au niveau de la fontanelle bregmatique. Je m'appliquai à bien placer les deux cuillers du basiotribe aux extrémités du diamètre bi-zygomatique, à les maintenir en place pendant le broiement et à empêcher la tête d'exécuter aucun mouvement

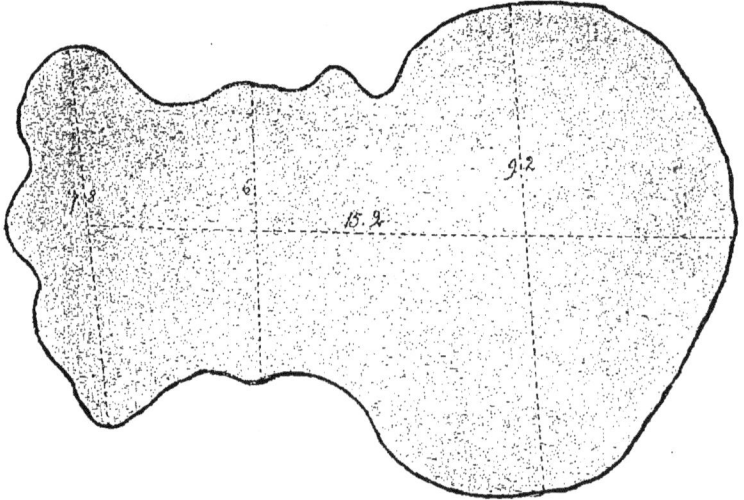

Fig. 29. — Diagramme de la tête précédente, une fois le broiement terminé.

d'inclinaison. Malgré tout, une légère inclinaison se produisit ainsi qu'on peut le voir sur les figures 27 et 28 qui représentent la situation réciproque de la tête et de l'instrument à la fin de l'expérience.

Le broiement fut extrêmement pénible et malgré toute la vigueur que je pus déployer, je ne réussis pas à rapprocher complètement les cuillers. Aussi le diagramme de la tête après le broiement a-t-il des dimensions considérables, et une forme irrégulière, ainsi qu'on peut le voir sur la figure 29.

Dans les expériences que j'ai faites avec le céphalotribe sur des têtes bien ossifiées, j'ai toujours éprouvé la plus grande difficulté à broyer la base du crâne quand la prise était faite suivant le diamètre bi-zygomatique. La réduction quand elle

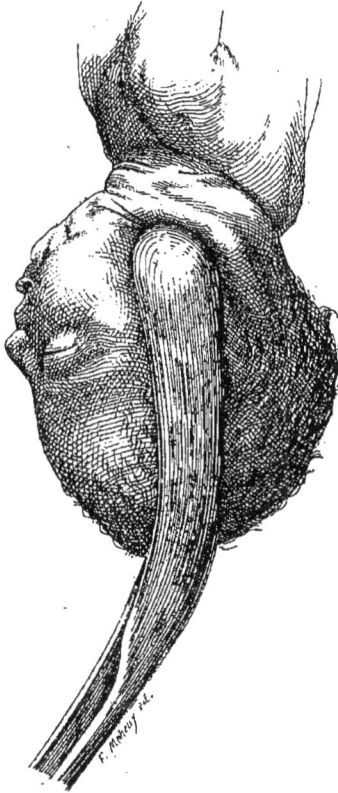

Fig. 30. — Broiement de la tête suivant le diamètre bi-auriculaire. L'opération est terminée.

était obtenue facilement, était due soit à l'inclinaison de la tête, soit au glissement d'une ou des deux cuillers vers la région mastoïdienne. Donc, difficulté extrême de broiement quand la tête est bien ossifiée, réduction par inclinaison de la tête, diminution relativement faible des dimensions de la

tête dont la forme est irrégulière, tels sont les effets les plus
saillants de la céphalotripsie, quand les cuillers sont appliquées aux extrémités du diamètre bi-zygomatique. Mais il
n'y a pas lieu de s'étonner que de telles difficultés existent
ici pour le broiement de la base, si on songe que la base
du crâne est doublée dans toute cette région, par le massif
formé par les os de la face.

Broiement suivant le diamètre bi-mastoïdien. — La résistance devient bien moins grande quand les cuillers sont

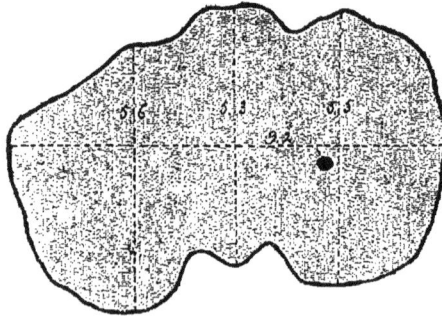

Fig. 31. — La partie supérieure du diagramme correspond au côté gauche
de la tête.

appliquées en arrière du diamètre bi-zygomatique, sur la
région auriculaire et mastoïdienne. La pression s'exerce
alors sur la partie externe des rochers et les os se laissent
disloquer très facilement.

La réduction a lieu ici par broiement. Quand la base du
crâne est relativement peu ossifiée, le diamètre bi-auriculaire se trouve très rétréci et de la partie antérieure de la tête
composée du massif facial et de la partie antérieure de la base
en partie disloquée, forme en avant de l'instrument une saillie sensiblement égale à celle que constituent en arrière
l'occipital et les parties de la voûte qui y sont attenantes.

C'est ce que nous avons observé, M. Bonnaire et moi,
dans l'expérience suivante que nous avons faite en commun.

Le fœtus était petit, sa tête peu ossifiée mesurait avant l'expérience :

Diamètre occipito-frontal.	105 mil.
— occipito-mentonnier.	110 —
— bi-pariétal.	80 —
— bi-mastoïdien	72 —

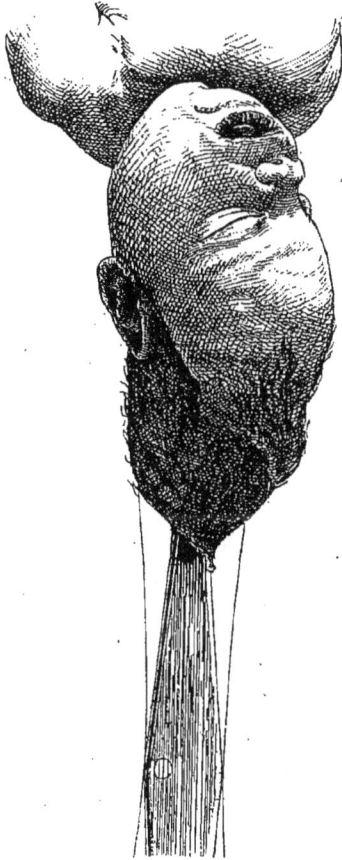

Fig. 32. — Broiement suivant le diamètre bi-mastoïdien.

La voûte ayant été perforée au niveau de la partie postérieure de la fontanelle bregmatique nous appliquons chaque

cuiller du céphalotribe de M. Depaul immédiatement en
arrière du diamètre bi-zygomatique; le bord convexe des
cuillers qui se trouvait tourné vers l'occiput, glissa peu à
peu en arrière, pendant le broiement, si bien qu'à la fin de

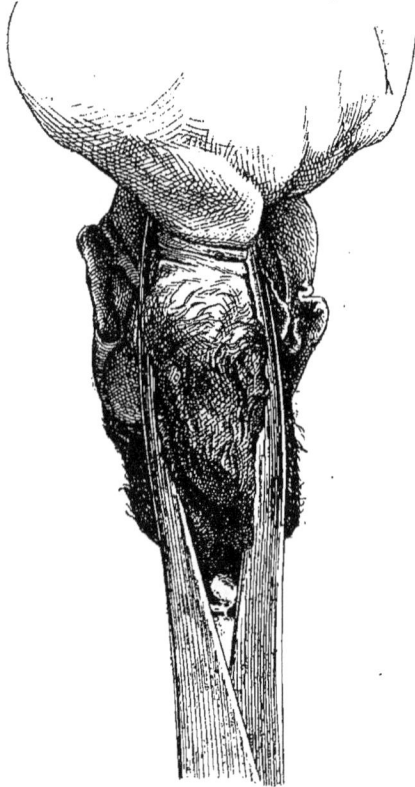

Fig. 33. — Broiement suivant le diamètre bi-mastoïdien.

l'expérience les cuillers qui étaient situées un peu en avant
des oreilles, recouvrirent ces dernières, ainsi que le représente fidèlement la figure 30.

Le diagramme 31 montre que la tête est bien aplatie et
que les deux saillies situées sur chaque bord de l'instrument
sont sensiblement égales. Le résultat de l'opération fut donc

fort bon; mais les circonstances étaient rendues singulièrement favorables par la faible ossification de la tête.

Quand la tête est bien ossifiée, le glissement que nous
avons vu se produire ici à un faible degré et qui a pour effet
de reporter en arrière les cuillers de l'instrument, va en
s'accentuant, surtout si le bord convexe de l'instrument est
dirigé du côté de la face. Cet accident est fort commun
quand les cuillers ont été appliquées aux extrémités du diamètre bi-mastoïdien. Dans ce cas, à mesure que s'opère le
rapprochement des cuillers, l'instrument glisse peu à peu
sur le massif antérieur de la base; s'il se trouve arrêté dans
son glissement, il ne saisit qu'une partie de l'occipital, ainsi
que le représentent les figures 32 et 33 qui sont la copie de
photographies que j'ai prises à l'issue d'une de mes expériences. Sur un des bords de l'instrument, est une volumineuse saillie constituée par la base presque tout entière et
qui eût certainement opposé certaines difficultés pendant
l'extraction. Le glissement eût été encore plus marqué que
dans le cas précédent, si au lieu d'un basiotribe, je me fus
servi d'un céphalotribe. Il eût alors été si complet que le
bec des cuillers n'eût plus retenu qu'un segment de la voûte,
ou même eût lâché complètement prise.

C

DES RÉSULTATS DONNÉS PAR L'APPLICATION DU CÉPHALOTRIBE AUX EXTRÉ-
MITÉS D'UN DIAMÈTRE OBLIQUE : DE L'APOPHYSE MASTOÏDE D'UN
COTÉ A L'APOPHYSE ZYGOMATIQUE DU COTÉ OPPOSÉ, OU D'UN DIAMÈTRE
VOISIN DE CELUI-CI.

L'instrument compresseur peut exercer son action aux
-extrémités d'un diamètre oblique de la base, allant de l'apophyse mastoïde d'un côté, à la partie postérieure de l'apophyse orbitaire externe du côté opposé.

Si la réduction du crâne, ne s'obtient qu'avec grande diffi-

culté quand les cuillers sont appliquées aux extrémités du
diamètre bi-malaire ou bi-zygomatique, si l'application des
cuillers aux extrémités du diamètre bi-mastoïdien ne donne
que des résultats médiocres, par suite de la facilité avec
laquelle glisse l'instrument, il n'en est plus de même quand
la compression s'exerce suivant un diamètre oblique. Dans
ce cas, le résultat obtenu est tellement bon et régulier, que
de nos recherches expérimentales, nous avons pu conclure
que l'application des branches de l'instrument compresseur
aux extrémités d'un diamètre oblique de la base, devait
être le moyen le plus sûr de bien réussir une opération.

Les recherches anatomiques faites par M. Bonnaire à
l'issue de chacune de nos expériences, lui ont permis de
constater l'étendue des désordres produits sur la base du
crâne quand le broiement était exécuté dans ces conditions.
La conclusion que nous avons tirée de nos expériences,
en voyant combien les dimensions de la tête se trouvaient
réduites par ce procédé, trouvaient ainsi un complément
d'appui; je montrerai plus loin que les résultats obtenus sur
le fantôme se sont trouvés vérifiés dans les opérations pratiquées sur le vivant. Nous avons maintes fois, M. Bonnaire
et moi, pratiqué des broiements suivant ce procédé et on
peut lire dans la thèse de notre collaborateur la relation
de nos expériences; je n'en rapporterai ici qu'une seule.
Le fœtus dont nous nous sommes servis avait une tête peu
volumineuse et relativement peu ossifiée. Avant l'expérience
les diamètres céphaliques étaient :

Diamètre occipito-frontal . . . .   99 mil.
—   occipito-mentonnier . . . . 112 —
—   bi-pariétal . . . .   82 —
—   bi-mastoïdien. . . . .   77 —

Après avoir perforé la voûte au niveau du bregma, j'appliquai une cuiller du céphalotribe de Depaul sur l'apophyse
mastoïde du côté gauche, tandis que l'autre cuiller reposait
sur l'arcade zygomatique du côté droit. Le rapprochement se

fit sans grande difficulté. Si vous jetez un coup d'œil sur les figures 34 et 35 qui sont la reproduction exacte de photographies que nous avons faites à l'issue de notre expérience, vous vous rendrez aisément compte de la manière dont la réduction a été obtenue. La tête, sous l'influence de la com-

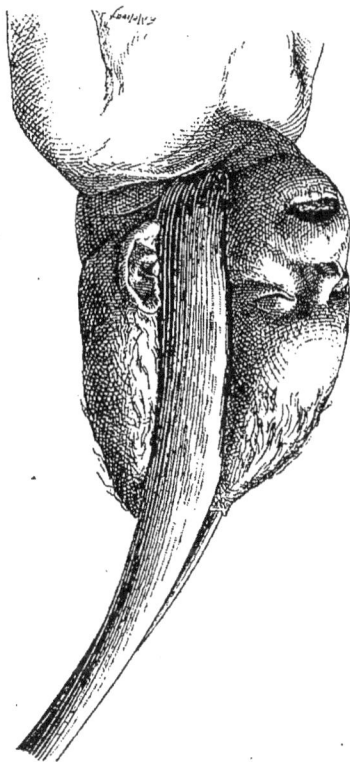

Fig. 34.—Broiement suivant un diamètre oblique de la base : céphalotribe Depaul.

pression, a subi un véritable mouvement de rotation si bien que la partie qui répond à l'apophyse mastoïde droite est venue en se brisant s'appliquer contre la partie solide de la base qui répond à l'arcade zygomatique du côté gauche. Grâce à ce mouvement de rotation et à ce mode d'aplatissement les saillies formées sur chaque bord de l'instrument sont presque égales, ainsi que nous le montre le diagramme 36. Une de ces saillies est formée par la face et une oreille tandis que l'autre est constituée par l'oreille du côté opposé

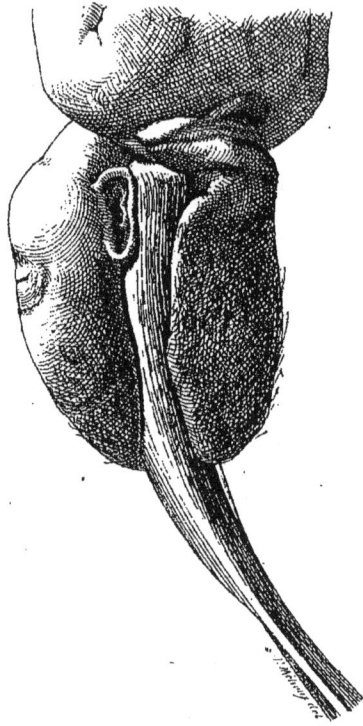

Fig. 35. — Application du céphalotribe de Depaul suivant un diamètre oblique de la base.

et la plus grande partie du segment postérieur du crâne. Nous avons toujours observé un aussi bon résultat, quelque fût l'instrument employé, quand les cuillers étaient appliquées aux extrémités d'un des diamètres obliques de la base.

Parfois les cuillers du céphalotribe, tout en étant placées sur les parties latérales du crâne, ont leur axe plus ou moins parallèle au plan de la base Si la partie comprimante des cuillers est située entièrement sur la base, celle-ci peut se disloquer en se pliant, pour ainsi dire, suivant ses dimensions occipito-frontales. Si la matière cérébrale s'écoule bien, le résultat peut être bon et analogue à celui que nous signalerons en étudiant le broiement de la tête défléchie. (Voyez page 85.)

Le résultat est également bon si une des cuillers est en partie placée sur la voûte ; la tête subit alors un mouve-

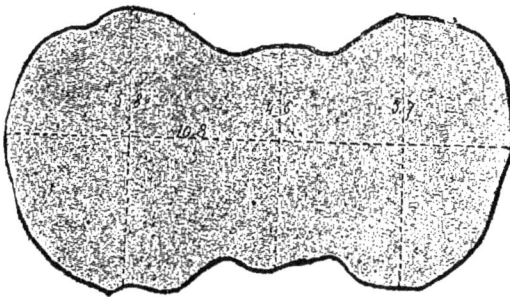

Fig. 36. — Diagramme de la tête représentée dans les deux figures précédentes.

ment d'inclinaison grâce auquel la partie de la voûte pressée par la cuiller du céphalotribe vient s'appliquer contre la base ; mais pour qu'un tel effet soit obtenu, il faut que l'autre cuiller soit bien placée sur la partie latérale de la base ; s'il n'en était pas ainsi, les deux cuillers glisseraient des parties solides de la base vers les régions moins résistantes de la voûte et le glissement pourrait, dans ce cas, être tel, que le rapprochement une fois terminé, les cuillers de l'instrument ne saisiraient qu'un petit fragment de la voûte.

Si nous résumons les données qui nous paraissent résulter de l'exposé des expériences qui précèdent, nous dirons : Le broiement exécuté suivant le diamètre occipito-frontal donne de bons résultats, pourvu que la cuiller qui répond à

6

la face soit assez profondément introduite pour s'appliquer sur une grande étendue de celle-ci. Cette condition se trouve plus facilement réalisée quand la tête se présente peu fléchie ; quand la tête est très fléchie, les chances de glissement en bas de l'instrument augmentent.

Quand la prise a lieu suivant le diamètre occipito-frontal, on doit craindre de voir les cuillers glisser soit en avant, soit en arrière, si elles ne sont pas exactement appliquées aux extrémités de ce diamètre ; s'il n'en n'était pas ainsi, on devrait craindre de voir glisser les cuillers sur la voûte, quand la flexion de la tête sera un peu accentuée ; c'est là un accident qui est presque inévitable si la tête est très élevée.

Quand les cuillers sont appliquées sur les parties latérales de la tête, le résultat le meilleur est obtenu quand la prise est faite suivant un diamètre oblique et nous pensons que c'est la compression suivant un tel diamètre qui donne les meilleurs résultats.

Quand l'instrument est placé aux extrémités du diamètre bi-zygomatique, le broiement est très difficile et souvent incomplet si la tête est bien ossifiée ; quand la prise se fait plus en arrière, les branches glissent vers l'occiput.

DU MODE DE RÉDUCTION DE LA TÊTE FŒTALE DÉFLÉCHIE A L'AIDE
DES INSTRUMENTS BROYEURS

Quand la tête est défléchie, les conditions suivant lesquelles se fait le broiement sont un peu différentes de celles que nous avons mentionnées en étudiant la réduction de la tête fléchie. Les cuillers de l'instrument broyeur peuvent être appliquées :

A. — *Suivant le diamètre fronto-mentonnier.*

B. — *Suivant un diamètre transversal.*

C. — *Suivant un diamètre oblique allant d'un côté de la face à la bosse frontale du côté opposé.*

A

LES CUILLERS PEUVENT ÊTRE APPLIQUÉES SUIVANT LE DIAMÈTRE
FRONTO-MENTONNIER

Nous avons à maintes reprises, dans nos recherches expérimentales, appliqué l'instrument broyeur suivant ce diamètre. Dans certains cas, le résultat a été fort bon, témoin l'expérience suivante que j'ai pratiquée à l'hôpital Lariboisière, en juillet 1884.

Le fœtus employé était né à terme et sa tête était assez bien ossifiée. Les diamètres céphaliques avant l'expérience étaient :

Diamètre mento-bregmatique. . . . . 95 mil.
— bi-zygomatique. . . . . 78 —

Je me servis du basiotribe et après avoir fait la perforation au niveau de la glabelle et appliqué la première branche sur le front de telle sorte que l'axe de la cuiller fût parallèle à la suture sagittale (voyez fig. 37), je plaçai la grande branche de façon que le menton fût enclavé dans la cuiller (voyez fig. 38). Pendant le broiement, la tête se défléchit, les parties molles de la face antérieure du cou vinrent faire

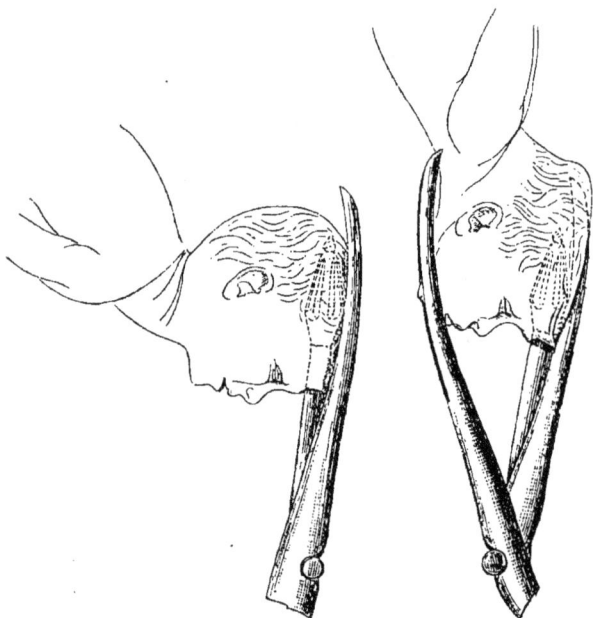

Fig. 37, 38. — Basiotripsie suivant le diamètre mento-frontal.
Fig. 37. La perforation est faite, la branche gauche est appliquée — Fig. 38. Les deux cuillers sont placées; on a commencé le broiement.

saillie dans la fenêtre pendant que la voûte du crâne, sous la pression exercée sur elle par la petite cuiller, s'enfonçait profondément jusqu'à venir toucher le plan basial. Les figures 39 et 40 permettent aisément de comprendre le mécanisme suivant lequel fut obtenue la réduction des dimensions de la tête. Le broiement s'acheva, grâce à la destruction des parties osseuses médianes de la face, de la voûte palatine, de l'ethmoïde et à la séparation par fracture de la portion mé-

diane et des parties latérales du sphénoïde. Dans cette expérience, la tête fut réduite à un disque dont une des faces
formée par la voûte du crâne était profondément déprimée.

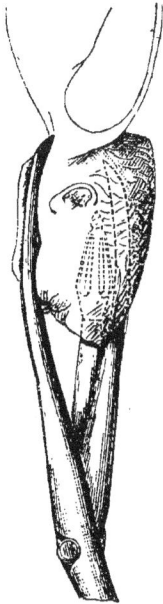

Fig. 39. — Basiotripsie suivant le
diamètre mento-frontal. Le broiement
est près d'être achevé.

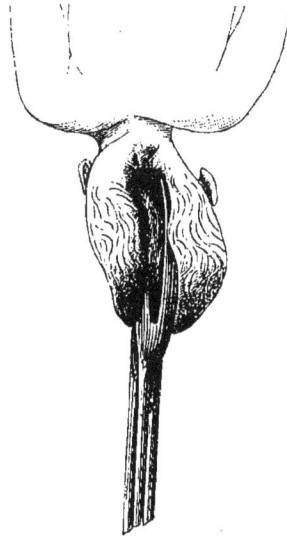

Fig. 40. — On voit l'enfoncement de
la voûte du crâne produit par la cuiller
gauche.

Ses dimensions étaient favorables puisque son épaisseur
était :

Diamètre instrumental. . . . . 5 c.
— de la partie située sur le bord concave
de l'instrument. . . . . 5 c. 50
— de la partie située sur le bord convexe
de l'instrument. . . . . 6 c.

Le résultat était donc fort bon ; mais nous devons reconnaître que nous n'avons que bien rarement obtenu, par une
semblable application de l'instrument broyeur, une réduction aussi régulière et aussi grande des dimensions de la tête.

Dans la plupart des cas, surtout quand nous nous servions.
du céphalotribe et particulièrement de céphalotribes à cuillers
étroites, nous avons vu l'instrument glisser sur la tête pendant le broiement et ne saisir, en dernier lieu, qu'un petit
segment de la base alors que primitivement l'application

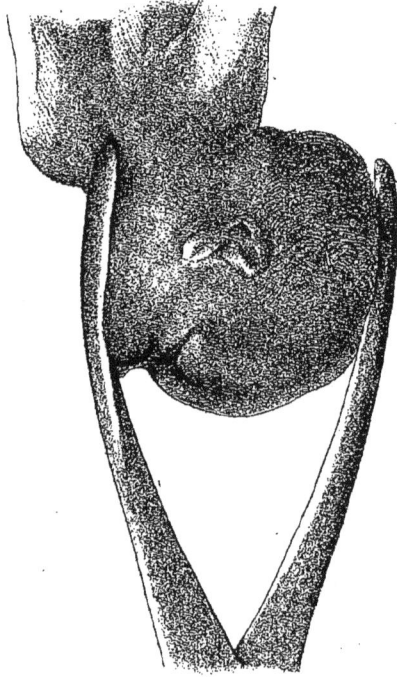

Fig. 41. — Céphalotripsie suivant le diamètre mento-frontal; début de
l'expérience.

des cuillers avait paru être faite régulièrement aux deux extrémités du diamètre MF. Le glissement pouvait se produire
du côté des deux cuillers, mais il était généralement plus
accentué pour celle qui était appliquée sur le menton.

Nous ne voulons pas rapporter toutes les expériences dans
lesquelles nous avons observé cet accident, nous en citerons

seulement une que nous avons faite avec M. Bonnaire.
L'instrument choisi était le céphalotribe de Depaul.

Le fœtus qui nous servit était à terme et sa tête était bien

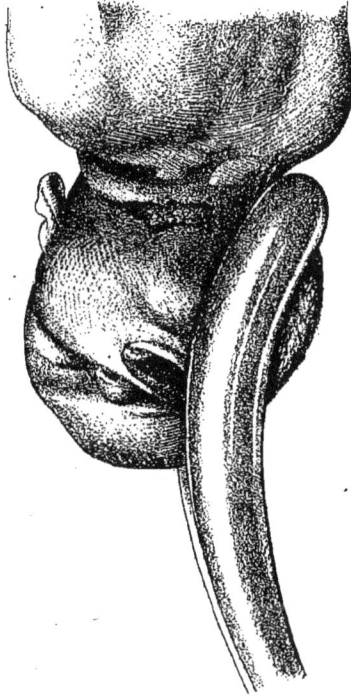

Fig. 42. — Céphalotripsie suivant le diamètre mento-frontal. La cuiller gauche
a glissé sur la partie latérale du menton.

ossifiée. Avant l'expérience, les diamètres céphaliques
étaient :

Diamètre occipito-frontal . . . . 115 mil.
  — . occipito-mentonnier . . . . 134 —
  —   bi-pariétal . . . . 85 —
  —   bi-mastoïdien. . . . . 77 —

Après avoir perforé la glabelle avec l'instrument de Blot,
nous appliquâmes le céphalotribe, de telle sorte qu'une

cuiller fût exactement placée sur le menton et la partie médiane de la région sushyoïdienne, tandis que l'autre cou-
vrait la voûte du crâne et répondait à la suture sagittale. La

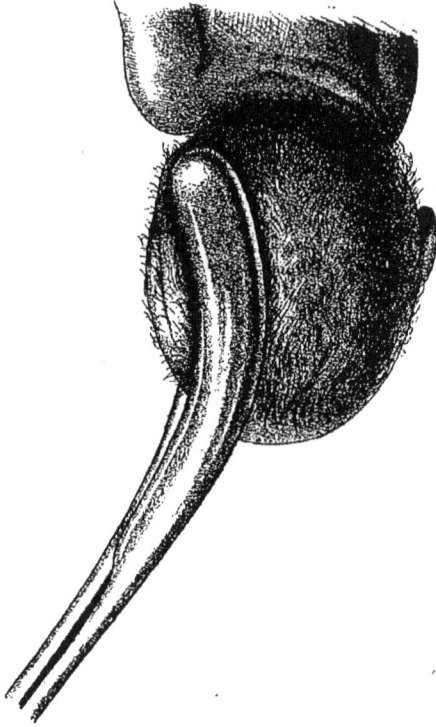

Fig. 43. — Céphalotripsie suivant le diamètre mento-frontal; le broiement est
terminé. Glissement de la cuiller droite sur la voûte du crâne.

figure 41 représente exactement la situation de l'instrument
sur la tête au début de l'expérience.

On commença alors le broiement et nous vîmes les cuillers
du céphalotribe glisser sur la tête au fur et à mesure que
leur rapprochement s'effectuait ; finalement elles ne saisirent
plus qu'un très faible segment de la tête formé par une partie du pariétal droit et des parties molles de la moitié cor-

respondante de la face. Les figures 42 et 43 permettent
mieux que toute description de se rendre facilement compte
de la situation de l'instrument à la fin de l'expérience.

La réduction des dimensions de la tête avait été presque
nulle ici. Toute la partie de la tête qui n'avait pas été saisie,
formait une grosse masse sur le côté convexe des cuillers,
masse d'autant plus volumineuse et plus solide qu'une faible
quantité de matière cérébrale s'était écoulée pendant le broie-

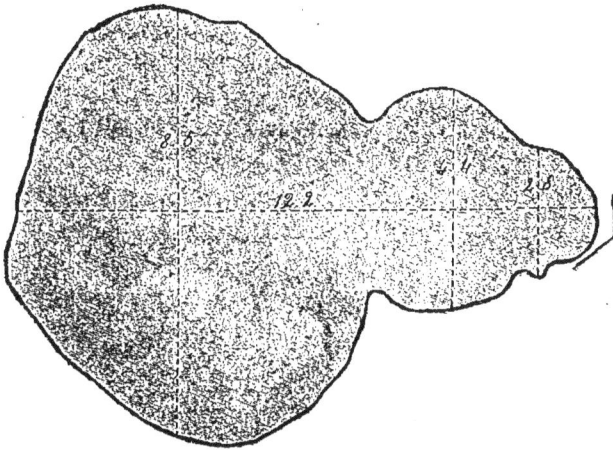

Fig. 44. — Diagramme de la tête fœtale représentée dans les figures
précédentes.

ment. Le diagramme de la tête donne une figure fort irrégulière sur laquelle il suffit de jeter un coup d'œil pour se
rendre compte des difficultés qu'eût présentées l'extraction
dans un bassin un peu rétréci, en supposant, hypothèse peu
vraisemblable, que le céphalotribe n'eût pas lâché complètement prise pendant les tentatives de traction. (Voy. fig. 44.)

Nous avons également observé ce mode de glissement,
mais plus limité, en nous servant du basiotribe.

De nos expériences nous pouvons conclure : pour que la
réduction de la tête se fasse régulièrement quand on saisit
la tête défléchie suivant le diamètre FM, il faut que la tête soit

peu ossifiée et que l'axe des cuillers se trouve bien situé dans un plan vertical passant par le menton et la glabelle. Ce sont là des conditions qui ne se rencontrent que difficilement dans la pratique ; voilà pourquoi on voit si souvent les cuillers glisser pendant les manœuvres de broiement, la prise être nulle ou très irrégulière et l'extraction devenir, dans ce cas, très difficile. Enfin, si avec une telle prise, l'orifice de la perforation a une certaine tendance à s'obturer pendant l'affaissement de la voûte du crâne, les saillies formées sur chaque bord de l'instrument, seront encore plus volumineuses et plus solides.

B

LA TÊTE DÉFLÉCHIE PEUT ÊTRE SAISIE SUIVANT UN DIAMÈTRE TRANSVERSAL

Dans nos expériences nous avons souvent étudié les effets produits par la compression, quand elle s'exerçait à l'aide de cuillers appliquées sur les parties latérales de la face. Nous ne rapporterons que les deux faits suivants qui permettent de bien apprécier le mécanisme suivant lequel se fait la réduction de la tête et le résultat qu'on obtient avec une telle prise.

Dans une première expérience faite avec le concours de M. le docteur Bonnaire, nous avons employé comme objet d'étude le cadavre d'un nouveau-né de 8 mois et demi, fort petit puisqu'il pesait seulement 1410 grammes, mais dont la tête était cependant assez bien ossifiée car il avait vécu une semaine et était mort d'athrepsie aiguë. Avant l'expérience les diamètres céphaliques étaient :

Diamètre occipito-frontal . . . . 109 mil.
— occipito-mentonnier . . . . 115 —
— sous-occipito-frontal . . . . 94 —
— bi-pariétal . . . . 84 —
— bi-frontal . . . . 74 —
— bi-mastoïdien . . . . 68 —

Nous nous servions de ce céphalotribe à courbure périnéale dont nous avons parlé plus haut et que nous avons
fait construire par M. Dubois. Les figures 45 et 46 représentent exactement la manière dont furent placées les cuillers de

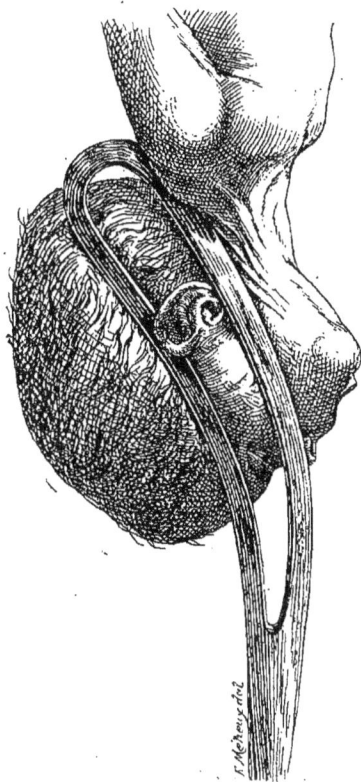

Fig. 45. — Broiement suivant un diamètre transverse de la base. — Position
favorable de la cuiller.

cet instrument sur chaque côté de la face, après qu'on eût
pratiqué la perforation avec l'instrument de Blot au fond de la
cavité orbitaire droite. Le rapprochement des cuillers fut
incomplet, par suite de l'élasticité des branches et cependant
les deux voûtes orbitaires furent détruites ; les deux fosses

sphénoïdales effacées par tassement et par rétrécissement des parties squammeuses du sphénoïde et du temporal

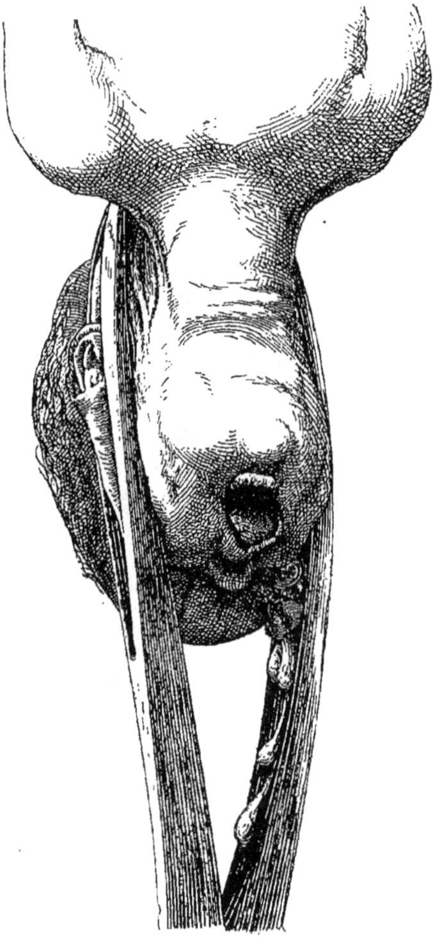

Fig. 46. — Broiement suivant un diamètre transverse de la base.

étaient réduites considérablement. Vous pouvez, en voyant la figure 46, saisir, le mode suivant lequel se réduisait la tête.

Dans une seconde expérience, l'enfant avait une tête remarquablement ossifiée, car il avait vécu un mois. Les

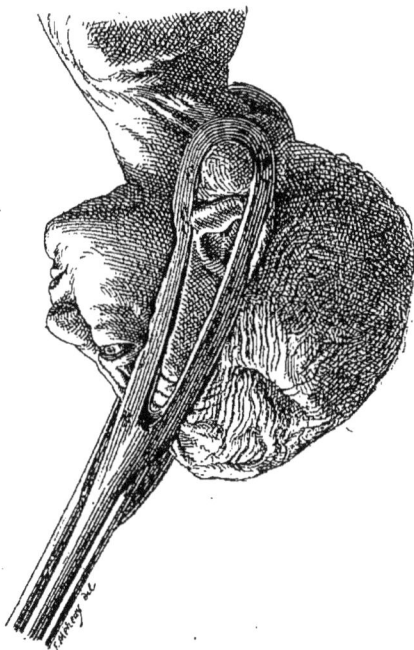

Fig. 47. — Basiotripsie suivant un diamètre transverse de la base. — Prise favorable.

diamètres céphaliques mesurés avant l'expérience étaient :

Diamètre occipito-frontal . . . . 110 mil.
    —   occipito-mentonier . . . . 122 —
    —   sous-occipito-frontal . . . . 92 —
    —   bi-pariétal . . . . 82 —
    —   bi-frontal . . . . 70 —
    —   bi-mastoïdien . . . . 84 —

L'instrument choisi fut le basiotribe. Après avoir fait la perforation au niveau de la glabelle, immédiatement au-dessus de la racine du nez, et introduit le perforateur dans le crâne de telle sorte que sa pointe fût dirigée vers le trou occipital,

nous appliquons les deux branches sur les parties latérales
de la tête. La figure 47 représente exactement la disposition
des cuillers pendant cette expérience.

Le rapprochement des branches externes de l'instrument
fut complet et nous vîmes pendant ce broiement la matière
cérébrale s'écouler en grande abondance par l'orifice de la
perforation. L'aplatissement de la tête fut très marqué ; la
voûte orbitaire du côté droit était le siège d'une fracture

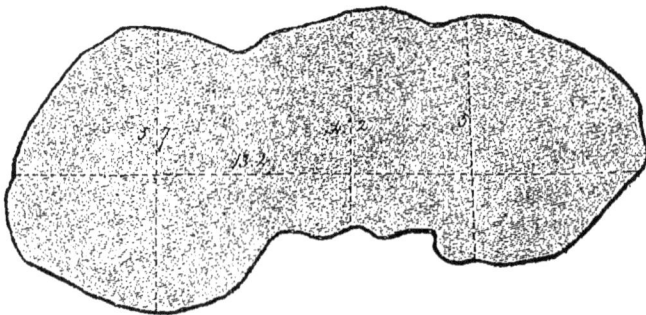

Fig. 48. — Diagramme de la tête représentée dans la figure précédente.

linéaire ; l'ethmoïde était broyé ; en arrière de lui, la petite
aile sphénoïdale était entièrement détruite à droite. La tête
était réduite à l'état de véritable galette, sans qu'il y eût de
saillie beaucoup plus grande sur un bord de l'instrument
que sur l'autre. Ainsi que le montre le diagramme 48, le
diamètre instrumental était seulement de 42 millimètres ;
la saillie formée par la face mesurait 57 millimètres d'épaisseur, celle formée par le crâne mesurait seulement 50 millimètres. Enfin on se rend compte, en voyant cette figure,
que l'aplatissement de la tête n'a été obtenu qu'au prix d'un
agrandissement très sensible du diamètre mento-bregmatique qui ici mesure 132 millimètres.

Dans la première de ces expériences, la perforation a été
pratiquée au fond d'une cavité orbitaire et cette opération

préliminaire avait déjà eu pour effet de détruire la solidité d'une partie de la base. Aussi le premier résultat du rapprochement des cuillers a-t-il été un enfoncement de la paroi cranienne au point correspondant à la perforation. Les choses se passaient ici comme dans les cas où on fait la trépanation de la base du crâne suivie d'une application de forceps. (Voyez plus loin, page 116.) A cet égard, le point dans lequel nous avons fait la perforation peut être regardé comme ayant été heureusement choisi; dans tous les cas où nous nous sommes servis du céphalotribe nous nous sommes bien trouvé d'agir ainsi. Sans doute, l'orifice ainsi créé s'obture facilement pendant le rapprochement des cuillers et la matière cérébrale est incomplètement évacuée; malgré cet inconvénient, il vaut mieux perforer dans la voûte orbitaire car les cuillers s'enfonçant dès le début dans les tissus ont moins de tendance à glisser vers la voûte. Si, dans la seconde expérience, le résultat final a été aussi bon, bien que nous ayons fait la perforation au niveau de la glabelle c'est que nous nous sommes servis du basiotribe. Le perforateur qui rasait la base maintenait en place les branches latérales et s'opposait à leur glissement. C'est là un résultat qui ne peut être obtenu qu'avec cet instrument.

Le glissement des cuillers vers la voûte est, en effet, un des inconvénients de cette prise; il a d'autant plus de chance d'être observé qu'une plus grande partie des cuillers est appliquée sur les os de la voûte et, si on se sert d'instrument à courbure pelvienne, il est favorisé quand le bord convexe des cuillers est tourné du côté du menton.

On conçoit sans peine que dans ces cas, le résultat final de l'opération soit moins bon et que la masse formée par la tête réduite soit moins régulière que dans les cas où la base est seule prise; témoin ces deux expériences qui me paraissent bien montrer comment on arrive par échelons d'une prise excellente à un très mauvais résultat.

Dans la première que nous avons faite avec le concours de M. Bonnaire, nous prenons un cadavre de nouveau-né du poids de 2,050 grammes environ qui avait vécu deux semaines

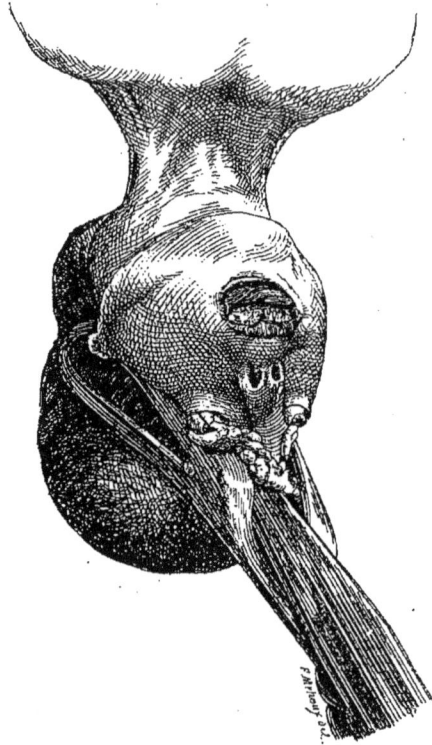

Fig. 49. — Basiotripsie pratiquée suivant un diamètre transversal de la base.
Prise moins favorable.

et dont la tête était solidement ossifiée ; avant l'expérience les diamètres céphaliques étaient :

Diamètre occipito-frontal	110	mil.
— occipito-mentonnier	112	—
— sous-occipito-frontal.	90	—
— bi-pariétal	85	—
— bi-frontal	68	—
— bi-mastoïdien	63	—

La perforation ayant été pratiquée au niveau de la glabelle

avec le perforateur alesoir du basiotribe, nous appliquons les deux cuillers de cet instrument sur les parties latérales de la tête dans une situation telle que le plan de la base répondait exactement à l'axe des cuillers dont le bord concave était ainsi appliqué sur la voûte. En faisant le broiement, nous vîmes peu à peu les cuillers glisser sur les côtés de la base pour se porter vers la voûte dont les parties latérales paraissent à la fin seules saisies par les cuillers de

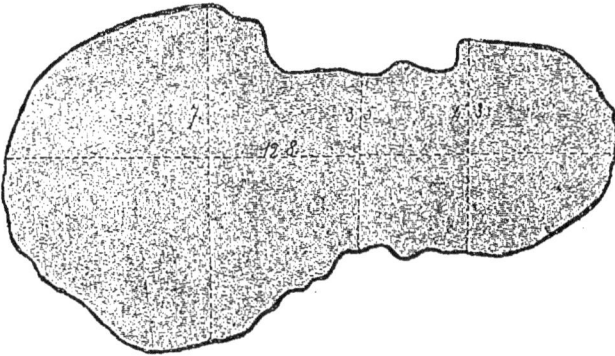

Fig. 50. — Diagramme de la tête représentée dans la figure précédente.

l'instrument. Sur la figure 49 vous pouvez facilement vous rendre compte du résultat obtenu ; le massif facial est resté presque indemme et forme au-dessus du bord convexe de l'instrument une masse assez volumineuse qui, ainsi que vous le voyez sur le diagramme 50, ne mesure pas moins de 7 centimètres.

Dans ce cas, le résultat est encore bon, mais nous nous servions d'un basiotribe et les cuillers ont été arrêtées dans leur glissement par l'olive du perforateur. La base du crâne à été soumise à un certain degré de compression qui s'est traduit par une sorte de plicature longitudinale, d'où un certain degré de réduction.

Les mêmes conditions favorables n'existent pas quand on se sert d'un céphalotribe ainsi que nous l'avons observé dans

l'expérience suivante que nous avons faite à l'hôpital Tenon
sur une tête de fœtus dont les dimensions avant l'expérience
étaient :

Diamètre occipito-frontal . . . . 114 mil.
    —   bi-pariétal. . . .   . 95 —
    —   bi-frontal. . . . . 80 —
    —   bi-zygomatique . . . . 70 —

Après avoir pratiqué la perforation au milieu de la suture

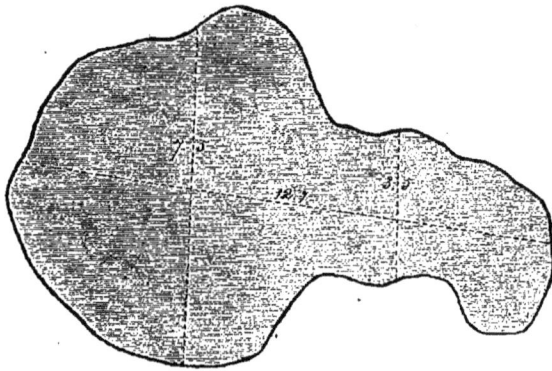

Fig. 51. — Diagramme de la tête dont la voûte a été broyée.

médio-frontale, j'appliquai les cuillers du céphalotribe de
Bailly à courbure de Levret sur les côtés de la tête. Les
cuillers étaient placées de telle façon qu'au début de l'expérience leur axe répondait au plan basial ; leur bord concave était appliqué sur les faces latérales de la voûte. Je procédai lentement au broiement, peu à peu les cuillers glissèrent
vers la voûte et quand le rapprochement fut terminé, celle-
ci fut seule prise ; la base indemne formait une masse
volumineuse sur le bord convexe de l'instrument (voyez le
diagramme 51) et sans aucun doute le glissement eût été
ici complet si un repli formé par un pariétal et le frontal
n'avait pas arrêté la cuiller gauche dans son glissement. Au
point de vue du broiement, le résultat était donc mauvais ;

il l'eût encore été plus au point de vue de l'extraction, car les parties saisies entre les cuillers de l'instrument étaient fort peu résistantes et sous l'influence de la plus légère traction, l'instrument eût définitivement lâché prise.

Ce fait me dispense de rapporter les expériences dans lesquelles la prise a été de parti pris portée sur la voûte; dans les essais de ce genre que nous avons faits avec le céphalotribe le glissement a toujours été tel que finalement les cuillers ne saisissaient plus qu'un petit fragment de cuir chevelu ou de voûte osseuse. Le résultat était alors des plus défectueux.

C

ENFIN LE BROIEMENT PEUT SE FAIRE SUIVANT UNE DIRECTION OBLIQUE

Dans les expériences que nous avons instituées pour déterminer les effets du broiement quand la prise est oblique, les résultats ont toujours été identiques.

Dans une première expérience que j'ai faite avec le concours de M. le docteur Bonnaire, le fœtus était né un peu avant terme et sa tête qui était ossifiée présentait au début les dimensions suivantes :

Diamètre occipito-frontal	102 mil.
— occipito-mentonnier	114 —
— bi-pariétal	77 —
— bi-mastoïdien	72 —

La tête était entièrement défléchie et placée en M I D T ; on introduisit le perforateur alésoir dans la cavité orbitaire gauche et la perforation étant faite, on dirigea la pointe de l'instrument vers l'occiput, puis on appliqua les petite et grande cuiller du basiotribe dans la situation qui se trouve représentée figure 52. La tête étant solidement maintenue par le perforateur et la petite cuiller, je procédai au broiement.

Peu à peu je vis la cuiller gauche enfoncer la voûte crâ-

nienne tandis que la cuiller droite glissait vers la voûte ;
quand le broiement fut terminé, le résultat était tel que
nous le figurons planche 53.

La destruction de la base du crâne avait été complète ;

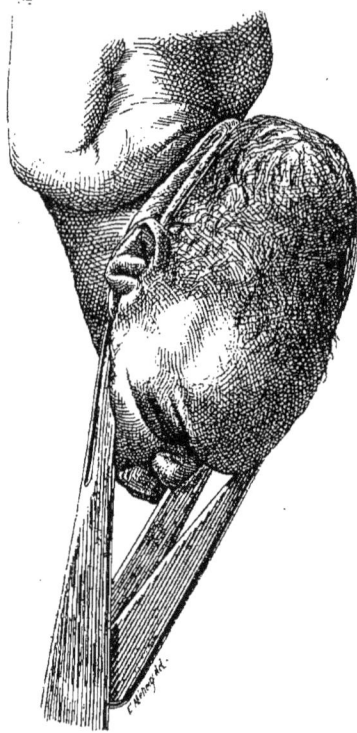

Fig. 52. — Basiotripsie pratiquée suivant un diamètre oblique de la face.
Début du broiement final.

de la dissection que fit M. Bonnaire il résulta, en effet, que
tout l'étage antérieur de la base du crâne, voûte et plancher
orbitaires, ethmoïde et fosses nasales a été détruit par le
broiement. Les deux moitiés du sphénoïde antérieur sont
disjointes et séparées de la selle turcique ; les côtés de
l'étage moyen sont restés intacts. En arrière, l'écaille de

l'occipital s'est coudée au maximum sur sa charnière. En somme, le massif facial comprimé obliquement entre les deux cuillers que fixait le perforateur avait été complètement démoli dans sa partie la plus résistante.

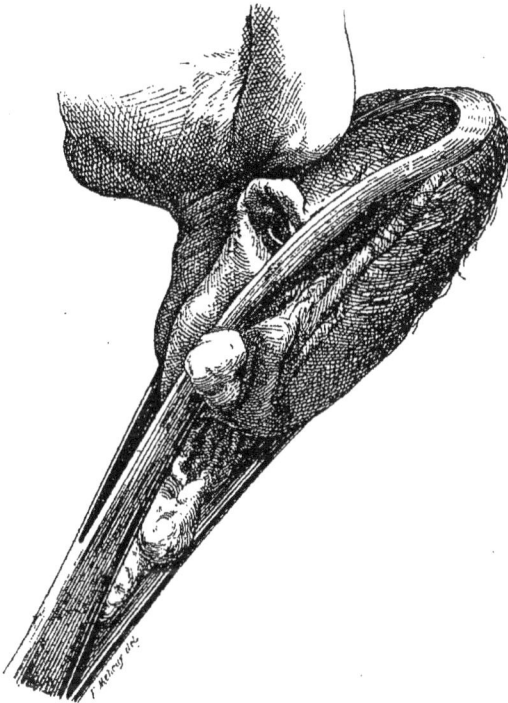

Fig. 53. — Broiement suivant un diamètre oblique de la face. — Résultat.

J'obtins un résultat identique dans l'expérience suivante que je fis à l'hopital Tenon en août 1888. La tête de l'enfant bien developpée mesurait avant l'expérience :

Diamètre occipito-frontal. . . . . 120 mil.
    —   bi-pariétal. . . . . 92 —
    —   bi-temporal . . . . 80 —

Après avoir perforé le frontal au niveau de la glabelle en

me servant du perforateur alézoir, dont je dirigeai ensuite la
pointe vers l'occipital, j'appliquai la petite cuiller du basiotribe sur le pariétal gauche et la tête étant bien fixée, je pla-

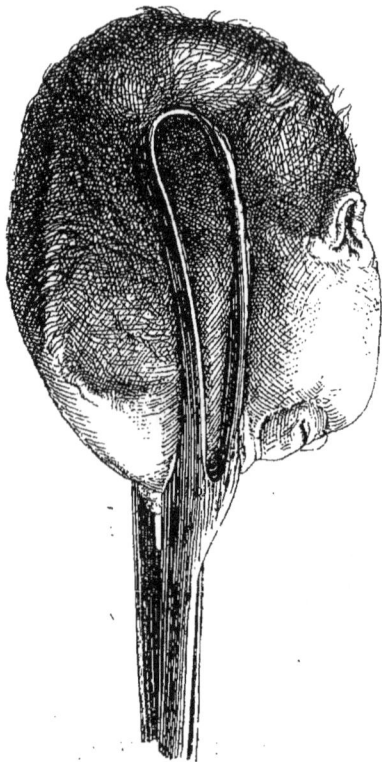

Fig. 54. — Présentation de la face. — Basiotripsie suivant un diamètre oblique.
Situation de la cuiller gauche.

çai la grande cuiller sur la partie latérale de la face, dans la
situation qui se trouve représentée figures 54 et 55.

On peut voir sur ces figures, le résultat du broiement : la
voûte est enfoncée, tandis que la grande cuiller a écrasé
obliquement la base. Le diagramme de la tête ainsi démolie
est représenté figure 56. La saillie qui se trouve en haut

et à gauche de la figure était formée par la voûte qui était dépressible,

Dans ces deux cas, l'aplatissement de la tête fut donc très complet et la saisie de la tête défléchie suivant un diamètre oblique paraît être une garantie d'un bon broiement ; mais

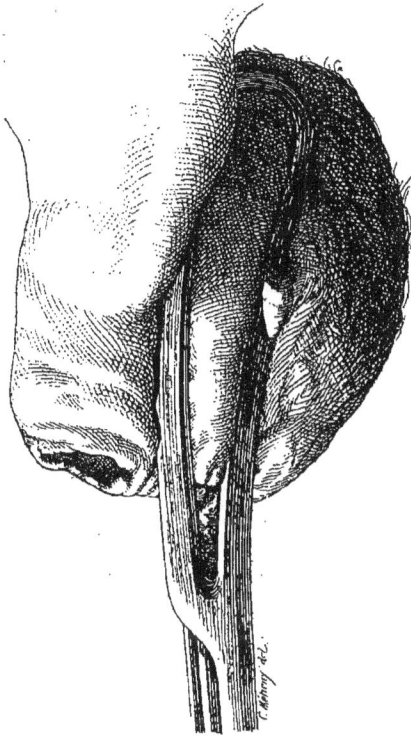

Fig. 55. — Présentation de la face. — Basiotripsie suivant un diamètre oblique. Situation de la cuiller droite.

nous ne devons pas oublier que dans les expériences précédentes l'instrument avec lequel nous avons opéré était le basiotribe, et que le perforateur maintenait solidement en place les cuillers broyantes.

Le résultat est loin d'être aussi bon quand on a recours au

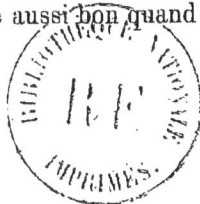

céphalotribe, ainsi que j'ai pu m'en assurer dans une expérience que j'ai faite à l'hôpital Tenon au mois de décembre 1887, en me servant d'un céphalotribe de Bailly à courbure de Levret. Le fœtus que j'employais était né à terme et les dimensions de la tête bien ossifiée étaient, au début de l'expérience :

```
Diamètre occipito-frontal . . . . . . . . . . 113 mil.
   —    bi-pariétal. . . . . . . . . . . .  89  —
   —    bi-temporal . . . . . . . . . . . .  83  —
```

Après avoir placé le fœtus en MIDT dans le fantôme sur lequel j'avais simulé un rétrécissement rachitique de 7 cen-

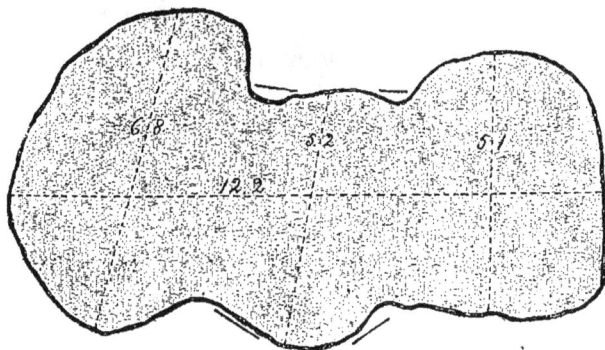

Fig. 56. — Diagramme de la tête représentée dans les figures 54 et 55.

timètres, j'appliquai la branche gauche sur la voûte, tandis que la branche droite sur le côté de la face, dans une situation identique à celle qui est représentée pour la grande cuiller du basiotribe (fig. 54), je me rendis compte des difficultés qu'on rencontrerait dans la pratique pour placer correctement cette cuiller et qui alors seraient souvent insurmontables. Enfin cette cuiller étant bien placée, je procédai au broiement et je vis peu à peu les cuillers que ne maintenait aucun perforateur glisser sur la tête si bien qu'à la fin de ce temps, une partie du pariétal droit fut seule saisie et l'instrument glissa complètement aux premières tentatives d'extraction. Dans ce cas, où je m'appliquai à bien maintenir l'instrument et où un aide fixait solidement la tête, le résultat fut déjà très mauvais ; il eût été pire dans la pratique où les conditions favorables, artificiellement créées dans cette expérience, n'eussent pas été réalisées.

Après les expériences que nous venons de rapporter, il nous sera facile de porter un jugement sur la valeur du céphalotribe appliqué sur la tête défléchie.

1° Nous savons qu'un instrument broyeur appliqué suivant le diamètre mento-frontal ne peut donner de bons résultats qu'à la condition que les cuillers soient solidement fixées aux extrémités de ce diamètre. Nous avons dit que cette condition de succès, qui pouvait être réalisée avec le basiotribe, l'était bien difficilement avec le céphalotribe. Le plus souvent ce dernier instrument appliqué suivant ce diamètre donnera donc des résultats défectueux.

2° Quand le broiement s'exécute suivant un diamètre transverse de la base, les cuillers de l'instrument ont une grande tendance à glisser vers la voûte. Nous avons dit que cet inconvénient pouvait être évité quand on se servait du céphalotribe, si on avait soin que les cuillers fussent entièrement appliquées sur les côtés de la face et si on avait transforé la base avec le perforateur, soit que celui-ci eût été enfoncé dans une voûte orbitaire ou dans une narine, ce qui est plus laborieux mais donne un meilleur résultat. Dans ces conditions le céphalotribe peut donner de bons résultats.

3° Nous avons dit que la prise oblique de la tête réussissait bien avec le basiotribe, mais nous savons que ce bon résultat n'est obtenu qu'à cause de la fixité des cuillers de cet instrument ; avec le céphalotribe rien d'analogue ne se produit, la cuiller appliquée sur le côté du cou glisse dès les premières tentatives de rapprochement et le résultat est fort défectueux.

DU BROIEMENT DANS LE CAS DE PRÉSENTATION DU FRONT

Nous avons à plusieurs reprises fait des expériences pour étudier le résultat donné par l'application d'instruments broyeurs sur la tête se présentant par le front; après les détails dans lesquels nous venons d'entrer, il nous sera inutile d'insister longuement sur ce point.

En étudiant le mode de réduction de la tête fœtale fléchie,

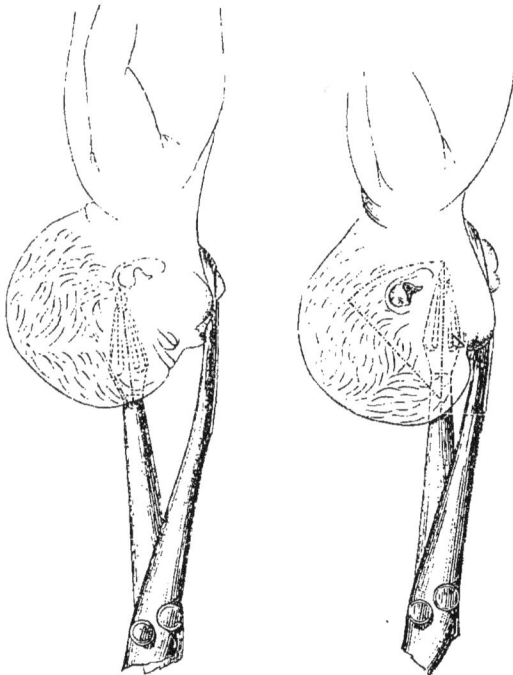

Fig. 57 et 58. — Application du basiotribe dans le cas de présentation du front.

nous avons indiqué comment l'état de flexion plus ou moins prononcée de la tête influait sur le glissement de l'instrument broyeur en bas, quand les deux cuillers de l'instrument étaient appliquées aux extrémités du diamètre OF; nous avons dit que le résultat était d'autant meilleur que la branche située du côté du front pouvait recouvrir une plus grande partie de la face. Cette condition semble réalisée quand le fœtus se présente par le front. La branche qui est appliquée sur la face atteint plus facilement le menton, celui-ci peut pénétrer dans la fenêtre de cette cuiller dès le début du broiement et les chances de glissement se trouvent diminuées.

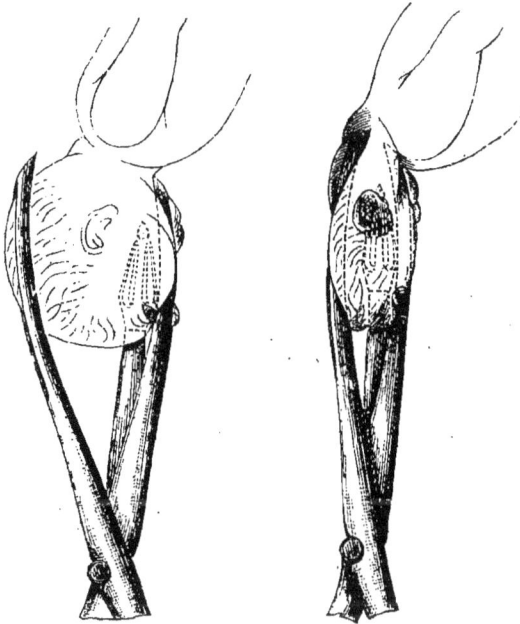

Fig. 59, 60. — Application du basiotribe dans le cas de présentation du front.

C'est ce que nous observé dans l'expérience suivante que nous avons pratiquée, en 1884, à l'hôpital Lariboisière, avec le basiotribe. Avant l'expérience, les diamètres de la tête étaient :

Diamètre occipito-frontal.	95 mil.
— occipito-mentonnier.	115 —
— bi-pariétal.	80 —
— bi-temporal	70 —
— sous-occipito-brigmatique.	95 —

La perforation fut pratiquée sur le front et le perforateur dirigé vers l'occiput. La petite branche de l'instrument fut dirigée vers le menton qui vient se nicher dans la fenêtre qu'elle présente. (Voyez fig. 57.) Le rapprochement du perforateur et de la cuiller gauche eut pour effet d'effondrer la partie médiane de la face ainsi que le représente la figure 58. La grande branche fut appliquée sur la voûte et quand le broiement fut terminé (voyez fig. 59 et 60) l'épaisseur du disque formé par la tête mesurait seulement

Entre les cuillers de l'instrument	5 c.
à gauche	6 c.
à droite	6 c.

Un résultat analogue peut être obtenu avec un céphalotribe à cuillers largement fenêtrées ; cependant avec cet instrument les chances de glissement sont toujours plus grandes qu'avec un basiotribe.

Le broiement suivant les diamètres transversaux ou obliques donne sensiblement les mêmes résultats que ceux qu'on obtient dans le cas où la tête se présente par le sommet si la tête, tout en se présentant par le front, est peu défléchie. Ils se rapprochent de ceux obtenus dans le cas de présentation de la face, si la plus grande partie de la face est accessible.

III

Nous avons fait un certain nombre d'expériences, afin d'étudier les résultats donnés par l'application des instruments broyeurs sur la tête dernière.

Tout ce que nous avons dit sur le mode de résistance des divers diamètres de la base est, en général, applicable ici ; cependant les conditions qui existent quand la tête doit être extraite après la sortie du tronc, ne sont pas entièrement assimilables à celles dans lesquelles on se trouve, quand on veut broyer la tête se présentant première au détroit supérieur.

Dans le premier cas, en effet, la base du crâne est facilement accessible et sa réductibilité peut être rendue plus grande, quand la perforation a été pratiquée à travers la base. Ce que nous dirons plus loin sur les modifications apportées à la résistance de la base par la transformation, quand nous étudierons la céphalotripsie par trépanation de la base du crâne, trouve naturellement son application ici. Mais ces avantages sont malheureusement compensés par les difficultés que la présence du tronc crée à l'introduction et au placement des cuillers. Nous montrerons plus loin, que le broiement de la tête dernière peut rendre de grands services, quand on se sert du basiotribe, et nous indiquerons les règles qui doivent être suivies pour que l'intervention donne de bons résultats.

DE LA VALEUR DU CÉPHALOTRIBE. CONCLUSION

Quand la tête fœtale a été saisie et broyée par les cuillers d'un céphalotribe, il y a donc :

1° Un aplatissement suivant le diamètre saisi dont le degré est variable suivant le rapprochement des cuillers et qui, à son maximum, peut être tel, que les dimensions de la tête, augmentées de l'épaisseur des branches qui sont appliquées sur elle, ne sont guère supérieures aux dimensions transversales de l'instrument lui-même.

2° Nous avons vu que le premier effet de la réduction due au broiement était l'allongement de tous les diamètres du plan perpendiculaire à celui qui a été saisi et broyé ; nous savons combien il varie suivant que l'évacuation de la matière cérébrale a été plus ou moins complète. Cet allongement ne s'observe qu'à un faible degré dans le sens vertical, quand on se sert du céphalotribe.

Cette conséquence du broiement de la tête avec le céphalotribe est une de celles qui ont le plus vivement préoccupé les accoucheurs. Si la tête est très élevée et située entièrement au-dessus du détroit supérieur, rien ne s'oppose à la déformation de celle-ci ; la paroi utérine se laisse facilement déprimer et en appliquant une main sur la paroi abdominale pendant qu'on procède au broiement, on peut sentir la partie de la tête qui lui répond faire une saillie de plus en plus volumineuse. Mais si la tête sur laquelle on applique l'instrument broyeur est suffisamment engagée pour que la base du crâne soit, en partie au moins, enclavée dans l'aire du détroit supérieur, la paroi du bassin peut opposer une résistance invincible à cet allongement. Parfois le broiement peut être achevé parce que la tête, pressée par la paroi pelvienne, s'élève peu à peu au-dessus du détroit supérieur, et tout obstacle disparaît. D'autres fois cependant, les choses ne vont pas aussi simplement et l'accoucheur peut se trouver dans la nécessité d'abandonner l'opération ou de ne la terminer qu'au prix de grandes difficultés ; on a vu des cas dans lesquels la pression pelvienne était telle que la symphyse pubienne cédait, et qu'on constatait une diastase de cette articulation comme Hyernaux, par exemple, en a rapporté un fait au congrès international de Bruxelles en 1875.

On conçoit que les conditions soient surtout défectueuses, quand les cuillers du céphalotribe sont appliquées aux extrémités du diamètre pelvien qui est perpendiculaire au diamètre rétréci : car la partie de la tête qui s'agrandit par suite du broiement, se trouve précisément correspondre au diamètre le plus petit du pelvis.

C'est, ainsi que nous l'avons dit, dans le but d'atténuer les inconvénients qui résultent de cette déformation particulière de la tête, que les auteurs conseillent de ne pas appliquer les cuillers du céphalotribe aux extrémités du diamètre transverse du bassin, quand il s'agit d'un bassin aplati, d'avant en arrière, comme cela se rencontre le plus fréquemment. Il faut appliquer les deux branches de l'instrument aux extrémités d'un des deux diamètres obliques du détroit supérieur. Ce conseil est fort bon, malheureusement il est souvent impossible de le suivre dans la pratique : car si on peut généralement appliquer sans difficulté la cuiller postérieure, il n'en n'est pas de même de celle qui doit être placée en avant ; malgré toute l'habileté qu'il peut avoir, l'accoucheur doit souvent renoncer à recourir à ce procédé et est obligé, malgré son désir, d'appliquer les cuillers aux extrémités du diamètre transverse. Nous devons cependant dire que Tarsitani [1] avait construit un céphalotribe à l'aide duquel cette manœuvre pouvait être rendue plus facile ; malheureusement, pour peu que la sténose pelvienne soit un peu marquée, cet instrument ne permet pas de réussir et son usage ne s'est pas répandu.

3° De chaque côté du diamètre de la tête qui a été broyée par le céphalotribe et que, pour plus de commodité, on peut dénommer diamètre instrumental, les parties de la tête qui n'ont pas été directement atteintes par l'instrument forment des saillies, de forme, de volume, de consistance très variables.

Nous savons que leur volume, et leur consistance dépendent surtout de l'évacuation plus ou moins complète de la matière

---

[1] Tarsitani. *Novello Céfalotribo approvito et oncrato di premio dall Accad. Med. Chir. di Napoli con un appendice trè photogr.* Napoli, 1860.

cérébrale ; que, dans les cas où l'orifice de la perforation est
large et est resté ouvert pendant toute la durée du broiement, dans ceux où celui-ci a été effectué lentement et après
une dilacération soigneuse et aussi complète que possible de
la substance cérébrale, elles sont beaucoup moins volumineuses. On peut, en voyant les diagrammes annexés aux expériences précédentes, se convaincre bien vite que si la prise
a été bien régulière, si le broiement s'est achevé sans glissement des cuillers sur les parties primitivement saisies, elles
sont moins volumineuses, et ont des dimensions sensiblement
égales. La forme de la tête se rapproche alors de celle d'un
véritable disque et l'extraction en devient plus facile.

Transformer la tête fœtale en un disque dont l'épaisseur,
au niveau des cuillers du céphalotribe, est aussi faible que
le permettent les dimensions transversales de l'instrument
quand les branches sont rapprochées, dont les parties
latérales forment des saillies peu volumineuses et de dimensions sensiblement égales, mais dont la largeur est toujours
grande, tel est le résultat le plus complet qu'on puisse obtenir avec la céphalotripsie.

A la vérité, ce résultat peut être considéré comme étant
aussi satisfaisant qu'on peut le désirer, quand il s'agit de
faire passer la tête à travers un bassin, rétréci surtout suivant le diamètre conjugué supérieur, et dont les dimensions
transversales sont normales ou peu rétrécies. Dans ces cas,
qui sont certainement les plus fréquents, les limites de la
céphalotripsie peuvent être déterminées en mesurant le diamètre instrumental et tant qu'il ne sera pas supérieur au diamètre rétréci du bassin, l'extraction pourra être faite sans
grande difficulté; car les saillies que présente la tête sur
chaque bord de l'instrument, pourront aisément passer dans
les parties latérales du bassin. Mais il n'en est pas toujours
ainsi, et quand le pelvis est le siège d'une viciation asymé-
trique, quand une des parties latérales du bassin est très
rétrécie, qu'il s'agisse d'un bassin oblique ovalaire ou ostéo-

malacique, le résultat de la céphalotripsie aussi parfait qu'il soit, peut ne pas permettre l'extraction, ou bien celle-ci sera fort difficile comme le montre l'expérience suivante :

Le 5 novembre 1888, je plaçai dans un bassin naturel rachitique, dont la forme et les dimensions sont représentées

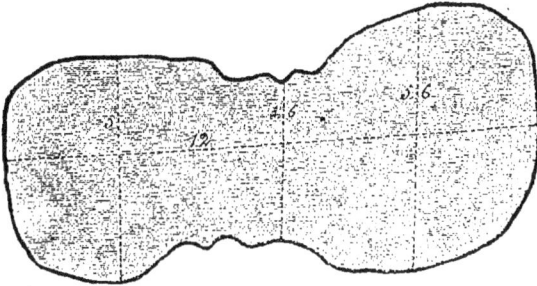

Fig. 61. — Diagramme de la tête broyée.

dans la figure 61, un fœtus du poids de 2,900 grammes, dont les diamètres de la tête fléchie en O I G T, étaient avant l'expérience :

Diamètre occipito-frontal. . . . . 11 cent.
— bi-temporal. . . . . 7 —
— bi-pariétal . . . . 8 — 2

Ayant pratiqué la perforation au niveau de la partie bregmatique de la suture sagittale, j'appliquai la branche gauche du basiotribe sur l'apophyse mastoïde du côté gauche et la branche droite sur l'apophyse malaire droite qui regardait en avant. Le résultat du broiement fut aussi complet que possible. La tête était bien aplatie au niveau du diamètre instrumental et les saillies latérales dont les dimensions étaient à peu près égales, étaient peu volumineuses, par suite de l'évacuation presque complète de la substance cérébrale. Le diagramme 62 témoigne du résultat obtenu. La tête formait un disque aplati dont la largeur n'était pas moindre de 12 cent. Je plaçai la tête de telle sorte que le diamètre ins-

8

trumental répondît au diamètre conjugué : je fis l'extraction avec facilité.

Sans toucher à l'instrument ni à la tête du fœtus, je plaçai

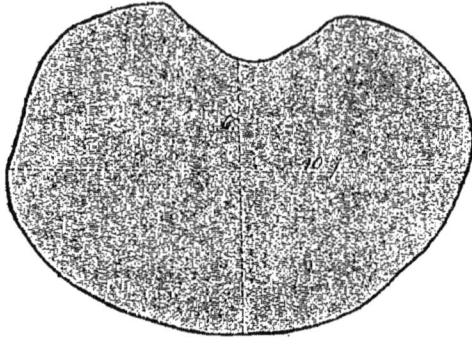

Fig. 62. — Détroit supérieur du bassin rachitique.

celui-ci dans le fantôme, après avoir donné au détroit supérieur, la forme d'un bassin oblique ovalaire qui est la copie exacte d'un bassin conservé à la Clinique d'accouchements.

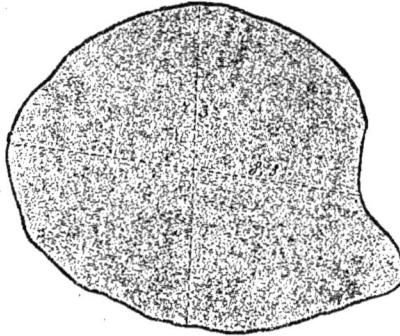

Fig. 63. — Détroit supérieur du bassin oblique ovalaire.

La figure 63 permet de se rendre compte de ses dimensions et de sa forme. Je remis en place le fœtus sans que j'eusse touché à l'instrument ; quels que fussent mes efforts, je n'arrivai pas à faire passer la tête du fœtus. En comparant les trois figures 61, 62 et 63, il est aisé de se rendre compte des causes qui ont permis la réussite dans le premier cas et de voir que la forme de disque aplati, mais à grande largeur qu'avait la tête ne pouvait s'accommoder à la forme du bassin, dans le second cas.

Quand on veut juger de la valeur du céphalotribe, il ne faut donc pas se borner à constater, sur la table d'amphithéâtre, que la base a été broyée, que les fractures dont elle est le siège donnent aux différentes parties une mobilité, grâce à laquelle elle peut devenir très malléable et passer à travers une filière pelvienne très rétrécie. En réalité, cette malléabilité de la tête n'existe que lorsque l'on examine le crâne après avoir enlevé l'instrument compresseur; mais quand celui-ci est en place, il étreint si fortement les parties de la base qu'il a broyées, que la tête peut être déformée, aplatie, mais qu'elle conserve dans sa nouvelle forme une très grande solidité. Sans doute sous l'influence des tractions exercées sur les manches de l'instrument et de la résistance opposée par les parties maternelles, les saillies peuvent s'aplatir, surtout si l'orifice de la perforation est largement béant; mais la base, si broyée qu'elle soit, est fortement tenue entre les branches de l'instrument, elle reste indélébile dans sa nouvelle forme, et ne pourrait devenir malléable que si des tractions étaient faites avec assez de violence pour la briser contre les tissus maternels; ce résultat ne serait atteint qu'au prix de trop grands dangers, pour que ce procédé pour l'atteindre puisse être recommandé.

L'absence de malléabilité de la tête fœtale quand elle a été broyée et est encore saisie par le céphalotribe peut donc devenir chose fort préjudiciable; elle constitue un défaut inhérent à la céphalotripsie elle-même. Sans doute, quand on n'a saisi qu'un fragment de la voûte ou un faible segment de la base, la tête jouit d'une certaine mobilité et pendant l'extraction on peut la voir s'allonger d'une manière très favorable; mais cet avantage n'est acheté que par une absence absolue de solidité dans la prise. Si le résultat peut être suffisant quand la viciation pelvienne est peu accentuée, quand il suffit de quelques tractions pour extraire la tête, il n'en est plus de même quand le rétrécissement est prononcé et irrégulier; ici, défaut de broiement et de réduction, absence de solidité dans la prise s'ajoutent pour détruire et au delà, les avantages qui résultent de la mobilité de la tête et peuvent rendre souvent l'intervention stérile.

On peut cependant, en faisant des broiements répétés, détruire la base suivant des diamètres différents et quand la tête est finalement saisie par les cuillers du céphalotribe, les saillies latérales formées de parties qui ont été fracturées, offrent une réelle malléabilité. La céphalotripsie répétée présente, à cet égard, des avantages; malheureusement ceux-ci ne sont achetés qu'au prix d'interventions longues et qui, par leur répétition même, constituent un grand danger pour la femme.

Non seulement le céphalotribe est un instrument broyeur, il doit aussi servir de moyen d'extraction; pour que celle-ci soit possible il faut que l'instrument :

A. — Permette de placer la tête qui a une forme déterminée de telle sorte que les diamètres les plus faibles correspondent aux diamètres les plus petits du bassin ;

B. — Qu'il soit bien fixé sur les parties saisies afin de ne pas glisser pendant les tractions.

A. — *Il doit permettre de placer la tête de telle sorte que ses diamètres les plus faibles répondent aux diamètres les plus petits du bassin.*

De cette nécessité dérive le mouvement de rotation qu'on fait exécuter à la tête avant toute tentative d'extraction.

Quel que soit le céphalotribe qu'on ait employé, on peut exécuter ce temps de l'opération ; cependant les conditions créées
à l'extraction, quand on emploie des céphalotribes à courbure
pelvienne marquée, sont singulièrement défavorables. Toutes
les difficultés que l'on rencontre quand on applique le forceps
et qu'on doit surmonter en appliquant le mouvement de
vielle sont ici multipliées, puisque la rotation doit être exécutée au-dessus du détroit supérieur.

Kidd[1] a bien vu cette difficulté et c'est pour la faire
disparaître qu'il avait proposé son céphalotribe droit (voyez
figure 9), car : « il permet d'exécuter la rotation dans un
espace moindre que si les cuillers étaient courbes. Quand
une tête prise dans un instrument courbe tourne, ou bien la
rotation s'exécute suivant l'axe des manches de l'instrument,
ou bien suivant son axe propre. Si elle tourne suivant l'axe
des manches, elle décrit un arc de cercle dont le diamètre
est égal au double de la longueur de la courbe des cuillers.
Si elle tourne suivant son propre axe, ce sont les manches
de l'instrument qui doivent décrire l'arc de cercle. Or, comme
l'application de l'instrument est surtout rendue nécessaire
dans des cas où les dimensions du diamètre antéro-postérieur
du bassin se trouvent réduites, comme elle est faite dans le
diamètre transverse ou dans un diamètre oblique et comme
le diamètre broyé et rétréci doit être tourné de façon à
répondre au diamètre antéro-postérieur du bassin, il est de
la plus haute importance que cette rotation puisse s'effectuer
dans le plus petit espace possible et cela ne peut être obtenu
qu'avec un instrument droit. »

Tout ce que dit Kidd est absolument juste, et si on rencontre avec tant de fréquence des difficultés dans la rotation
quand on emploie des céphalotribes à grande courbure,
dont on a fortement porté les manches en arrière, cela tient
précisément à la nécessité où on est souvent de faire tourner
les manches suivant leur axe, par suite de l'impossibilité où

---

[1] Kidd. *Br. med. jour.*, 19 oct. 1867, p. 335. *Observations on the construction
of the cephalotribe.*

on est de porter les manches assez en avant pour placer les cuillers parallèlement à l'axe du détroit supérieur. A cet égard, les applications de céphalotribes faites comme nous l'indiquons, page 56, et qui donnent de bons résultats au point de vue du broiement deviennent ici défectueuses.

Si les céphalotribes à forte courbure pelvienne présentent des inconvénients au point de vue de l'extraction, y a-t-il lieu de recourir, comme le propose Kidd, à des céphalotribes droits? Nous avons montré plus haut les défauts que présentent ces derniers instruments. Les instruments à faible courbure nous paraissent répondre encore ici à tous les besoins.

B. — *Le céphalotribe doit être solidement fixé sur les parties qu'il a saisies.*

Dans tous les cas où la prise a été régulière, quand la base est bien broyée, l'instrument ne glisse pas surtout s'il a des cuillers larges et fenêtrées; comme les parties saisies sont la base elle-même, elles ne se laissent séparer des parties voisines ni arracher pendant les tractions. Dans ces cas, le céphalotribe constitue un tracteur aussi parfait qu'on peut le désirer. Mais pour peu que la base ait été imparfaitement saisie, pour peu qu'il y ait eu glissement pendant le broiement, les tissus fœtaux n'offrent pas une masse et une résistance suffisantes pour servir de point d'appui à la pression exercée sur eux par les cuillers de l'instrument. Dans ces cas, l'instrument a une grande tendance à déraper et à lâcher complètement prise.

Donc bon tracteur quand il a été broyeur utile, le céphalotribe devient tracteur infidèle quand il a été broyeur imparfait; malheureusement ces dernières conditions sont trop souvent rencontrées dans la pratique.

Nous en avons dit assez pour montrer qu'un jugement sur la valeur du céphalotribe ne peut être formulé par la simple lecture de statistiques faites à l'aide d'éléments si disparates que toute comparaison devient impossible; mais ce que nous avons dit nous permet de préciser pourquoi cet instrument qui est capable de donner de si beaux succès est souvent infidèle.

Dans le cas de présentation du sommet, on sait que les résultats les meilleurs au point de vue du broiement sont obtenus quand les cuillers de céphalotribe sont appliquées aux extrémités d'un diamètre de la base allant de l'apophyse mastoïde d'un côté à l'apophyse malaire de l'autre.

Dans la pratique, on peut ainsi saisir la tête fœtale, quand la viciation pelvienne est peu prononcée, quand la voûte du crâne est profondément engagée dans l'excavation et quand le diamètre occipito-frontal répond à un des diamètres obliques du bassin ; mais hormis ces cas dans lesquels on échoue encore souvent, il est presque toujours difficile d'appliquer les branches de l'instrument suivant ce diamètre de la tête. L'impossibilité devient absolue quand la viciation pelvienne est suffisante et la lordose lombaire assez marquée pour que la tête fasse saillie au-dessus du pubis, surtout si, comme cela s'observe souvent, la position est transverse.

Dans ces cas, si on peut placer, non sans peine, la branche postérieure, on échoue constamment quand on veut glisser la branche antérieure ; force est de placer les cuillers aux extrémités du diamètre le plus large du bassin, sans tenir compte de la position de la tête. Donc, ne pas pouvoir placer les cuillers de l'instrument suivant le diamètre de la tête qu'on juge le plus favorable, voilà un défaut du céphalotribe et une cause d'échec.

Bien souvent on en est réduit à broyer la tête suivant le diamètre O F ; nous avons dit que le résultat obtenu avec cette prise pouvait être bon et nous avons indiqué les conditions qui devaient être réalisées pour qu'il en fût ainsi ; mais nous avons dit que l'inconvénient principal des saisies effectuées suivant ce diamètre était le glissement de l'instrument tantôt en arrière, tantôt en avant, tantôt en bas, le plus souvent dans les deux sens suivant la façon dont l'instrument était appliqué, suivant le degré de flexion ou d'asynclitisme de la tête.

Peut-on avec le céphalotribe éviter ces écueils et placer toujours les cuillers de telle sorte que la prise se fasse bien aux extrémités du diamètre O F ?

Quand le rétrécissement du bassin est moyen, cela est possible ; mais le plus souvent on échoue et très fréquemment, quelque soin qu'on apporte à bien placer les cuillers, à fixer la tête pendant le broiement, l'instrument glisse et quand ce mouvement a commencé, il s'accentue de plus en plus, si bien que l'instrument peut lâcher prise sans que l'opérateur ait aucun moyen de l'empêcher.

Donc, impossibilité de s'opposer au glissement des cuillers sur la tête pendant le broiement : voilà un second défaut du céphalotribe. Rappelons que dans ces cas, le céphalotribe devient un mauvais tracteur qui lâche vite prise.

Enfin nous avons montré que dans les cas où il fournissait à son maximum d'effet comme broyeur, le céphalotribe donnait à la tête une forme qui était certainement le plus souvent favorable puisque les bassins aplatis sont les plus communs, mais que la non-malléabilité de la tête broyée pouvait devenir une gêne dans certains cas de bassins asymétriques. C'est là un dernier défaut qui, comme les précédents, résulte du mode d'action de l'instrument, si parfait que celui-ci soit conçu et si habilement conduit qu'il puisse être.

S'il s'agit d'une présentation de la face, le céphalotribe présente les inconvénients qui sont inhérents à son mode d'action et que nous venons d'indiquer à propos des applications dans le cas de présentation du sommet.

Ici on est souvent obligé de saisir la tête suivant le diamètre mento-frontal, et nous savons combien on risque de faire ainsi un broiement défectueux. Nous avons dit comment le céphalotribe glissait, quand on voulait exercer sur la tête une prise oblique analogue à celle que nous avons vu

donner de bons résultats, quand on avait recours au basiotribe.

Appliqué aux extrémités d'un diamètre transverse de
la base, le céphalotribe peut donner de bons résultats;
malheureusement on doit, le plus souvent, dans la pratique,
renoncer au bénéfice d'une telle application, car la face se
présente généralement en mento-transverse.

Quand la tête se présente par le front, le broiement fait
par le céphalotribe appliqué du menton à la voûte du crâne
peut être fort complet si le menton est fixé dans la fenêtre
d'une des cuillers. Malheureusement, c'est là une condition
qu'on réalise rarement dans la pratique et, le plus souvent,
on ne peut atteindre le menton ou on est obligé de placer
une des cuillers sur ses parties latérales, ce qui est une cause
d'échec.

Si l'on emploie le céphalotribe dans le cas de tête dernière,
on atteint sans doute très facilement la base du crâne, mais
cet instrument présente ici encore les défauts que nous avons
vu exister, quand l'opération est pratiquée sur la tête première et qui sont inhérents à son mode d'action.

1° Tendance au glissement, qui se manifeste surtout quand
la tête est défléchie et que les cuillers sont appliquées aux
extrémités du diamètre occipito-frontal.

2° Impossibilité de placer les cuillers de l'instrument aux
extrémités du diamètre céphalique, qu'on juge le plus favorable, et de profiter ainsi des avantages que pouvait donner
la transformation de la base. Ce défaut est ici rendu plus
sérieux par les difficultés que crée la présence du tronc à
l'introduction et au placement des cuillers.

3° Forme particulière donnée à la tête qui, dans certains
cas, peut ne pas permettre l'extraction.

CHAPITRE V

Manuel opératoire. — Difficulté de la trépanation de la base. — Nécessité d'appliquer le forceps sur certains diamètres déterminés de la base. — Conclusion.

Détruire le sphénoïde, obtenir ainsi une malléabilité de la base du crâne suffisante pour qu'elle cède sous la pression exercée par les cuillers d'un étroit forceps dont on rapprocherait les manches par le seul effet de la main : telle est l'idée mère du procédé de céphalotripsie imaginée par M. le professeur Guyon.

Le manuel opératoire comprend trois temps :

Premier temps. — L'index de la main gauche est introduit dans le vagin, il reconnaît la tête et vient s'appliquer sur elle, autant que possible, au milieu de l'aire du détroit rétréci. Le tire-fond est alors conduit le long du doigt ; une légère impulsion en fait pénétrer la pointe à travers les parties molles ; quelques tours de vrille le fixent solidement dans la voûte cranienne. Le doigt est alors retiré, le manche du tire-fond enlevé et la couronne la plus large est conduite le long du tire-fond jusqu'au lieu de son implantation. Le manche du tire-fond est rajusté ; il est solidement saisi de la main gauche, tandis que la main droite manœuvre la tréphine, après l'avoir dégagée de son protecteur. Bientôt, une sensation de résistance vaincue annonce que la rondelle des parties molles et d'os est détachée ; on retire l'instrument qui ramène cette rondelle fixée au tire-fond.

Deuxième temps. — La main gauche est introduite dans le vagin, puis l'index est conduit dans le crâne à travers l'ouverture pratiquée à l'aide de la tréphine. Le doigt a pour mission : *a*, de reconnaître la partie de la base du crâne qui va être attaquée ; *b*, d'y introduire le tire-fond, qui, à son tour, conduira la tréphine. Dès que le tire-fond est fixé, le doigt qui a servi à le guider est retiré, et la petite tréphine est conduite au contact de la base du crâne. La manœuvre est dès lors la même que dans le premier temps. Trois choses avertissent que la base du crâne est perforée : la cessation du bruit de scie, la sensation de résistance vaincue, enfin la mobilisation de la rondelle osseuse fixée au tire-fond ; cette rondelle est ordinairement ramenée à l'extérieur avec le tire-fond.

Le lieu d'élection de la perforation intra-cranienne est l'apophyse basilaire ou le sphénoïde ; mais l'ethmoïde,

Fig. 61. — *a*, le grand trépan; *b*, le tire-fond ; *c*, le petit trépan et son protecteur; *d*, forceps spécial.

tout le pourtour du trou occipital et la base des rochers peuvent être attaqués avec grand avantage. En perforant l'un ou l'autre de ces points, l'opérateur est certain de diriger son instrument vers le pharynx ou la bouche, vers la face ou vers le cou du fœtus ; il peut donc agir en toute sécurité. Pour arriver sur le sphénoïde, l'auteur conseille de porter d'abord le doigt vers la tente du cervelet, soit directement, soit en se guidant sur la faux du cerveau ; lorsque la tente

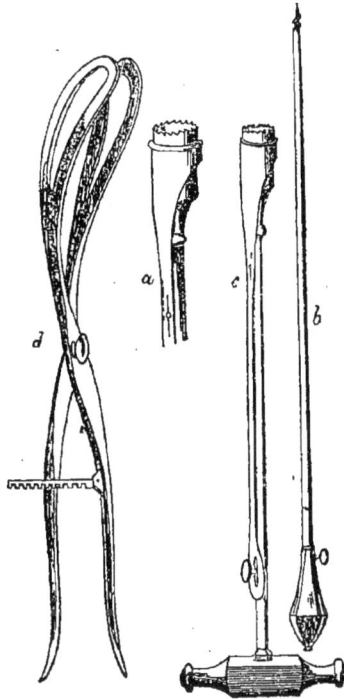

du cervelet est reconnue, on engage le doigt dans son ouverture, et l'un ou l'autre de ses bords étant suivis, on arrive
aux apophyses clinoïdes, c'est-à-dire au corps du sphénoïde.
Si le doigt n'a pas rencontré les parties fibreuses, il peut
directement reconnaître les reliefs osseux de la base du
crâne. De tous ces reliefs, le plus facile à distinguer est
certainement celui qui est dû aux canaux demi-circulaires
à la base du rocher.

Troisième temps. Le forceps est introduit sur les côtés du
bassin d'après les règles ordinaires. Quand il est articulé,
la crémaillère est abaissée et la pression de la main sur les
manches suffit pour écraser la tête ; la matière cérébrale sort
à l'extérieur.

Avant toute extraction, on doit imprimer à l'instrument
un mouvement de demi-rotation, ayant pour but de présenter
transversalement, au détroit supérieur, la portion de la tête
la plus allongée ; une fois la tête dans l'excavation, on ramène
la courbure du forceps en position normale et si cela est
impossible on enlève l'instrument pour l'appliquer de nouveau. Les tractions doivent être modérées et peuvent se faire
d'une seule main ; un ou deux doigts introduits dans les
parties maternelles peuvent les protéger au besoin et diriger
les tractions [1]. »

Pour juger de la valeur de cette méthode, nous avons
fait une série d'expériences par lesquelles nous avons essayé
de nous rendre compte des difficultés que pouvait présenter
l'exécution de chacun des temps de cette opération, et des
résultats qu'elle permet d'obtenir.

Premier temps de l'opération. — De la perforation de la voûte
du crâne.

Dans le cas de présentation du sommet, la perforation de la
voûte avec un trépan se fait aisément ; grâce au protecteur

[1] *Nouveau dictionnaire de médecine et de chirurgie pratiques.* 1870, tome XII,
p. 675. Extrait d'une note manuscrite de Félix Guyon.

dont la couronne peut être recouverte on ne court pas le risque de blesser les tissus maternels pendant l'introduction. La division de la voûte s'obtient sans difficulté et l'orifice présente des dimensions larges, à lèvres régulières. On peut cependant faire à ce mode de perforation, un certain reproche tiré de la difficulté d'entretenir dans un état aseptique la tige creuse qui supporte la couronne et qui est destiné à laisser passer le tire-fond.

Deuxième temps de l'opération. — De la trépanation de la base.

Quel que soit le soin avec lequel on procède à la dilacération de la matière cérébrale le résultat est toujours incomplet. Si une certaine quantité de matière cérébrale est évacuée dès que l'orifice de la perforation est fait, la plus grande partie reste retenue dans la cavité cranienne tant que les parois de celle-ci ne sont pas soumises à l'action d'un agent compresseur. Dans de telles conditions, le doigt éprouve d'assez grandes difficultés à reconnaître les apophyses clinoïdes et la selle turcique d'autant plus que dans la face postérieure du rocher, il existe des saillies qui ne laissent pas de simuler celles que font ces apophyses. Cette recherche est encore rendue plus délicate quand la tête est très élevée; il est alors nécessaire d'introduire complètement la main dans le vagin pour que l'extrémité du doigt qui a pénétré dans la cavité du crâne puisse atteindre la base. Si on songe aux conditions qui sont créées par le chevauchement des os de la voûte, etc., on conçoit que la recherche du sphénoïde ne soit pas toujours chose aussi simple que le disent les expérimentateurs qui ne l'ont faite qu'à l'amphithéâtre. Cependant quand par le palper et le toucher, on a acquis des données certaines sur la présentation et la position de la tête, on finit par pouvoir bien s'orienter. Mais le sphénoïde reconnu, il convient d'y enfoncer le tire-fond. La chose peut se faire sans grande difficulté quand la tête se présente bien d'aplomb au détroit supérieur dans une position intermédiaire à la flexion et à déflexion et sans inclinaison latérale. Quand, dans ces cas, la perforation a été pratiquée sur la partie moyenne de la voûte, on peut faire pénétrer le tire-fond dans le crâne et en le dirigeant avec le doigt, l'enfoncer dans le sphénoïde ; mais même dans ces conditions favorables, il arrive souvent que la pointe de l'instrument glisse sur la paroi osseuse et, au lieu de s'enfoncer dans la selle turcique, pénètre dans une des fosse sphénoïdales.

Si, dans de telles conditions de flexion et d'inclinaison de la tête, l'orifice de la perforation siège loin des régions moyennes de la voûte, non seulement la recherche du sphénoïde est rendue plus difficile, mais encore les chances de pénétration du tire-fond hors de la selle turcique se trouvent singulièrement accrues, quel que soit le soin que l'on prenne de bien diriger la tige métallique avec le doigt introduit dans la cavité du crâne. S'il y a flexion exagérée, presque sûrement on fixe le tire-fond dans l'apophyse basilaire ou un des rochers ; s'il y a inclinaison latérale avec asynclitisme postérieur, l'instrument s'implante en avant ; il se fixe en arrière s'il y a une inclinaison latérale inverse. Telles sont les conclusions qui se dégagent de nos recherches expérimentales.

Une fois le tire-fond mis en place, on introduit le petit trépan ; cette introduction est généralement facile, bien qu'on rencontre parfois quelques légères difficultés pour faire pénétrer l'instrument à travers l'orifice de la voûte ; mais c'est là une petite complication dont on triomphe bien vite. Quand le trépan est dans le crâne, on le pousse jusque sur la base dans laquelle la couronne pénètre facilement quand on a abaissé le protecteur.

Si la base est d'aplomb et si le tire-fond est dirigé bien perpendiculairement à sa surface, la couronne mord également par toute sa circonférence et rapidement on peut isoler une rondelle de tissu osseux. Si la couronne est appliquée sur l'apophyse basilaire, un rocher, la selle turcique ou une des fosses sphénoïdales, on ne court aucun risque de dépasser la tête et de blesser alors les tissus maternels après avoir sectionné la peau fœtale.

Si le tire-fond est dirigé obliquement vers la base, et cela est fréquemment le cas, la couronne s'applique mal sur la base, la sectionne seulement par une partie de son bord et souvent on n'arrive pas à détacher une rondelle osseuse. On observe fréquemment cet inconvénient, surtout dans les cas

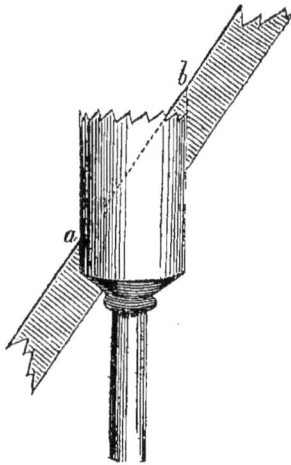

Fig. 65. — Le trépan a pénétré obliquement dans la base du crâne (Hubert).

où il y a inclinaison de la base, soit par flexion, soit par asyn-clitisme. La difficulté et souvent l'impossibilité où on se trouve de faire alors la trépanation limite singulièrement le nombre des cas dans lesquels on pourrait recourir avec succès à la méthode que nous étudions.

D'après Hubert[1], l'application oblique de la couronne du trépan sur la base du crâne aurait de graves conséquences, car le bord du trépan qui pénètre dans la base dépasserait facilement la face profonde de celle-ci, sectionnerait la peau fœtale et pourrait ainsi blesser les tissus maternels. (Voyez la figure 65 que nous empruntons à Hubert.)

[1] Hubert. *Traité d'accouchements*. Louvain, 1878, p. 252.

C'est là un reproche purement théorique et je n'ai jamais vu cet accident se produire dans mes expériences; le protecteur dont se trouve recouvert la couronne du trépan et que n'a pas représenté Hubert dans sa figure, s'oppose à ce que celle-ci s'enfonce suffisamment pour que la base soit dépassée. C'est, du reste, ce protecteur qui, en limitant l'introduction de la couronne, empêche qu'un segment de la base puisse être détaché.

Il va sans dire que cette remarque s'applique seulement aux cas où le tire-fond a pénétré dans les rochers, la selle turcique, les fosses sphénoïdales ou l'apophyse basilaire; s'il avait pénétré dans les fosses cérébelleuses ou sur la partie de la base qui confine à la baie, la paroi cranienne est ici tellement mince qu'elle serait sûrement traversée, que le trépan fût dirigé perpendiculairement ou obliquement par rapport à la surface osseuse. A cet égard la trépanation de la base peut être considérée comme n'étant pas sans danger.

Le deuxième temps effectué, on procède au broiement à l'aide du petit forceps qu'a imaginé M. Guyon. Nous avons cherché à déterminer par quelques expériences, comment agit la compression exercée sur une tête fœtale dont la base a été trépanée.

Dans une première expérience que je fis à l'hôpital Tenon le 1er octobre 1888, je plaçai dans le fantôme au-dessus du détroit supérieur aplati d'avant en arrière et mesurant dans son diamètre le plus étroit 7 centimètres, un fœtus dont la tête ni fléchie ni défléchie était en O I G A. Les diamètres céphaliques au début de l'expérience avaient :

Diamètre occipito-frontal . . . . 112 mil.
—   occipito-mentonnier. . . . . 134 —
—   bi-pariétal. . . . . 78 —
—   bi-malaire . . . . 75 —
—   bi-mastoïdien . . . . 70 —

Après avoir perforé la voûte cranienne au niveau de la partie moyenne de la suture sagittale, je dirigeai le tire-fond vers la selle turcique; malgré tous mes efforts pour l'enfoncer en ce point, il dévia et vint pénétrer un peu en arrière du bord supérieur du rocher droit.

J'introduisis alors la petite couronne de trépan, celle-ci s'amorça dans la face postérieure du rocher droit, dont elle sectionna une rondelle. Ayant retiré l'instrument, j'appliquai le forceps compresseur aux deux extrémités du diamètre bi-zygomatique ; malgré toute la force que je déployai, je ne pus réussir à rapprocher les manches, j'appliquai alors les deux cuillers aux extrémités du diamètre bi-mastoïdien, le rapprochement fut très aisé et se fit sans qu'on eût besoin de presser vigoureusement sur les manches, peu à peu, je vis la branche gauche qui était appliquée sur l'apophyse mastoïde droite du fœtus, effondrer sans effort la paroi cranienne si bien que le rapprochement terminé, le diamètre bi-mastoïdien mesurait 36 millimètres, pendant que le diamètre bi-malaire avait une longueur de 75 millimètres. En arrière de l'instrument était une saillie formée par l'occiput et dont les dimensions transversales étaient de 47 millimètres. Ici la réduction du diamètre bi-mastoïdien était surtout due à l'enfoncement de la branche droite dans la base du crâne ; grâce à cet enfoncement tout glissement avait été évité.

Dans une seconde expérience, le fœtus dont je me servis était volumineux et sa tête était bien ossifiée ; avant l'expérience les diamètres de la tête étaient :

Diamètre occipito-frontal	. . . .	112 mil.
— bi-pariétal	. . . .	90 —
— bi-temporal	. . . .	85 —

Après avoir perforé la voûte du crâne, je réussis à enfoncer le tire-fond dans la salle turcique ; j'appliquai le trépan exactement au niveau du corps de sphénoïde et je réussis à transforer si complètement la base du crâne qu'après avoir retiré l'instrument, le doigt pouvait pénétrer dans un canal qui traversait les fosses nasales, la voûte palatine, et atteindre ainsi la langue ; les apophyses clinoïdes antérieures et postérieures étaient complètement détruites. J'appliquai le forceps aux extrémités du diamètre bi-zygomatique, sous une faible pression, je réussis à rapprocher les manches. Ainsi qu'on peut le voir sur les figures 66 et 67, la tête était solidement saisie entre les cuillers des forceps, la branche gauche

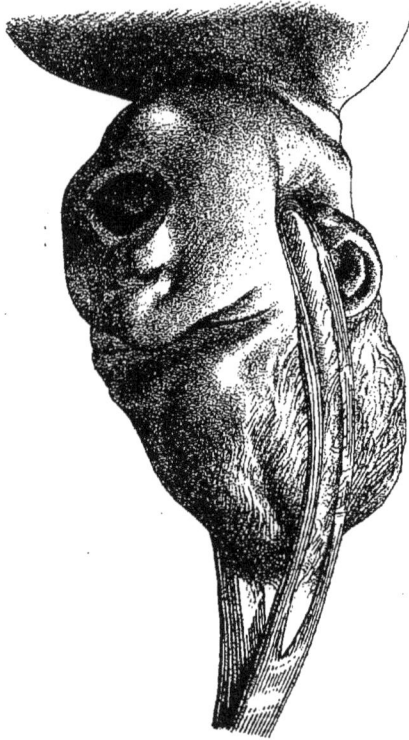

Fig. 66. — La cuiller droite appliquée sur l'apophyse zygomatique déprime peu la paroi cranienne

ne paraissait pas avoir pénétré dans la base ; il n'en n'était plus de même de la cuiller droite qui l'a profondément effondrée.

C'est à l'enfoncement produit par cette cuiller qu'est, en grande partie, dû l'aplatissement de la tête qui a été assez

complet et assez régulier puisque, ainsi que le montre le
diagramme 68, le diamètre instrumental mesurait 55 millimètres tandis que les deux saillies formées en avant et en
arrière de la tête qui n'avaient pas été saisies par les forceps

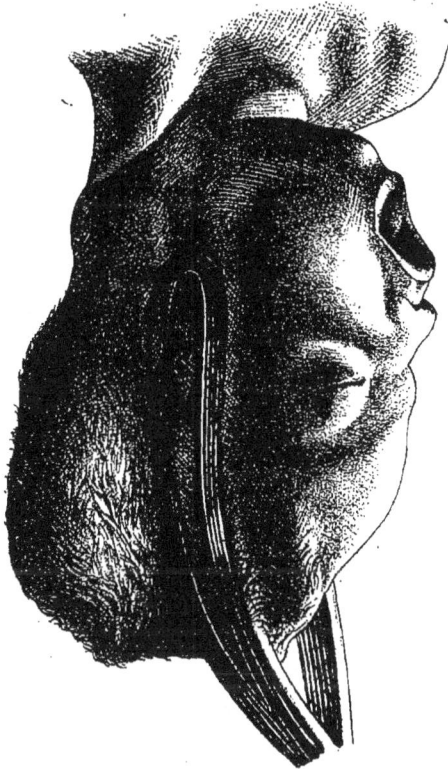

Fig. 67. — La branche gauche s'enfonce plus profondément dans la paroi
du crâne.

étaient égales et peu volumineuses; toutes deux avaient une
épaisseur de 59 millimètres. Le diamètre occipito-frontal
n'était pas très agrandi; il mesurait 116 millimètres.

Enfin dans une troisième expérience, la tête fœtale très
ossifiée mesurait au début de l'expérience :

Diamètre occipito-frontal . . . . 122 mil.
— bi-pariétal . . . . 91 —
— bi-temporal . . . . 82 —
— bi-mastoïdien . . . . ˙ . . . . 92 —

Je fis la perforation au niveau du bregma, je pus enfoncer le tire-fond dans le corps du sphénoïde, mais il me fut impossible de le faire pénétrer au milieu de la selle turcique, je dus

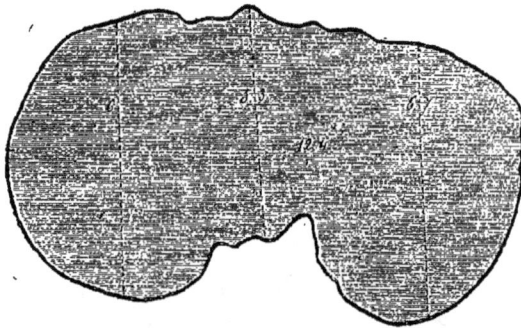

Fig. 68. — Diagramme de la tête fœtale représentée dans les deux figures précédentes. Le bord supérieur de ce diagramme répond au côté gauche de la tête, figure 66.

l'enfoncer à l'union des bords postérieur et gauche de celle-ci, je fis la transforation en ce point. La couronne de trépan enleva une rondelle de tissus formée d'une partie du corps du sphénoïde, de l'apophyse basilaire et du rocher gauche. Cela fait, j'appliquai le forceps aux extrémités du diamètre occipito-frontal ; en exerçant une vigoureuse pression, je réussis à rapprocher un peu les manches et à effondrer l'écaille de l'occipital. La branche qui était appliquée sur la face s'enfonça dans les parties molles, mais je ne pus obtenir aucun écrasement de la base du crâne. La perforation que j'avais faite ne m'était donc pas utile. J'appliquai dès lors le forceps sur les parties latérales de la face en arrière du diamètre bi-malaire ; la résistance opposée par la base du crâne fut assez grande pour qu'aucun affaissement n'eût lieu quel que fût l'effort que j'exerçai pour rapprocher les manches.

Je retirai l'instrument et l'appliquai aux extrémités du diamètre bi-auriculaire ; il me suffit d'exercer une faible pression sur les manches pour voir la cuiller du forceps qui répondait à l'apophyse mastoïde gauche, s'enfoncer peu à peu dans la base du crâne. Le résultat fut analogue à celui de l'expérience précédente et que nous avons représenté dans les figures 66 et 67.

Ces trois expériences nous permettent d'apprécier dans quelles limites la trépanation de la base du crâne modifie la solidité de cette dernière et favorise l'action réductrice des cuillers du forceps.

S'il est juste, en s'appuyant sur la disposition anatomique des différentes pièces du crâne, de considérer le sphénoïde comme l'assise fondamentale de la boîte osseuse, assise sur laquelle les os de la base viennent s'implanter et, pour ainsi dire, prendre point d'appui, il n'est pas vrai, au point de vue physiologique, que le corps du sphénoïde joue le rôle d'une véritable clef de voûte par rapport aux différentes pièces osseuses de la tête ; il ne suffit pas de le détruire pour voir ces dernières s'effondrer sous une faible pression, comme s'écroulent sous un choc les pierres d'une voûte dont la clef a été retirée.

Voyez, en effet, la dernière expérience que nous avons faite : le sphénoïde avait été détruit et cependant le forceps appliqué aux extrémités du diamètre occipito-frontal ne réussit pas à réduire la base du crâne. C'est qu'entre l'orifice créé par le trépan et les points d'application des cuillers sur la base, existait un large pont de tissu osseux dont les attaches latérales étaient encore solides et capables de résister à la pression des cuillers de l'instrument.

Le bon résultat qu'on a obtenu en appliquant les cuillers aux extrémités du diamètre bi-auriculaire est dû à ce que le pont de tissu situé entre l'orifice de la trépanation et les cuillers du forceps était assez faible pour céder sous l'action de la pression qui était exercée sur lui.

La trépanation de la base ne peut donc être vraiment utile qu'à la condition que les cuillers du petit forceps soient placées de telle sorte qu'une petite épaisseur de tissu osseux sépare au moins une des cuillers de l'orifice créé. Sous une faible pression, ce pont de tissu s'effondrera, la cuiller s'enfoncera dans la tête fœtale, tout glissement sera conjuré et le résultat sera bon. Si, par exemple, la trépanation porte sur l'apophyse basilaire, l'application du forceps aux extrémités du diamètre bi-zygomatique sera stérile, car le diamètre suivant lequel s'exerce la compression ne passe pas par l'orifice de la trépanation; la compression exercée aux extrémités du diamètre occipito-frontal pourra échouer si la tête est bien ossifiée car, entre les cuillers du forceps et l'orifice créé, il y aura une épaisseur de tissu trop considérable. Pour obtenir un bon résultat, il faudra appliquer les cuillers de l'instrument aux extrémités du diamètre bi-mastoïdien.

Si on doit souhaiter d'atteindre le sphénoïde, c'est que la partie détruite sera au centre de la base et que la compression exercée aux extrémités du diamètre bi-temporal permettra d'obtenir un aplatissement plus régulier de la tête fœtale.

La conclusion de tout ceci est donc que la trépanation du crâne ne peut être utile qu'à la condition que le forceps compresseur soit appliqué suivant un diamètre bien déterminé. Nous avons vu que l'impossibilité de placer les cuillers du céphalotribe suivant le diamètre qu'on juge le plus favorable est une des causes d'infériorité de cet instrument. Les conditions sont identiques ici et pour toutes les raisons que nous avons données plus haut, on ne pourra pas toujours saisir la tête suivant un bon diamètre et on ne profitera pas du bénéfice qu'a pu donner la trépanation de la base. Le forceps agira à la manière d'un céphalotribe peu puissant, qu'on appliquerait sans trépanation préalable de la base.

Nous avons pensé que cet inconvénient serait atténué ou même disparaîtrait complètement, si on procédait à une trépanation répétée de la base du crâne. Les expériences que nous avons faites sur ce point ne nous ont donné que de médiocres résultats. En effet, la zone de la base sur laquelle on peut utilement appliquer la couronne du trépan est assez limitée et varie suivant le point de la voûte qu'on a perforé.

Quand on veut procéder à une trépanation répétée, la couronne ne peut être réappliquée que sur un point voisin de celui où on a fait le premier orifice, sans quoi elle serait dirigée obliquement par rapport au plan de la base et nous savons que dans ce cas le résultat serait défectueux. Les deux orifices créés par la couronne se confondent presque toujours ou ne sont séparés que par une très faible épaisseur de tissu. La zone réductible de la tête se trouve ainsi agrandie, mais ce bénéfice n'est acheté qu'au prix d'une intervention des plus compliquées et qui n'est pas sans danger. Nous avons plusieurs fois vu, dans la seconde trépanation, la fusion des deux orifices permettre à la couronne de dépasser la base, sans que la pénétration de l'instrument puisse être arrêtée par le relief formé par le protecteur.

Donc, difficulté de trépaner la base du crâne pour peu qu'il y ait asynclitisme, flexion ou déflexion de la base ; difficulté d'atteindre le sphénoïde, quand la perforation de la voûte ne siège pas sur les parties moyennes de celle-ci ; difficulté et souvent impossibilité d'appliquer le forceps compresseur aux extrémités d'un diamètre céphalique utile pour qu'on puisse bénéficier de la trépanation de la base. Telles sont les objections qu'on peut faire à cette méthode fort ingénieuse et qui viennent s'ajouter à celle tirée de la complicité de la technique opératoire. Elles expliquent pourquoi le procédé d'embryotomie de M. Guyon qui a été un progrès au moment où il a été imaginé, n'est plus guère usité aujourd'hui.

CHAPITRE VI

L'application des cuillers de l'instrument broyeur peut être suivie de la perforation de la voûte. (Procédé de Finizio (1842), de Valette.)

L'instrument imaginé par Finizio en 1842 était un céphalotribe dont la branche droite portait sur sa face interne une sorte de trocart qu'on enfonçait dans la voûte du crâne, quand les cuillers de l'instrument étaient appliquées sur la tête et avant de procéder au broiement.

Non moins compliqué est le céphalotribe de Valette dont nous nous sommes servi à plusieurs reprises dans nos expériences, et dont la description se trouve dans la thèse de Dumas, 1857.

Ce céphalotribe est un instrument à cuillers étroites et parallèles dont les manches peuvent être rapprochés quand, en imprimant un mouvement de rotation à la tige E (voyez fig. 69), on élève le coulant E'.

D'après les conseils de son inventeur, on doit tout d'abord appliquer les cuillers de l'instrument sur la tête fœtale.

On fait ensuite progresser la lance en tournant la manivelle B ; la lance s'enfonce dans

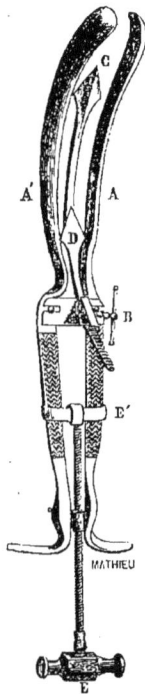

Fig. 69. — Céphalotribe de Valette.

la voûte du crâne et la perforation une fois achevée, on peut procéder au broiement.

Cette méthode de céphalotripsie présente des inconvénients que ne rachète aucun avantage. Difficulté plus grande dans l'application des cuillers du céphalotribe quand celle-ci est faite avant la perforation ; nécessité de se servir d'un instrument compliqué alors qu'il est si simple de faire la perforation avant la céphalotriptie en se servant d'un perforateur ordinaire, telles sont les raisons qui ont fait bien vite abandonner ces procédés qui n'ont plus qu'un intérêt historique.

CHAPITRE VII

L'application des cuillers peut être suivie de la perforation de la voûte et de la transforation de la base. (Procédé des frères Lollini.)

Le céphalotribe que les frères Lollini ont construit en 1867
est un forceps à branches croisées et à cuillers largement
fenêtrées. (Voyez fig. 70.)

Il peut être appliqué comme un forceps ordinaire sur la
tête retenue au-dessus du détroit supérieur. Selon ses inventeurs, il présenterait le grand avantage de pouvoir être
transformé en céphalotribe, si les tractions exercées sur les
manches ne suffisaient pas à entraîner la tête fœtale dans
l'excavation et sans qu'il soit besoin de retirer l'instrument
pour le réappliquer. Dans ce but, on fixe sur l'entablure du
forceps une boîte D creusée d'un canal dans lequel pourra
glisser à volonté une longue tige C, dont la partie moyenne
est graduée, dont une extrémité est terminée par un térébellum de Dugès, tandis que l'autre présente une poignée transversalement dirigée. Cette tige, qui est droite dans la partie
qui confine au manche, est courbée de telle sorte dans la
partie voisine du térébellum que, si on la pousse en avant, le
térébellum est toujours situé dans un plan passant par l'axe
des deux cuillers.

Voilà donc notre boîte fixée sur l'entablure et munie de

sa tige C; sans retirer le forceps ni modifier sa situation sur la tête fœtale, on saisit le manche du perforateur et on le

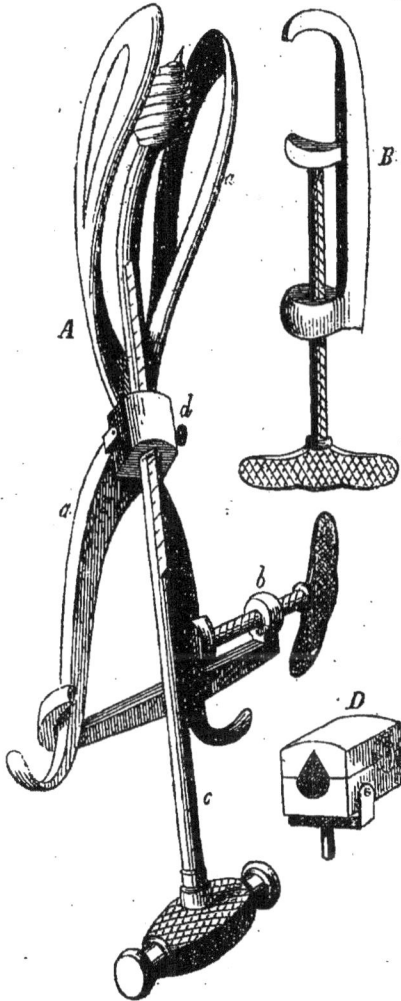

Fig. 70. — Céphalotribe des frères Lollini.

pousse afin que le térébellum pénètre dans le vagin et arrive en contact avec la voûte du crâne qu'il doit perforer.

Cette perforation ne peut se faire qu'à la condition que le térébellum soit à la fois animé d'un double mouvement de progression et de rotation. Ce résultat est obtenu par un mécanisme ingénieux : en poussant le manche, on fait progresser le térébellum qu'on fait tourner en imprimant un mouvement de rotation à la poignée, car la tige C est creuse; de plus, poignée et térébellum sont unis par une double spire, grâce à laquelle tout mouvement imprimé à l'un se transmet à l'autre.

La perforation de la voûte étant faite, on doit pousser le térébellum jusqu'à la base et quand on a rencontré celle-ci avec le bout du térébellum, « reconnu à ses aspérités le sphénoïde », on la transfore. Cela fait, on rapproche les manches du forceps à l'aide de la mécanique, *b*, et, le broiement effectué, on extrait la tête.

J'ai cherché, en vain, à me procurer à Paris un céphalotribe de Lollini et n'ai pu faire aucune expérience avec cet instrument; cependant il est aisé de se convaincre que le céphalotribe des frères Lollini n'est pas à l'abri de sérieuses critiques.

Tout d'abord, l'instrument est fort compliqué et il est, pour ainsi dire, impossible d'entretenir dans un état d'asepsie réelle la tige creuse qui supporte le térébellum; d'autre part, il ne doit pas être facile d'introduire, sans le guider avec la main, le perforateur pour qu'il atteigne la voûte du crâne; les branches du forceps lui servent de protecteur insuffisant et ce temps de l'opération doit être bien dangereux. Cette objection suffit pour qu'on ne tente qu'avec hésitation l'application de cet instrument sur la femme. Cependant la transforation de la base, immédiatement suivie du broiement, sans qu'on tire l'instrument perforateur constitue, nous le devons reconnaître à l'actif des frères Lollini, une innovation fort ingénieuse.

S'il est vrai qu'on puisse enfoncer le térébellum dans la partie centrale de la base, non seulement on fera éclater celle-ci, mais l'instrument broyeur maintenu en place par le

térébellum aura une singulière fixité pendant le broiement;
tout glissement pendant ce temps sera atténué ou même
évité, la présence du perforateur au milieu de la base broyée
assurera également une prise fort solide pendant l'extraction
et l'instrument sera un excellent tracteur. L'instrument des
frères Lollini deviendrait ainsi un instrument dans lequel ne
se retrouveraient pas quelques-uns des défauts que nous
avons vu exister dans le céphalotribe.

Malheureusement la transforation de la base ne doit pas se
faire dans des conditions aussi heureuses que le disent
les inventeurs de ce procédé. Je ne crois pas à la possibilité
de distinguer avec la pointe du térébellum la « dureté particulière », les saillies du sphénoïde qu'un doigt exercé a du
mal à reconnaître ; mais, le pût-on, ce serait chose peu
importante avec l'instrument de Lollini, car ici le perforateur
n'est pas indépendant; il est fixé sur le forceps et on ne peut
que le pousser dans un plan passant par l'axe des cuillers.
Si dans ce plan se trouve le sphénoïde, tout est bien ; mais
nous savons qu'il n'en est pas généralement ainsi et que le
plus souvent, les cuillers de l'instrument sont dirigées obliquement par rapport au plan de la base. Dans de telles
conditions, le térébellum ne pourra atteindre qu'un segment
latéral de la base, et même, dans certains cas où l'inclinaison
est très marquée, le perforateur côtoyant la base, ne fera
que transforer une seconde fois la voûte.

Ici les conditions dans lesquelles se fera le broiement
seront certainement défectueuses et les parties de la tête
non broyées formeront sur les bords de l'instrument une
saillie dure et volumineuse qui pourra opposer un obstacle
sérieux à l'extraction. La présence du térébellum enfoncé
dans la paroi osseuse aurait encore, dans ces cas, un avantage : elle limiterait le glissement des cuillers de l'instrument pendant le broiement et consoliderait la prise pendant
l'extraction. Malheureusement ces avantages ne doivent être
achetés qu'au prix d'un sérieux inconvénient : le térébellum enfoncé à l'aveugle doit dépasser facilement dans les

cas précédents, les limites de la tête fœtale et risquer de blesser les tissus maternels.

Nous montrerons plus loin que le basiotribe présente les avantages du céphalotribe de Lollini, sans avoir aucun de ses inconvénients.

Nous ne dirons rien de l'emploi du céphalotribe des frères Lollini, comme simple instrument compresseur, sans l'adjonction de son appareil de perforation, les conditions de l'opération sont alors celles de toute céphalotripsie pratiquée avec un céphalotribe de Bailly ou un de ses dérivés.

CHAPITRE VIII

DU CRANIOCLASTE

Le cranioclaste est une pince à os. Il peut broyer la tête. De l'application du cranioclaste dans le cas de présentation de la face, du front, du sommet, sur la tête dernière. De la cranioclasie après démolition de la base du crâne.

Le cranioclaste est une pince à os; il dérive directement de la pince à os de Mesnard dont a dû s'inspirer Simpson quand, en 1860, il a imaginé l'instrument auquel il a donné le nom de cranioclaste. Nous ne ferons pas l'histoire des modifications qu'on a successivement apportées à l'instrument de Simpson. Elle a été souvent écrite et on peut la lire dans la thèse de M. le docteur Auvard et fort complètement exposée dans un travail récent du docteur Lauro, de Naples.

Du reste, le cranioclaste de Simpson, depuis qu'il a été doté, en 1862, par Braun, d'une vis de pression permettant de rapprocher les branches par un mécanisme analogue à celui qu'ont aujourd'hui tous les céphalotribes, est toujours resté à peu près le même et les modifications qu'il a subies n'ont pas sensiblement transformé sa forme ni son mode d'action.

Avec le cranioclaste on peut, comme avec le céphalotribe, broyer et saisir la tête.

A. — *On peut broyer la tête.* — Cet instrument, étant une pince solide dont on peut rapprocher les cuillers avec assez de force pour triompher de la résistance opposée par les parties osseuses qui les séparent, est un instrument broyeur ; mais à ce point de vue, il ne saurait être assimilé au céphalotribe. Nous avons vu, en effet, qu'avec ce dernier instrument ; la pression avait son point d'application aux extrémités d'un diamètre de la tête fœtale. Le céphalotribe doit donc avoir des cuillers assez longues pour atteindre la base du crâne, assez larges pour la saisir sur une grande surface, munies de fenêtres assez spacieuses pour que, pendant le broiement, la surface saisie s'encastre dans l'espace vide et que les chances de glissement pendant le broiement et l'extraction soient moins grandes. Nous savons enfin qu'il est avantageux que les cuillers présentent une certaine courbure suivant leur bord.

Il suffit de jeter un coup d'œil sur un cranioclaste pour se rendre compte qu'il ne présente aucune de ces conditions ; ses cuillers prenantes sont relativement courtes et, en tous cas fort étroites ; il ne présente ni courbure pelvienne, ni courbure céphalique et seule, une des deux branches a une fenêtre qui est surtout destinée à recevoir la branche pleine et qui, en fléchissant les tissus qu'elle a repoussés, permet d'obtenir une prise plus solide.

Le clanioclaste peut, sans doute, broyer avec grande puissance, les parties qu'il a saisies, mais sa disposition est telle qu'il ne peut agir que sur une faible masse de tissus et qu'on ne saurait songer à l'appliquer aux deux extrémités d'un grand diamètre de la tête, comme on le fait quand on a recours au céphalotribe.

B. — *On peut saisir la tête.* — Mais si le cranioclaste est inférieur au céphalotribe comme agent réducteur des dimensions du crâne par broiement, il reste pince à os et comme telle, il constitue un instrument puissant et précieux. Appliqué sur un os, il fait pour ainsi dire corps avec lui et si le segment de la tête saisi est solidement uni au reste de la tête, tout mouvement imprimé au cranioclaste se transmettra à celle-ci. Pour la même raison, le cranioclaste est un excellent tracteur ; pour peu qu'il soit appliqué sur des tissus résistants, il ne dérape pas, quels que soient les efforts de traction exercés sur ses manches et quand la résistance opposée à l'extraction est trop grande il arrache plutôt les fragments osseux sur lesquels il est appliqué.

On conçoit que de telles tractions, quand elles s'exercent sur les parties latérales, antérieure ou postérieure de la tête aient pour effet d'attirer en bas les parties saisies et de faire exécuter à la tête, suivant le point d'application de la force des mouvements d'inclinaison latérale, d'extension ou de flexion.

Donc broyeur excellent, mais ayant le défaut de ne pouvoir saisir qu'une épaisseur relativement faible de tissus ; agent de préhension d'une grande puissance et permettant ainsi de faire exécuter à la tête les mouvements de rotation qu'on juge convenables, d'exercer sur elle de vigoureuses tractions et suivant qu'on a appliqué l'instrument en tel ou tel point, de lui faire exécuter des manœuvres d'inclinaison variées ; voilà comment on peut d'une manière générale, envisager le mode d'action du cranioclaste. Mais pour juger de sa valeur réelle, il convient d'étudier les résultats qu'il permet d'obtenir dans le cas de présentation de la face, du front, du sommet ou sur la tête se présentant dernière attenant ou non au tronc, étude rendue facile par la simplicité du mode d'action de l'instrument et sur laquelle d'intéressants travaux ont récemment jeté beaucoup de lumière.

DE L'APPLICATION DU CRANIOCLASTE DANS LE CAS DE PRÉSENTATION DE LA FACE

Quand la tête se présente défléchie, le diagramme des parties qui doivent franchir la filière pelvienne ne présentent pas des dimensions tellement inférieures à celles qu'il a quand la tête se présente fléchie, que les conditions puissent au premier abord être réputées favorables. Mais si on songe que dans le cas où la tête est fléchie, son diagramme est celui de la base elle-même qui se présente d'aplomb au détroit supérieur et est, par suite, formé de parties très dures et incompressibles ; si d'autre part, on note que, dans les cas où la tête est défléchie, la moitié de la figure formée par le globe céphalique est constituée par la cavité du crâne dont la voûte peut complètement s'affaisser, quand la matière cérébrale est évacuée ; qu'alors la masse formée par la base du crâne irréductible qui se présente ici de champ a seulement une épaisseur de 4 centimètres et demi à 5 centimètres, on se rend vite compte des conditions favorables créées à l'extraction par la déflexion de la tête et on ne s'étonne pas que les accoucheurs aient souvent cherché à placer ainsi la tête, afin de terminer l'accouchement qui était impossible, quand la tête était fléchie.

C'est ce que faisait Braxton Hicks[1] quand, après avoir broyé la tête avec le céphalotribe, il proposait d'accrocher un orbite avec un crochet mousse et de défléchir la tête dont l'extraction devenait alors facile. L'emploi du crochet était fort dangereux, car, pour peu qu'on rencontrât quelque résistance et qu'il fût nécessaire d'exercer sur l'instrument des tractions

[1] *British médical journal.* 19 octobre 1867.

un peu énergiques, on pouvait voir l'instrument glisser sur les parties fœtales, ou arracher le pont de tissu compris dans sa concavité et on courait grand risque de blesser les tissus maternels. Mais si le procédé de Braxton Hicks est aujourd'hui généralement rejeté, car on trouve dans le cranioclaste un moyen plus sûr et plus commode que les crochets d'exercer des tractions sur la base du crâne placée de champ et de l'entraîner à travers la filière pelvienne.

Du reste, quand on a pratiqué la perforation soit au milieu de l'os frontal, soit au fond d'une cavité orbitaire, les conditions sont éminemment favorables à l'application de la pince à os. Si, en effet, on introduit une des branches dans l'orifice de la perforation et l'autre dans la bouche ou sur le menton la masse de tissus qui sépare les deux branches est peu épaisse; si la branche pleine est appliquée sur la voûte palatine, les chances de glissement sont réduites à leur minimum et une fois le rapprochement des branches effectué, la base est solidement saisie.

Or, dans la plupart des cas de présentation de la face où on est conduit à intervenir en faisant une opération fœticide, le rétrécissement pelvien est modéré et l'intervention est indiquée par l'impossibilité où on est de faire la rotation avec le forceps. Par le cranioclaste ainsi appliqué, on peut aisément faire tourner la tête, dont les dimensions sont suffisamment réduites par l'affaissement de la voûte.

D'une application facile, le cranioclaste se montre dans ces cas où on a surtout besoin d'un bon tracteur infiniment supérieur au céphalotribe dont l'application est plus difficile et le mode d'action souvent infidèle. Nous dirons plus loin qu'il est égal ou même supérieur au basiotribe dont le mode d'action est aussi sûr, mais dont l'application est plus compliquée.

Quand le rétrécissement pelvien est très marqué, l'extraction est souvent obtenue sans difficulté avec le cranioclaste, quand on a soin de placer le diamètre instrumental dans le diamètre le plus rétréci du bassin et de tourner le menton

en avant. Il peut arriver cependant qu'on rencontre des difficultés, soit que la branche externe ayant été appliquée sur
le menton et ayant glissé sur les parties latérales de la face,
la base du crâne soit restée relativement volumineuse sur un
des côtés et que précisément ce côté réponde à une moitié
du bassin très rétrécie, soit que les dimensions du diamètre
le plus large du pelvis étant inférieures au diamètre bi-malaire qui se trouve un peu élargi par suite de l'application
du cranioclaste et qui est très solide, la tête ne puisse passer.
Il suffit, dans ces cas, de déplacer la branche externe et de
saisir la base suivant un autre diamètre; la partie déjà
broyée acquiert une grande souplesse et grâce à cette manœuvre, l'extraction peut être effectuée.

A tous les points de vue, le cranioclaste est donc ici un
instrument excellent.

DE L'APPLICATION DU CRANIOCLASTE DANS LE CAS DE PRÉSENTATION DU FRONT

Quand la tête fœtale se présente par le front, les conditions sont assimilables à celles qu'on rencontre dans le cas
de présentation de la face, ou de présentation du sommet,
suivant que la déflexion de la tête est plus ou moins accentuée.

La règle générale est de transformer la présentation du
front en présentation de la face, manœuvre facile à l'amphithéâtre, où on peut, sans difficulté, faire pénétrer une branche
dans la bouche avec la main, et où à l'aide d'une légère pression exercée sur la branche interne, on défléchit aisément la
tête. Il est certain, d'autre part, que les conditions sont beaucoup plus favorables quand il y a une présentation du front,
que dans les cas de présentation franche du sommet et cette
manœuvre doit souvent réussir quand on opère sur la femme,
pour peu que la tête soit assez défléchie. Cependant il n'en
est pas toujours ainsi et dans les cas de déflexion moyenne
on peut échouer. Pour mon compte, je l'ai tentée dans deux
cas seulement où la voûte frontale était déjà enclavée à travers
le détroit supérieur. Dans ces deux cas, où la déflexion était
modérée, je n'ai pas réussi. Je rapporterai plus loin ces
deux faits.

Les résultats donnés par la cranioclasie dans un de ces cas
de présentation du front où la déflexion n'est pas très accentuée, varient suivant qu'on a pratiqué la perforation plus
ou moins loin de la glabelle. On conçoit aisément qu'on ren-
contrera d'autant plus de facilité à faire pénétrer profondément la branche externe et à l'appliquer sur des parties plus

élevées de la base, que l'orifice de la perforation sera situé plus près de ce point.

Quand la perforation a été pratiquée dans de bonnes conditions, le cranioclaste appliqué sur le front donne de bons résultats, ainsi que nous avons pu l'observer dans plusieurs expériences et faits, dont nous rappellerons les plus intéressants.

Dans une expérience que j'ai faite à la Maternité, avec le concours de M. le docteur Bonnaire, je me suis servi d'un enfant à la tête bien ossifiée, qui avait vécu dix-sept jours.

Au début de l'expérience, les diamètres de la tête étaient :

Diamètre occipito-frontal. . . 100
— occipito-mentonnier 116
— bi-pariétal 77
— bi-temporal . . . 66

La perforation du crâne fut pratiquée au milieu de la suture médio-frontale ; la branche pleine du cranioclaste fut introduite dans la cavité cranienne et dirigée aussi profondément que possible vers l'occipital. La branche fenêtrée fut appliquée sur la face ; elle était assez introduite pour que son extrémité répondît à la région sus-hyoïdienne.

La figure 71 représente exactement quelle était la disposition de l'instrument au début de l'expérience. Je procédai au rapprochement des manches. Peu à peu, la branche introduite dans le crâne effondra une partie de l'apophyse basilaire, la selle turcique, l'ethmoïde, tandis que la branche externe, s'enfonçait dans les parties molles du cou en brisant le menton et une partie du maxillaire supérieur.

Si vous regardez la figure 72, vous pourrez aisément apprécier le résultat obtenu.

Les deux branches du cranioclaste ont saisi et écrasé la partie moyenne de la face et de la moitié antérieure de la base. Mais en même temps, la tête a subi un certain mouvement de flexion, si bien que si vous examinez le diagramme du globe céphalique, qui devait s'engager dans

l'excavation, et qui représente presque intact le contour de
la base, la réduction obtenue par l'opération semble, pour
ainsi dire, nulle.

Si le détroit supérieur est modérément rétréci, comme

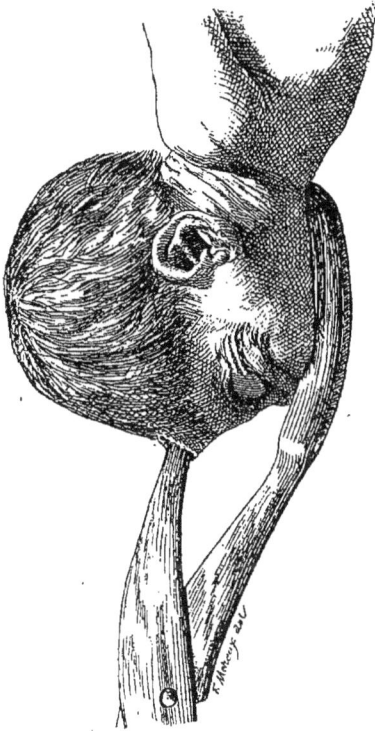

Fig. 71. — Application du cranioclaste dans un cas de présentation du front.
Situation de l'instrument avant le broiement.

cela s'observe souvent dans le cas de présentation du
front, on peut, en abaissant fortement la partie de la tête sur
laquelle est fixée le cranioclaste et en la faisant tourner en
avant, opérer l'extraction de la tête. Mais si la viciation
pelvienne est plus accentuée, on peut rencontrer des difficultés d'autant plus grandes que toute la partie de la tête

sur laquelle est appliqué l'instrument et qui répond à celle
que nous avons sur le diagramme 73, circonscrit par les
lettres A B C, est complètement incompressible. Pour extraire
la tête, il faudrait exercer de violentes tracttions sur les

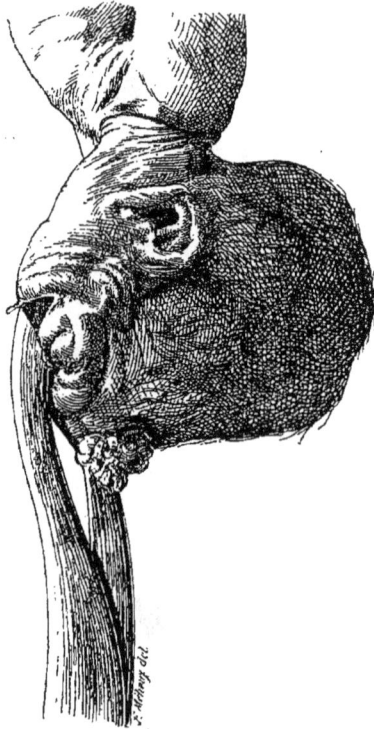

Fig. 72. — Application du cranioclaste dans un cas de présentation du front.
Le broiement est terminé.

manches du cranioclaste, et l'engagement ne se produirait
pas sans une attrition dangereuse des parties maternelles.

Cependant, si on retire l'instrument, l'incompressibilité de
toute la partie qui était saisie entre les branches du cranioclaste, disparaît. La tête devient malléable, grâce à la destruction de toutes les pièces osseuses qui siègent sur la par-

tie moyenne du massif facial et qui ont été effondrées ou
écrasées ; elle peut alors être extraite à l'aide de faibles tractions. C'est ce que nous avons observé dans l'expérience
suivante :

J'ai placé dans le fantôme en position Max. II. G T un

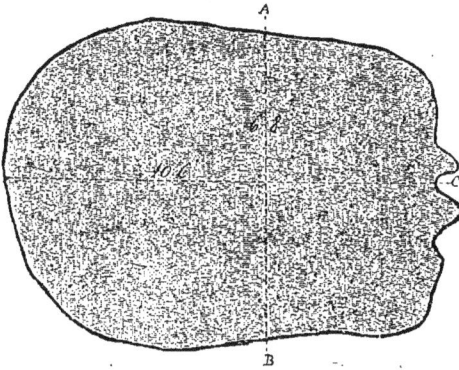

Fig. 73. — Diagramme de la tête fœtale représentée dans les deux figures
précédentes.

fœtus à la tête bien ossifiée, dont les diamètres céphaliques
avant l'expérience, étaient :

Diamètre occipito-frontal . 10,3
    —   bi-pariétal . . .   8
    —   bi-temporal . .   7,2
    —   mento-frontal. .   8,2
    —   mento-glabellaire   5

La perforation fut faite au milieu de la suture médio-frontale et la branche interne, enfoncée jusqu'à ce que son
extrémité vînt buter sur l'écaille de l'occipital; la branche
fenêtrée fut appliquée exactement sur le menton; elle
s'avançait profondément sur le cou. Je procédai au rapprochement des deux branches et le résultat fut identique à
celui que nous avons obtenu dans l'expérience précédente.

Le diagramme de la tête, pris sur un plan perpendiculaire
à l'axe de l'instrument, présentait la forme et les dimensions

qui sont figurées figure 74 et toute la partie de la tête qui se trouve ici circonscrite par les lettres A B C, était absolument incompressible.

J'avais simulé sur le mannequin un rétrécissement antéro-

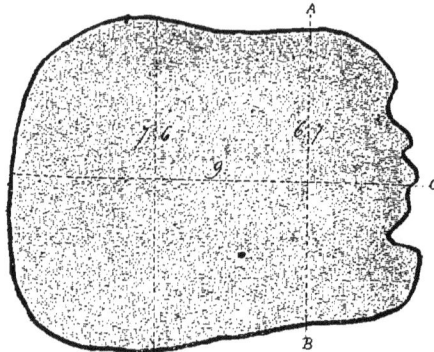

Fig. 74. — Prise frontale. — Diagramme de la tête.

postérieur de six centimètres, j'essayai en vain d'entraîner la tête. Je retirai alors l'instrument et cela fait, quand je voulus m'assurer du degré de réductibilité de la base du

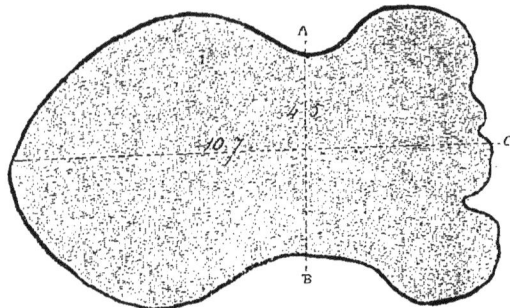

Fig. 75. — Prise frontale, la tête est compressible.

crâne, je pressai entre les doigts de la main droite la partie qui tout à l'heure était incompressible. La base n'avait plus aucune résistance et la paroi cranienne se laissait si facilement déprimer que, sous la faible pression à laquelle elle était soumise, la tête prit la forme et les dimensions qui sont représentées sur le diagramme 75. Je replaçai la tête fœtale dans le mannequin et après avoir saisi le frontal avec une pince à os, je pus, sans difficulté en opérer l'extraction, la tête flasque et sans résistance pouvait se mouler sur les contours de la paroi pelvienne.

Au surplus, cette expérience n'est que la reproduction d'un fait que j'ai observé à l'hôpital Tenon, au mois d'août 1883, pendant que je suppléais mon collègue, M. le docteur Ribemont.

Il s'agissait d'une femme rachitique, dont le bassin mesurait dans son diamètre le plus rétréci 7 cent. 4. L'enfant, dont la tête était volumineuse, se présentait par le front en maxillo-iliaque droite transverse. La voûte crânienne était solidement fixée au détroit supérieur. Je fis la perforation sur la suture frontale au voisinage de la fontanelle bregmatique et essayai en vain de défléchir la tête. J'appliquai la branche fenêtrée sur la face, mais, malgré tous mes efforts, je ne pus dépasser le maxillaire supérieur. Le broiement effectué, je tentai de faire l'extraction, sans pouvoir y réussir. Je retirai l'instrument et me bornant à saisir la partie postérieure du frontal, je pus, sans aucune difficulté, extraire la tête. Quand je fis l'examen anatomique de celle-ci, je m'assurai que la partie médiane de la face, que l'ethmoïde et une partie de la selle turcique avaient été détruits.

Dans ces faits, la cranioclasie a donc donné de bons résultats et on pourrait réputer cette opération excellente, s'il suffisait après avoir détruit une partie du massif facial, de déplacer l'instrument pour que l'extraction devienne facile, alors même que la disproportion entre le volume de la tête fœtale et la capacité du bassin est très marquée; mais dans les expériences précédentes, nous avons réuni les conditions les plus favorables qui sont loin de toujours se rencontrer dans la pratique.

Non seulement on ne peut pas toujours introduire assez profondément la cuiller externe pour atteindre la bouche ou le menton, ainsi qu'en fait foi l'observation clinique que nous venons de rapporter, mais il est parfois bien difficile de maintenir cette cuiller dans le plan médian du fœtus et pendant le rapprochement des manches, elle glisse tellement sur les parties latérales, qu'un faible fragment de la base se trouve saisi et broyé. Les tractions peuvent alors être vaines, ou réussir seulement à défléchir la tête et à engager un peu plus profondément la face, si on retire l'instrument et si une application nouvelle est faite, la base ayant été broyée dans une faible étendue, sa réductibilité n'est pas aussi marquée que dans les cas précédents et il faut souvent pour extraire la tête, plusieurs applications du cranioclaste, dans lesquelles on morcelle peu à peu la base, et on la rend plus réductible et surtout grâce auxquelles on défléchit complètement la tête, que le cranioclaste peut alors bien saisir.

J'ai observé un fait de cet ordre, à l'hôpital Saint-Antoine, où je fus appelé en 1884, pour terminer un accouchement. La parturiente était une primipare, dont le bassin était rachitique et mesurait seulement 7 cent. 2 dans son diamètre antéro-postérieur. Elle était en travail depuis plus de trente-six heures et quand j'arrivai près d'elle, je trouvai que l'enfant volumineux se présentait par la face, mais en variété si peu défléchie que la situation était analogue à celle d'une présentation du front. La dilatation étant complète, je fis une application de cranioclaste. La perforation fut faite sur le front et je tentai d'appliquer la branche fenêtrée sur le menton qui était tourné directement à droite et en dehors ; je ne pus y parvenir, j'appliquai cette branche sur l'apophyse malaire gauche qui était en arrière, je fis le broiement, mais mes tentatives d'extraction furent vaines. A la troisième application seulement, je pus extraire la tête.

Dans de tels cas, la cranioclasie répétée peut donc seule permettre l'extraction de la tête. Sans aucun doute, cette opération est beaucoup moins dangereuse que la céphalotripsie répétée; cependant elle n'est pas inoffensive, car si la branche externe est courte et étroite, elle est volumineuse et la saillie qu'elle forme, qui rend parfois difficile son introduction et son placement, peut froisser la paroi utérine. Du reste, par leur répétition même, les applications réitérées du cranioclaste, augmentent les chances d'infection et les tractions qu'on pratique à chaque application multiplient les traumas sur les tissus maternels; cette opération ne doit donc pas être tenue pour une variante indifférente de la cranioclasie.

LES RÉSULTATS DONNÉS PAR L'APPLICATION DU CRANIOCLASTE DANS LE CAS
DE PRÉSENTATION DU SOMMET

Quand la tête est si peu fléchie, que la fontanelle postérieure soit à peine accessible tandis que la fontanelle
bregmatique occupe le centre du détroit supérieur et qu'on
peut atteindre les arcades orbitaires, les conditions créées à
l'intervention se rapprochent de celles que nous avons vu
exister quand il y a une présentation du front. Elles sont
pourtant moins favorables que dans ce dernier cas. On a
plus de difficulté à introduire assez profondément la branche
fenêtrée pour l'appliquer sur la face, les chances du glissement sont accrues et l'intervention est souvent très laborieuse.

Quand la tête est très fléchie, si la perforation est faite
dans le voisinage de la fontanelle postérieure ; si on introduit profondément la branche pleine dans la direction du
frontal, en appliquant la branche fenêtrée sur la nuque,
la base tout entière se trouve comprise dans l'angle que
forment les deux branches de l'instrument. Mais quand on
procède à leur rapprochement, on voit la tête s'échapper
hors des cuillers, et finalement on ne saisit que le segment
postérieur de la base. Le massif facial reste intact.

Nous avons constamment vu ce glissement s'effectuer
dans les expériences que nous avons faites, quel que fût le
soin avec lequel nous maintenions la tête fœtale.

C'est ce que nous avons notamment observé dans l'expé-

rience suivante que nous avons faite à l'école pratique avec
le concours de M. Grandhomme. Dans le bassin de bronze,
où nous avions figuré un rétrécissement antéro-postérieur de
6 cent. 2, nous plaçons une tête fœtale bien fléchie en
O I D T, dont les diamètres céphaliques avant l'expérience
étaient :

Diamètre occipito-frontal.   10ᵉ.
—   bi-pariétal. . .   8,2
—   bi-temporal . .   7,6

La perforation fut faite au niveau de l'occipital ; la branche
pleine fut introduite dans le crâne et poussée jusqu'au
frontal. La branche fenêtrée fut appliquée sur la nuque, et
si profondément introduite que son extrémité atteignait la
racine du dos. La disposition de l'instrument était avant
toute tentative de rapprochement, telle que le représente la
figure 76. Une telle situation de la branche fenêtrée eut certainement été impossible si, au lieu d'une expérience, nous
avions dû pratiquer une opération réelle. Dans ce cas, la
branche externe eut été appliquée dans toute sa longueur
sur la paroi fœtale, et ce résultat n'eut été obtenu qu'à
la condition que l'extrémité de la branche pleine eût glissé
sur la base du crâne en s'éloignant du frontal. La prise eût
dès lors été, dès le début, moins favorable que dans l'expérience, car un segment moins grand que la base eût été
saisi.

L'application des cuillers une fois faite, je procédai au
broiement, mais au fur et à mesure que les deux branches
se rapprochaient, je vis les cuillers glisser en bas, si bien
que finalement l'extrémité de la branche pleine répondait
seulement à l'apophyse basilaire. En même temps, la branche
fenêtrée avait glissé sur le côté de la nuque, et le résultat
final était tel que le représente la figure 77.

Si donc le cranioclaste exerce ici une prise solide sur la
base du crâne, celle-ci est peu réduite, car la prise porte
seulement sur le segment postérieur, qui par lui-même est

peu épais, et la masse faciale reste intacte ; comme elle est doublée de l'épaisseur du cou, le diagramme de la tête présente des dimensions assez volumineuses pour que l'extraction soit difficile.

Ici encore le cranioclaste nous apparaît comme une pince

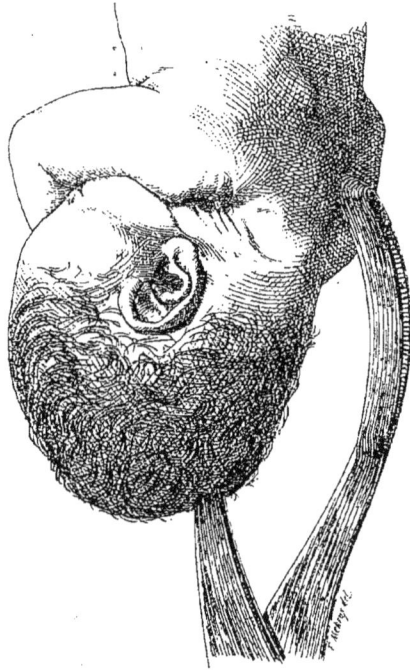

Fig. 76. — Application du cranioclaste dans le cas de présentation du sommet, prise sur l'occipital.

à os excellente, qui a saisi solidement la base du crâne, mais qui n'en a pas réduit sensiblement les dimensions. Pour peu que le bassin fût bien rétréci, il faudrait procéder à des cranioclasies plusieurs fois répétées, pendant lesquelles on morcellerait peu à peu la base, et on l'engagerait jusqu'au moment où le segment antérieur deviendrait accessible et

pourrait être broyé; l'opération serait longue et très laborieuse.

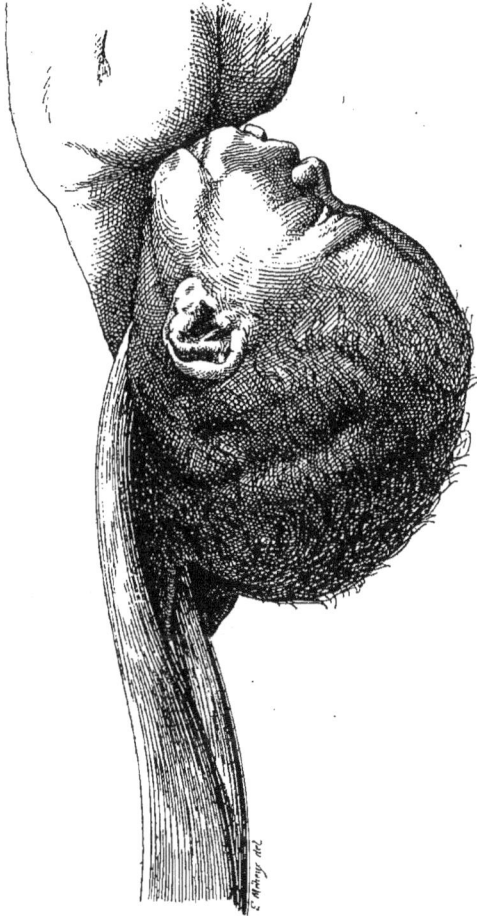

Fig. 77. — Application du cranioclaste dans le cas de 'présentation du sommet,
prise sur l'occipital. Le broiement est terminé.

Dans ce cas, on saisit encore la base sur laquelle on exerce
une prise solide, et si de nombreuses applications de cra-

11

nioclaste sont nécessaires, du moins chacune d'elles a pour
effet de briser et rendre malléable un petit segment de la
base, qu'on peut graduellement engager à travers la filière
pelvienne. Les conditions sont beaucoup moins favorables
quand la tête se présente dans une situation intermédiaire
à la flexion et à la déflexion. Dans ces faits, qui sont certainement les plus fréquents, les conditions sont singulièrement
défavorables à l'application du cranioclaste. En effet, la perforation est généralement faite sur la partie moyenne de la
voûte, et plus souvent sur le pariétal antérieur que sur le
postérieur.

Quelle que soit la direction dans laquelle on place la
branche fenêtrée, ce n'est toujours qu'un segment de la
voûte (occipital, pariétal ou frontal), qui se trouve saisi entre
les mors de l'instrument; la base est intacte et subit seulement l'action des tractions qui lui sont transmises par le
point de la voûte sur lequel est appliqué le cranioclaste.
Quand on a saisi l'occipital, le premier effet des tractions
est d'exagérer la flexion de la tête; on produit artificiellement un asynclitisme postérieur, ou on accentue celui déjà
existant quand on a saisi le pariétal postérieur; on défléchit au contraire la tête; quand on applique l'instrument
du côté du front.

Ces mouvements qui co-existent dans la pratique, car le
plus souvent, ainsi que le remarque justement Nicola[1], on
saisit rarement la tête directement vers le front ou l'occiput,
et le plus souvent on saisit volontairement, ou par suite du
glissement de la branche fenêtrée, la partie du frontal qui
regarde en arrière.

Ces mouvements qui ont bien été étudiés par Fabbri, Pugliati et Cuzzi, et plus récemment par M. le docteur Auvard,
peuvent suffire pour entraîner la tête à travers le détroit supérieur, et on comprend qu'on se soit attaché à déterminer

[1] Contributo allo studio del modo di agire del cranioclasta del Braun. *Annali
di Ostetricia*, 1880, p. 442.

par lequel d'entre eux l'engagement se faisait le plus aisément. Si nous croyons les expériences de Pugliati [1], en appliquant le cranioclaste du côté du front, on pourrait faire passer la tête à travers un bassin dont le diamètre rétréci aurait une longueur de 3 centimètres moindre que le diamètre bi-mastoïdien, tandis que, d'après les expériences de Cuzzi [2], la disproportion entre les deux diamètres qui pourrait être vaincue quand on applique l'instrument sur le pariétal, ne serait que 1 cent. 1/2.

Les avantages du procédé frontal sont incontestables; mais si nous en croyons soit les expériences que nous avons faites sur des bassins osseux, où les conditions de l'expérience se rapprochent plus de la vérité, soit les faits cliniques que nous avons observés, cette précision est bien artificielle, et si on espérait obtenir de tels résultats dans la pratique, on s'exposerait à beaucoup de mécomptes. A cet égard, nous pouvons parmi nos expériences rapporter la suivante qui semblera peut-être intéressante.

Nous plaçons dans le fantôme, après avoir pratiqué un rétrécissement antéro-postérieur de 0,06, un fœtus à la tête bien développée, dont les diamètres céphaliques étaient au début de l'expérience :

Diamètre occipito-frontal. 10 c. 5
— bi-temporal . . 7 c.
— bi-pariétal . . . 8 c. 1/2
— bi-mastoïdien. . 6 c. 9

La tête n'était ni fléchie ni défléchie ; elle était placée en O I D T ; après avoir fait la perforation sur la suture sagittale, au milieu de la distance qui sépare les fontanelles antérieure et postérieure, je dirigeai l'extrémité de la branche pleine vers le frontal en l'enfonçant autant que possible, j'appliquai la cuiller fenêtrée sur le front, et la situation de l'instrument était alors telle que je le figure sur la planche 78.

[1] Pugliati. *Expulsione ed extrazione della testa fœtale dopo la Craniotomia.* Napoli, 1882.

[2] Cuzzi. *Sul cranioclaste. Studi e esperienze*, 1878.

En exerçant des tractions assez fortes sur l'instrument, j'abaissai peu à peu la face et la tête s'engagea, grâce à l'ampleur que possédait la partie latérale du pelvis.

Je pris alors un bassin osseux rachitique, dont les dimen-

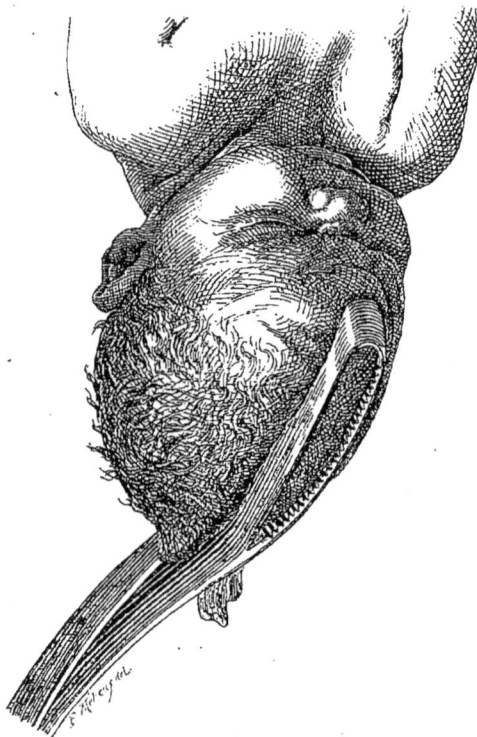

Fig. 78. — Cranioclasie dans le cas de présentation du sommet; prise frontale.

sions antéro-postérieures étaient également de 0,06, mais dont la moitié gauche était un peu plus petite que la moitié droite. Après avoir placé la tête dans la même situation que tout à l'heure, et avoir placé obliquement le diamètre bi-malaire, j'essayai en vain d'abaisser le front, la base resta obstinément au-dessus du détroit supérieur. C'est qu'ici les conditions artificielles créées par l'expérience sur le mannequin n'existaient plus. La viciation pelvienne n'était plus repré-

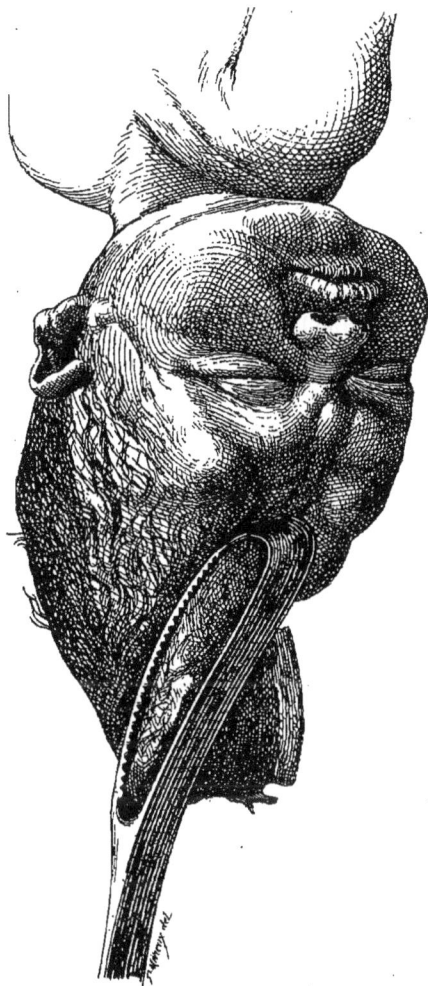

Fig. 79. — Cranioclasie dans le cas de présentation du sommet. Arrachement
du frontal.

sentée par une simple plaque métallique qu'on projetait plus
ou moins en avant, alors que les dimensions transversales

et les parties latérales n'étaient pas modifiées. Cette expérience montre tout au moins, qu'il ne suffit pas de constater si sur un bassin de bronze, telle disproportion entre un diamètre de la tête et un diamètre du bassin peut être vaincue pour penser qu'il en doive être ainsi en clinique. Ici, les conditions sont trop différentes de celles créées par l'expérience, et trop variables entre elles pour que la valeur absolue d'un procédé puisse être déterminée par un simple chiffre.

Cependant, continuant nos tentatives d'extraction, nous vîmes se produire un accident qu'on observe souvent dans la clinique, quelle que soit la direction dans laquelle est placé l'instrument, et qui explique bien des mécomptes de la pratique. Peu à peu l'instrument descendit, entraînant avec lui un fragment de frontal qu'il arrachait. La base restait intacte et aussi volumineuse au-dessus du détroit supérieur. L'aspect de la tête fœtale était alors tel que le représente la figure 79.

Le peu de solidité des parties sur lesquelles est appliqué l'instrument, coïncidant avec la nécessité de faire des tractions plus fortes par suite de la non-réductibilité de la base, est, en effet, un des grands inconvénients de la cranioclasie pratiquée dans ces conditions. C'est ainsi que s'expliquent ces opérations si longues, si laborieuses, si désespérantes, dans le cours desquelles on arrache fragment par fragment les parties de la voûte, qui cèdent avec d'autant plus de facilité qu'une partie a déjà été arrachée, et sans qu'on puisse parvenir à atteindre d'une façon utile la base du crâne.

Dans ces cas où on ne peut atteindre que la voûte, si le rétrécissement est tel que des tractions limitées par la solidité des attaches des os de la voûte ne suffisent pas à engager la tête, le cranioclaste reste un instrument de morcellement et une pince de traction qui, appliquée sur des parties peu solides, a une puissance modérée.

Tous ces inconvénients de la cranioclasie, qui sont réels et que nous n'avons pas inventés à plaisir, disparaîtraient si on pouvait transformer la présentation du sommet en présentation de la face, ou tout au moins en présentation du front, ce qui permettrait d'atteindre la base, de la broyer sur une certaine étendue, et de l'extraire suivant des diamètres plus favorables. C'est le but qu'ont cherché à atteindre les partisans du cranioclaste, soit qu'à l'aide de la branche mâle introduite dans le crâne ils repoussent l'occiput en abaissant le front ou même la face, suivant le procédé préconisé par Braun[1]; soit qu'en pressant, à l'aide d'un aide, deux doigts sur l'orifice de la perforation, ils défléchissent la tête, comme le propose Pugliati[2]; soit que par le procédé plus théorique que pratique de Narich[3], ils attirent en bas le menton sur lequel est appliquée la branche femelle, tandis qu'une main introduite dans les voies génitales soulève la tête et aide au relèvement de l'occiput.

Toutes ces manœuvres réussissent quand on les met en usage sur le mannequin où la tête est mobile, et où l'expérimentateur, toujours vigilant, corrige instantanément l'effet des fausses manœuvres qu'il peut faire.

L'expérience clinique montre qu'il n'en est pas ainsi dans la pratique vraie. En compulsant les observations que j'ai prises à la suite des opérations que j'ai vu faire à mes maîtres, ou que j'ai faites moi-même, et qui sont au nombre de neuf, je vois que jamais on n'a pu obtenir une déflexion complète.

Par ces manœuvres, on peut cependant réussir à abaisser un peu le front, et, en faisant plusieurs applications, en profitant de la rupture de la voûte qu'on a produite dans les tractions qu'on a faites, on peut, et cela n'est souvent pas sans peine, appliquer l'instrument sur la face, la bien saisir, la broyer et extraire ainsi la tête.

La déflexion de la tête pourrait certainement être obtenue

---

[1] Lehrbuch, éd. 1881.
[2] Pugliati. *Espulsione ed estrazione della testa fœtale,* — 1882.
[3] Narich. *Thèse,* Paris, 1882.

avec le passe-lacs de M. le Dr Auvard ; mais c'est là un instrument d'amphithéâtre qui n'a aucun intérêt pratique [1].

Pour faire disparaître les inconvénients que présente
l'application du cranioclaste dans le cas de présentation du
sommet, M. Auvard a modifié cet instrument afin qu'à coup
sûr il atteignît la base et la broyât.

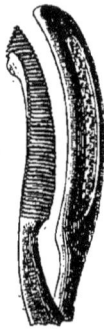

Briser la portion du squelette qui s'étend
du trou occipital à la face, tel est le but qu'a
cherché à atteindre M. Auvard en imaginant
son instrument dont la branche femelle (ou
branche fenêtrée) n'est autre que celle du
cranioclaste ordinaire, sauf quelques modifications dans les courbures ; le pivot est fixé sur
elle, alors qu'il existe sur la branche mâle
dans le cranioclaste ordinaire.

La branche mâle se termine par un tire-
fond. Les courbures de l'instrument sont cal-
culées de telle sorte qu'il peut s'articuler en
deux sens. Dans le premier cas, les deux mors
se regardent par leur concavité ; les extrémités seules se
touchent. Dans le second, il y a emboîtement réciproque
comme dans le cranioclaste ordinaire (fig. 80).

Fig. 80.

Voici quelles sont les règles d'application de cet instrument : « Une perforation aussi large que possible étant faite
à la voûte avec un trépan ou l'instrument de Blot, on va par
le toucher intra-cranien s'assurer de la position de la tête
et se renseigner sur la situation du trou occipital.

Ce toucher intra-cranien, dont les différents détails ont
été bien précisés par Guyon, est des plus faciles à pratiquer

[1] Auvard. *De la pince à os et du cranioclaste*, Th. Paris, 1884.

quand la perforation est large et donne des résultats excessivement précis. Il est (expérimentalement) aussi facile à faire que le toucher extra-cranien, plus facile quand, dans ce dernier, une infiltration sanguine, même légère, vient obscurcir la sensation tactile.

Le doigt, plongé dans la cavité cranienne, rencontre d'habitude, suivant le siège de la perforation, soit le plan formé par l'étage antérieur de la base du crâne, soit la tente du cervelet ou la partie attenante de la grande faux du cerveau.

Ce premier renseignement suffirait déjà à établir le diagnostic : quand on atteint une surface osseuse, on est du côté de la face ; quand, au contraire, un repli horizontal de la dure-mère, du côté de l'occiput.

Veut-on pousser ses investigations plus loin, on sentira, si l'on est tombé d'abord sur le plan osseux résistant, l'apophyse crista-galli ; en arrière, la selle turcique avec ses apophyses clinoïdes postérieures qui viennent heurter le bout du doigt, et de chaque côté, la saillie des deux petites ailes du sphénoïde. Latéralement, la tente du cervelet formant une éminence qu'on peut suivre postérieurement jusqu'à la grande faux du cerveau.

Dans le cas où on arriverait d'abord sur la tente du cervelet, on trouverait les mêmes parties que tout à l'heure, mais en sens inverse.

La situation de la tête étant ainsi précisée, on enlève à l'aide d'une injection extra-cranienne d'eau ou avec une curette, une partie de la substance cérébrale et on procède à l'introduction de la branche mâle de l'instrument dans la direction supposée du trou occipital. Le tire-fond poussé dans ce sens, entre pour ainsi dire spontanément dans cet orifice dont les bords servent de guide à la pointe de cet instrument. On tâte avec la main si le mors est bien fixé, ce qui indique sa pénétration dans le trou occipital. On imprime ensuite à la branche, pour enfoncer le tire-fond, un ou deux tours complets, pas davantage ; il est inutile d'aller plus loin.

Confiant alors la branche appliquée à un aide, on introduit la branche femelle sur la face, puis on articule en ayant soin que les mors se regardent par leur concavité, ce que l'on voit facilement à la forme du manche de la branche mâle qui présente une courbure analogue à celle de son mors. Cette direction se reconnaît encore au détail suivant : les manches sont pourvus d'un même côté de deux boutons blancs qui se correspondent quand les cuillers sont appliquées l'une dans l'autre par emboîtement réciproque et qui, au contraire, se trouvent sur les deux faces opposées quand les mors se regardent par leur concavité. La tête ainsi prise, on place la vis de pression et on commence le broiement en serrant doucement et progressivement.

La base du crâne et la face, étant ainsi solidement saisis entre les deux mors, sont fatalement broyées ; la branche mâle munie de la petite saillie située au-dessous du tire-fond pénètre dans les os de la base, les laboure, les brise complètement pour s'ouvrir une voie vers la branche externe.

Le broiement terminé, on desserre la vis, on tourne la branche mâle dans l'autre sens et on réapplique l'instrument en ayant soin de l'attirer un peu en bas pour que la prise soit moins haute que la première fois, que les os broyés ne soient pas pincés aussi complètement que tout à l'heure et conservent pour l'extraction toute leur souplesse.

L'instrument est ainsi appliqué comme le cranioclaste ordinaire dans le procédé frontal des présentations du sommet, et l'extraction s'opère suivant les mêmes règles.

Il y a en somme dans cette opération deux temps distincts : un premier de broiement, celui où les mors sont fixés de telle sorte qu'ils se regardent par leur concavité, et un second temps d'extraction où l'instrument est appliqué comme un cranioclaste ordinaire[1]. »

Nous avons fait une série d'expériences avec cet instrument.

[1] Auvard. *De la pince à os et du cranioclaste*, p. 136.

Il est exact que la base se trouve bien broyée, quand on introduit la branche mâle dans le trou-occipital, tandis que la branche .femelle est régulièrement appliquée sur le menton; c'est ce que nous avons pu observer dans l'expérience suivante :

Dans le bassin de bronze où nous avions simulé un rétrécissement antéro-postérieur de 6 cent. 5, nous mettons un fœtus à la tête bien ossifiée, dont les diamètres céphaliques étaient au début de l'expérience :

Diamètre occipito-frontal. 11
— bi-mastoïdien 7, 8
— bi-temporal. 7
— bi-frontal 7, 5

Ayant placé la tête fœtale dans une situation intermédiaire à la flexion et à la déflexion, je fis la perforation au niveau de la partie moyenne de la suture sagittale — et j'enfonçai la branche mâle dans le trou occipital, dans lequel je la fixai aisément. La branche femelle fut placée sur le menton, je broyai et quand le rapprochement des cuillers fut complet, la tête broyée avait exactement la forme et l'aspect qui sont représentés figure 81.

Nous tentâmes de pratiquer l'extraction sans modifier la situation de l'instrument. Ce fut chose impossible par suite de la dureté de la base et du volume qu'avait encore la tête. Mais en déplaçant l'instrument et en saisissant la tête du trou occipital à l'occiput, l'extraction fut faite sans effort grâce à la malléabilité de la tête. En somme, par ce procédé on broie bien la base et si l'extraction est difficile, on peut, au prix de deux applications de cranioclaste, faire en sorte que la tête soit bien malléable et puisse être extraite.

Mais il y a lieu de considérer le fait précédent comme étant un exemple du maximum de résultats que peut donner le cranioclaste de M. Auvard.

Il est loin d'être aussi aisé que le dit cet auteur de toujours faire pénétrer l'extrémité de la branche mâle dans le trou occipital. Tout d'abord, l'orifice de la perforation, tel qu'il est fait avec la branche mâle, est trop étroit pour laisser passer librement l'index; on est donc obligé de faire cette

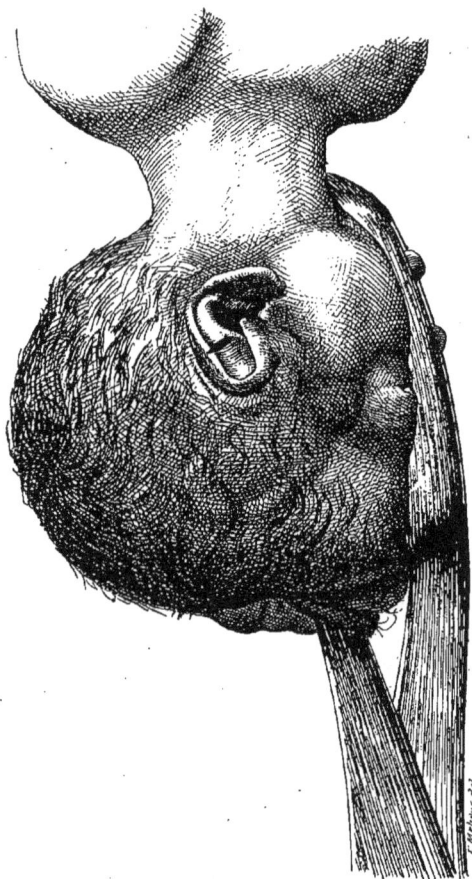

Fig. 81. — Broiement de la base avec le cranioclaste de M. Auvard.

recherche un peu à l'aveugle et dans bien des cas on ne peut pénétrer dans la dépression formée par le trou occipital. Cette difficulté devient plus apparente quand l'orifice de la

perforation est situé près du front. Si on ne peut atteindre le
trou occipital, dit M. Auvard, on peut fixer le perforateur
dans la fosse cérébelleuse postérieure en imprimant seulement un ou deux tours au manche de l'instrument.

Nous avons fait plusieurs expériences dans lesquelles
nous avons eu recours à ce procédé; quand la tige de la
branche mâle est dirigée bien perpendiculairement à la
base, si la tête est bien tenue, si avant de faire pénétrer la
pointe de la branche pleine, on tient celle-ci bien solidement
appuyée sur la face osseuse, un ou deux tours suffisent pour
fixer assez solidement l'instrument. Mais si celui-ci est dirigé
obliquement par rapport à la base, et c'est généralement
le cas lorsqu'on n'a pu pénétrer dans le trou occipital, la
pointe s'enfonce mal. Si on n'a imprimé au perforateur
qu'un ou deux tours, l'instrument glissera sur la base dès
les premiers efforts de broiement et la cranioclasie se fera
suivant les conditions communes. Pour éviter cet inconvénient, il faut donc enfoncer plus profondément le térébellum et au niveau de la fosse cérébelleuse la paroi
cranienne est si mince que très aisément on la dépasse;
on verra alors la tige faire saillir et perforer la peau, comme
nous l'avons vu dans un cas que nous figurons planche 86.
En dehors du trou occipital, le térébellum du cranioclaste ne
sera enfoncé sans danger que dans le sphénoïde et le massif
facial, comme le fait Frascani avec son basioclaste.

Or, quoi qu'on en dise, il n'est pas très commode
de pratiquer le toucher intra-cranien dans la pratique vraie
et il n'est pas toujours possible d'enfoncer l'instrument en tel
ou tel point déterminé de la base. Il est peut-être dès lors
dangereux de placer entre les mains de tous un instrument
perforant, qui destiné à être enfoncé dans la base, peut la
dépasser sans que la paroi utérine soit protégée.

Il y a peut-être là un reproche à adresser au cranioclaste
de M. Auvard.

Dans l'expérience que nous avons rapportée plus haut, la
cuiller externe était appliquée sur le menton et quand les

cuillers furent rapprochées, la base était assez bien démolie
pour ne plus offrir aucune résistance quand le cranioclaste
eut été déplacé. Mais c'est là une condition favorable qu'on
ne doit pas toujours pouvoir réaliser dans la pratique; bien
souvent comme avec les autres cranioclastes la branche
fenêtrée doit être appliquée sur les parties latérales de
la tête. Dans ces cas, bien que la fixité de la branche non
fenêtrée limite dans une certaine mesure le glissement de la
branche externe, celui-ci existe néanmoins, ainsi que nous
l'avons observé dans plusieurs expériences. Le segment de
la base qui a été broyé est alors peu épais et la base du
crâne conserve encore une solidité suffisante pour que
plusieurs broiements soient nécessaires. L'opération n'a plus
ici la simplicité qui peut séduire au premier abord.

C'est ce qu'on doit notamment observer dans les cas où
la tête est bien fléchie. Ici la perforation est, sans doute,
pratiquée près de la fontanelle postérieure et on peut plus
aisément pénétrer dans le trou occipital, mais l'application
de la cuiller fenêtrée sur la voûte dans la direction du front
ne donnerait que de mauvais résultats, car on ne pourrait
atteindre la face. Pendant le rapprochement des branches,
on verrait la branche pleine s'échapper de la base et la voûte
seule serait saisie, ou bien si le perforateur était assez solidement fixé dans la base pour ne pas s'en séparer, le rapprochement des branches aurait seulement pour effet d'enfoncer
la voûte et de l'appliquer contre la base.

En somme, briser la portion du squelette qui s'étend du
trou occipital à la face est une chose que peut faire le
cranioclaste de M. Auvard et, à cet égard, cet instrument
peut être considéré comme préférable au cranioclaste ordinaire dont il présente du reste toutes les qualités. Mais nous
croyons pouvoir dire que ce résultat n'est pas toujours
atteint dans la pratique parce que la situation de l'orifice
de la perforation de la voûte ne permet pas dans tous les
cas d'atteindre le trou occipital. Cet inconvénient est surtout
fort net quand la tête n'est pas bien fléchie, car la perforation

est alors faite près du bregma. Cette circonstance favorise cependant l'application régulière de la cuiller externe sur la face. Par contre, la recherche du trou occipital est, nous l'avons dit, plus facile lorsque la perforation est pratiquée près de la fontanelle postérieure; mais ici, l'application de la cuiller externe du côté de la face ne donne que de médiocres résultats.

Pour ces raisons, les cas où le cranioclaste de M. Auvard donne des résultats conformes à l'idée théorique pour la réalisation de laquelle il a été conçu, sont limités dans la pratique.

Si maintenant nous considérons cet instrument comme un cranioclaste dont la branche mâle peut être enfoncée en un point quelconque de la base et assurer ainsi le broiement certain des parties, comprises entre elle et la branche fenêtrée, à la manière du basioclaste de Frascani, il donne un résultat plus complet que le cranioclaste ordinaire.

Le broiement ainsi obtenu peut être fort étendu. Nous avons dit que souvent, dans la pratique, il n'atteignait qu'un segment limité de la base et qu'alors des applications répétées de l'instrument devenaient nécessaires.

Nous avons dit que l'implantation de la branche perforatrice dans la base ne laissait pas d'être une manœuvre parfois dangereuse.

Né comme le basilyste de Simpson, comme le basiotribe de Tarnier, du désir d'atteindre la base du crâne, le cranioclaste de M. Auvard est supérieur au cranioclaste ordinaire; il est inférieur à ces derniers instruments.

APPLICATION SUR LA TÊTE DERNIÈRE

Appliqué sur la tête dernière après transforation de la base, le cranioclaste nous apparaît encore comme une pince à os qui broiera le pont de tissu situé entre l'orifice de la perforation et la partie de la tête sur laquelle la branche femelle est appliquée et qui exercera une prise solide sur la tête fœtale. Une réduction notable ne sera souvent obtenue qu'au prix de plusieurs broiements.

IV

En somme, le cranioclaste n'est qu'une pince de traction qui tient solidement les parties qu'elle a saisies et permet d'extraire la tête fœtale si la base se présente favorablement, et si la disproportion entre son volume et la capacité du bassin est peu grande ; mais de tout ce qui précède, il résulte que dans les cas où la base du crâne est le siège de fractures multiples et est ainsi devenue malléable, le cranioclaste est un instrument qui, en saisissant la tête sur un point limité, lui laisse toute sa souplesse.

Une extraction qui paraissait hérissée de difficultés peut alors devenir très aisée et quand la base est le siège de fractures assez multiples pour qu'elle ait perdu toute solidité, la disproportion entre le volume de la tête et les dimensions du bassin qui peut être vaincue sans grand effort, paraît, au premier abord, incroyable. C'est ce que nous avons vu au cours de l'expérience suivante.

Je plaçais dans le mannequin sur lequel j'avais simulé un rétrécissement de 0,03 centimètres une tête fœtale bien ossifiée, que j'avais préalablement broyée et dont les diamètres céphaliques étaient au début de l'expérience.

Diamètre occipito-frontal. . . . 11,2
  — bi-pariétal 9
  — bi-temporal. 8,2

J'avais fait sur cette tête deux basiotripsies dans lesquelles les cuillers furent d'abord appliquées de l'apophyse zygomatique du côté gauche à l'apophyse mastoïde du côté droit ; le résultat avait été aussi satisfaisant que possible. Dans un second broiement j'avais appliqué les deux cuillers aux extrémités du diamètre O F, l'instrument avait glissé en

arrière et quand le rapprochement avait été complet, la tête
dont la base était démolie avait la forme et l'aspect qui se
trouve représenté dans la figure 82. En avant de l'instru-

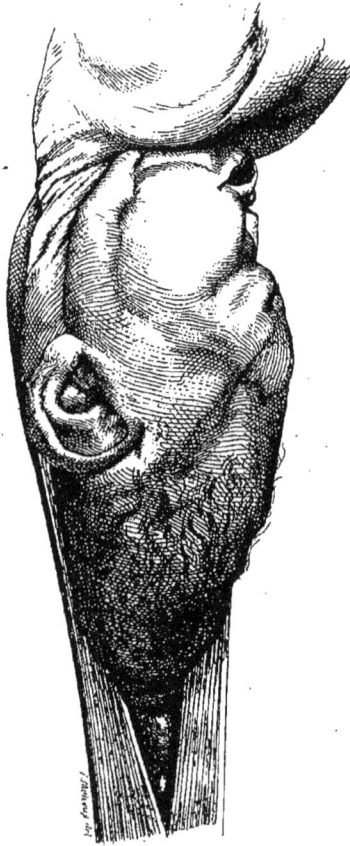

Fig. 82. — Basiotripsie répétée.

ment, se trouvait une masse volumineuse et assez résistante
formée par les os de la base et les parois de la voûte cranienne qui enfermaient une petite quantité de matière cérébrale.

En vain je tentais d'extraire la tête à travers le rétrécissement pelvien que j'avais simulé, la résistance du crâne était
trop grande ; je ne pus obtenir aucun degré d'engagement.

Je retirai alors l'instrument et immédiatement la tête qui
n'était plus soumise à aucune pression reprit toute sa souplesse. Je saisis avec le cranioclaste un fragment de la
voûte et peu à peu je réussis à faire passer la tête, non sans
faire d'assez fortes tractions et sans être obligé de faire plusieurs applications de la pince, qui arrachait les tissus qu'elle
avait saisis. Mais enfin l'extraction fut possible, alors qu'elle
était absolument impossible auparavant.

Ici tout était artificiel ; si le broiement avait été aussi parfait, c'est que je l'avais pratiqué sur la table d'amphithéâtre
sans avoir à lutter contre les difficultés peut-être insurmontables qu'on aurait rencontrées, si on avait voulu tenter une
pareille opération sur le vivant et je me garderai bien, suivant la coutume de beaucoup d'expérimentateurs, de conclure
de cette expérience qu'on pourrait, avec le cranioclaste faire
passer à travers un bassin de 3 centimètres, une tête fœtale
qu'on aurait préalablement broyée.

A côté de cette expérience, nous pouvons placer celle que
nous avons rapportée page 107 et dans laquelle, malgré une
basiotripsie aussi complète que possible, la tête qui avait
aisément pu être extraite à travers un bassin rachitique, ne
peut l'être à travers un bassin oblique ovalaire. Il y eut, en
effet, un épilogue à ce fait, car il nous suffit de retirer le
basiotribe et de saisir la tête avec le cranioclaste pour opérer
aisément l'extraction dans ce même bassin. Ces expériences
nous semblent intéressantes à rapporter, car elles nous ont
permis de voir les bons résultats qu'on observe souvent
dans la pratique quand, après avoir démoli la tête avec le
céphalotribe et n'avoir pu l'extraire, on obtient aisément
l'extraction avec le cranioclaste, faits sur lesquels a si justement insisté Wiener[1].

---

[1] Wiener. *Kephalotryptor oder Kranioklast.* (*Archiv. fur Gynækologie*, XI,
p. 241.)

Nous avons observé plusieurs cas cliniques dans lesquels le cranioclaste, appliqué sur une tête fœtale devenue malléable avait, dans des circonstances différentes, rendu de grands services.

Dans un premier cas, il s'agissait d'une primipare de 26 ans, qui vint accoucher à la Maternité le 26 octobre 1880, à un moment où M. le docteur Peyrot dirigeait ce service.

C'était une femme au squelette grêle, aux membres inférieurs incurvés, qui avait été atteinte de rachitisme dans les premières années de son enfance et n'avait marché qu'à l'âge de sept ans. Le bassin était assez rétréci pour que le diamètre sacro-sous-pubien mesurât seulement 8 centimètres 5 ; la longueur du diamètre antéro-postérieur du détroit supérieur pouvait donc être estimée à 7 centimètres.

Cette femme était à terme ; le fœtus volumineux se présentait par le sommet, la tête bien fléchie en O I G A. Après avoir fait deux applications de forceps avec l'instrument à tiges de traction de M. Tarnier, sans qu'il pût obtenir de résultat, M. Peyrot, appliqua sans tarder le céphalotribe, car l'enfant avait succombé pendant les tentatives d'extraction pratiquées avec le forceps.

La voûte cranienne fut perforée au niveau de la fontanelle postérieure, les cuillers du céphalotribe de M. Tarnier, à courbure de Levret, furent appliquées sur les parties latérales de la tête, ainsi que nous le démontra l'examen anatomique, aux extrémités du diamètre bi-mastoïdien. On procéda alors au broiement. Celui-ci se fit sans difficulté ; quand il fut terminé, on pouvait en pratiquant le palper abdominal sentir la rainure que dessinait sur le côté du crâne l'instrument, au-dessus duquel la base encore volumineuse formait une grosse saillie. En un mot, la prise était analogue à celle que nous avons figurée pages 69 et 70. Dès les premières tractions qui furent exercées sur l'instrument celui-ci glissa. Sans attendre que ce glissement fût complet, M. Peyrot, fit tourner la tête en I O G T, et ayant alors retiré l'instrument, il le réappliqua aux extrémités du diamètre transverse du bassin. L'instrument, bien qu'il eût paru régulièrement appliqué glissa encore; il est probable que la prise était ici analogue à celle que nous avons figuré page....

M. Peyrot saisit alors avec le cranioclaste de Braun la partie postérieure du pariétal gauche, qui était tourné en arrière et très aisément il put faire l'extraction de la tête, dont la voûte était effondrée.

La base était le siège de fractures multiples, la partie horizontale du frontal était brisée, le corps du sphénoïde était intact, mais le rocher du côté droit était le siège d'une fracture dirigée d'avant en arrière et toute la partie de cet os située en dehors de ce trait de fracture était rejetée en dedans.

Les diamètres de la tête étaient après l'extraction :

Diamètre occipito-frontal. 13
— occipito mentionnier. . . . 15
— bi-mastoïdien 5,8
— sous-occipito-brégmatique. . 10,1

Le diamètre bi-mastoïdien sous la seule pression des doigts pouvait être réduit à 3 centimètres.

A côté de ce cas, nous pourrions en placer un autre, que nous avons observé le 14 mai 1884, à l'hôpital de la Charité, où nous dirigions le service en l'absence de M. le docteur Budin.

Ici, il s'agissait d'une femme âgée de trente-huit ans, multipare, ayant accouché naturellement au terme de sa première grossesse, dont la seconde gestation s'était terminée par un avortement au quatrième mois et qui était alors au terme de sa troisième grossesse.

Chez cette femme, le bassin était normal et je fus conduit à recourir successivement à l'emploi du céphalotribe et du cranioclaste dans les circonstances suivantes.

Elle était entrée en travail le 12 mai dans la matinée et avait été envoyée chez une sage-femme agréée de l'Hôtel-Dieu, pour y accoucher. Le 13 mai à midi, le travail paraissant s'avancer trop lentement au gré de la sage-femme, celle-ci donna à la malade du seigle ergoté. Le 14 mai, le travail ne progressant pas, et la malade paraissant s'épuiser, on manda mes collègues des hôpitaux, MM. Maygrier et Ribemont, qui prescrivirent le transport de cette malade à l'hôpital.

Quand j'arrivai auprès de cette femme, je la trouvai dans un état déplorable ; surmenée par le long travail qu'elle avait subi, elle avait 39°, le pouls était rapide ; la langue sèche ; elle présentait les signes d'une grande surexcitation cérébrale. L'utérus était tendu et par la percussion, je trouvai à sa partie antérieure et supérieure une zone sonore assez large ; le fœtus était mort et putréfié ; par le vagin s'écoulait du reste, un liquide extrêmement fétide. En pratiquant le toucher, je trouvai la tête fléchie se présentant en O I D P, et peu engagée ; le col était ramolli dans sa partie inférieure, mais l'orifice interne formait un anneau d'une dureté ligneuse à bord presque tranchant, qui avait environ 6 centimètres de diamètre.

Après avoir fait prendre à cette femme un bain très chaud, je me résolus à intervenir en faisant une céphalotripsie ; j'espérais ainsi, grâce à la réduction de la tête, réduire à son minimum les chances de déchirure du col utérin, qui eut été ici particulièrement dangereuse, vu l'état de putréfaction dans lequel était le fœtus.

Après avoir perforé la voûte cranienne au niveau de la partie postérieure de la suture sagittale, j'appliquai le céphalotribe de telle sorte que les cuillers vinssent s'appliquer sur les parties latérales de la base. Le rapprochement des branches ne se fit pas sans difficulté ; cependant la tête fut correctement saisie.

J'essayai en vain d'extraire la tête, car le col ne se laissait pas distendre sous l'influence de la pression continue qu'exer-çait sur lui la tête fœtale tirée par le céphalotribe ; je retirai alors l'instrument et saisis l'occipital avec un cranioclaste. A l'aide de tractions modérées, je pus extraire la tête dont la base très souple s'était allongée et avait pu franchir le col sans le rompre.

A côté de ces deux faits, j'en citerai encore un troisième qui, par sa rareté même, me semble intéressant. La cranioclasie ne fut ici précédée d'aucune opération et les fractures qui rendaient la base du crâne fort malléable s'étaient produites spontanément.

Il s'agissait d'une primipare, Marie T., qui se présenta à l'hôpital Tenon, le 15 octobre 1888. Elle avait eu ses dernières règles le 28 janvier et présentait l'aspect d'une rachitique. Elle n'avait, du reste, marché qu'à l'âge de cinq ans et ses membres inférieurs offraient les déformations que nous avons coutume de rencontrer chez les individus dont le squelette a été atteint par cette affection. Les os du bassin n'étaient pas indemnes. La longueur du diamètre promonto-sous-pubien était de 10 centimètres, d'où je crus pouvoir conclure que le diamètre antéro-postérieur du détroit supérieur mesurait seulement 8 centimètres et demi ; enfin les dimensions transversales du bassin ne paraissaient pas être sensiblement diminuées. En somme, le bassin était aplati d'avant en arrière, les parties latérales du pelvis étaient symétriques et en aucun point je ne puis sentir d'épine ou d'exostose.

Cette femme eût dû accoucher vers la mi-novembre, mais bien que le fœtus parût petit, la tête se présentait fléchie en O I G A et était assez volumineuse pour que je pusse craindre qu'en attendant le terme de la grossesse, un accouchement sans opération fœticide fût impossible. Je décidai donc de provoquer le travail. Dans ce but, j'introduisis une sonde dans l'utérus, le 16 octobre. Elle fut expulsée dans la journée sans qu'elle eût provoqué de contractions utérines. Le 17, je réappliquai la sonde qui resta en place 24 heures sans provoquer de contractions. Le 18 octobre, je ne pus me rendre à l'hôpital, la sonde fut retirée, mais non remise en place. La journée se passa sans que des contractions utérines se produisissent.

Une sonde fut de nouveau introduite dans l'utérus le 19 octobre et pendant toute la journée, on observa des contractions assez violentes pour que l'effacement du col s'achevât. Enfin le 20 octobre, le sonde fut retirée et réappliquée de nouveau; peu de temps après que l'instrument eût été introduit, les membranes se rompirent et les contractions se succédèrent avec grande violence.

À ce moment, la tête de l'enfant était entièrement située au-dessus du détroit supérieur. Bien que le bassin fût simplement aplati d'avant en arrière et ne fût pas sensiblement rétréci suivant les dimensions transversales, la tête fœtale ne se présentait pas en position transverse avec ce léger degré de déflexion qui, en mettant la partie antérieure d'un pariétal en rapport avec le promontoire favorise l'engagement. Elle se présentait en O I G A et était très fléchie. Le promontoire appliqué contre le pariétal gauche répondait à un point situé au milieu de la ligne qui unissait la bosse pariétale à l'angle postéro-supérieur de cet os; la suture sagittale était à peine tangible sur une étendue de quelques centimètres; il y avait, en outre, un notable degré d'asynclitisme, grâce auquel le pariétal droit était situé sur un plan inférieur à celui occupé par le pariétal gauche. Les conditions dans lesquelles la tête se présentait au détroit supérieur s'éloignaient donc de celles qu'on rencontre dans le cas de bassin aplati, pour se rapprocher de celles qui semblent être la règle dans les bassins généralement rétrécis. Elles étaient ici singulièrement défavorables.

Pendant toute la journée du 20 octobre, les contractions se poursuivirent avec grande violence. Cependant l'état du col ne changeait guère; l'orifice externe ne se dilatait pas et présentait seulement les dimensions d'une pièce de 50 centimes; la tête de l'enfant dont la position ne s'était pas modifiée, restait toujours fixée au-dessus du détroit supérieur, sans qu'il eût la moindre trace d'engagement. Telle était la situation, quand vers minuit on pratiqua l'examen de la malade. Ajoutons qu'à ce moment l'enfant était vivant, les battements du cœur étaient réguliers et au nombre de 130 par minute. Le 21 octobre, lors de la visite du matin, je trouvai le col utérin dans le même état ; la tête fœtale était toujours dans la même situation ; mais on n'entendait plus les battements du cœur, l'enfant avait donc succombé. Je dois ajouter qu'à ce moment, les os de la voûte du crâne ne chevauchaient pas sensiblement les uns sur les autres. Pendant toute la journée du 21 octobre, les douleurs se poursuivirent avec la plus grande violence sans qu'aucun résultat se fît remarquer du côté du col.

Cependant le 22 octobre, vers 6 heures du matin, l'orifice externe très mince avait les dimensions d'une pièce de 5 francs. Quand, vers 10 heures du matin, je vis la malade, les dimensions de l'orifice étaient celles d'un cercle qu'on pourrait inscrire dans la paume de la main. Les bords en étaient minces et étroitement appliqués sur le pariétal antérieur qui chevauchait notablement sur le postérieur ; les rapports de la tête et du promontoire ne s'étaient pas modifiés. Vers midi, la dilatation était à peu près complète ; je me décidai à intervenir en me servant du cranioclaste.

Je perforai le cuir chevelu au niveau du bord supérieur du pariétal droit et à peine l'instrument avait-il perforé la peau soulevée et séparée des os de la voûte par une masse molle assez considérable, que je vis s'écouler de la matière cérébrale en grande abondance ; je n'avais cependant perforé que la peau. En introduisant le doigt dans la plaie ainsi faite, je reconnus que, sous l'action des contractions utérines, la suture sagittale s'était rompue dans toute son étendue. Je saisis alors le pariétal gauche avec un cranioclaste dont je dirigeai les cuillers vers le front et je pus extraire la tête en exerçant à peine quelques tractions sur l'instrument.

Une fois l'accouchement terminé, j'examinai la tête du fœtus dont la figure 83 représente exactement la forme.

Je constatai les lésions suivantes :

L'écaille de l'occipital est complètement disjointe de la partie basilaire de cet os et la charnière de Kerkring est, en partie arrachée ; il y a également disjonction des sutures temporo-pariétales droite et gauche.

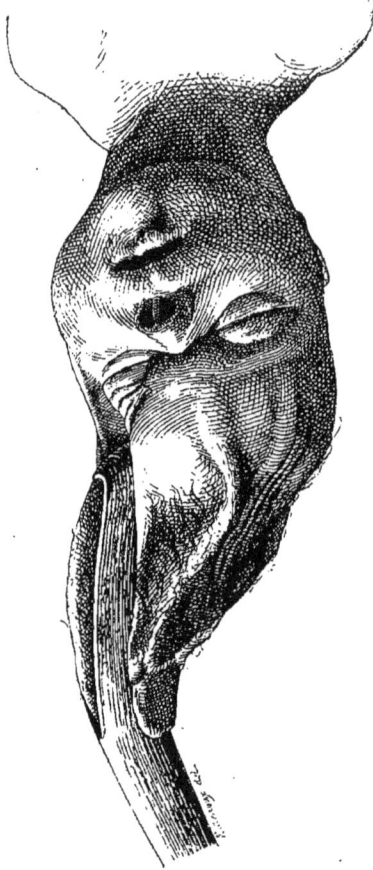

Fig. 83. — Cranioclasie sur une tête fœtale qui présentait de nombreuses fractures spontanées.

Sur la partie orbitaire du frontal, on trouve de chaque côté un trait de fracture transversalement dirigé et siégeant vers la partie moyenne. L'écaille du frontal et la partie antérieure

des portions orbitaires sont ainsi isolées des petites ailes du
sphénoïde. Le corps du sphénoïde est le siège d'une fracture
située sur la ligne médiane et dirigée d'avant en arrière. Les
petites ailes de cet os sont mobiles et peuvent s'infléchir
l'une sur l'autre. Les grandes ailes du sphénoïde sont, en
outre, mobiles sur le corps de cet os.

Le rocher de chaque côté est mal fixé entre l'occipital et
le sphénoïde, grâce à la disjonction des sutures qui l'unissent
à ces os; il présente, en outre, de chaque côté, une fracture
au niveau de sa continuité avec l'écaille du temporal. En ce
point l'oreille interne se trouve effondrée.

Toutes ces fractures avaient eu pour résultat de rendre la
tête extrêmement malléable et sous la pression des doigts,
celle-ci donnait la sensation d'un sac rempli de noix.

Quand le cranioclaste est appliqué sur des têtes devenues
ainsi malléables, il nous apparaît comme un agent d'extraction parfait, bien supérieur, dans les cas difficiles, au céphalotribe, car en laissant la tête s'allonger, se laminer, pour
ainsi dire, à travers la filière pelvienne, il permet l'extraction
dans des cas où la forme indélébile et la solidité que présente le crâne solidement saisi avec ce dernier instrument,
pourrait créer de grands obstacles.

Quand la tête est le siège de semblables lésions, l'extraction peut donc devenir aisée, alors même que le bassin est
très rétréci et cela, sous l'influence du cranioclaste, agissant
seulement comme agent de traction.

On s'explique, dès lors, comment certains auteurs ont proposé de broyer d'abord la tête avec le céphalotribe et de l'extraire avec le cranioclaste, et pourquoi devant l'infidélité des
résultats donnés par l'instrument de Baudelocque, des partisans du cranioclaste se servent de celui-ci pour broyer la
base, avant d'en tenter l'extraction. Nous savons, qu'à moins
de circonstances favorables qui ne se trouvent pas toujours
réalisées dans la pratique, un résultat utile ne peut être
obtenu que par un véritable morcellement et au prix d'opé-

rations répétées qui ne laissent pas, par leur répétition même de devenir dangereuses.

C'est dans le but d'obtenir ce résultat, d'une manière commode et sûre, que Simpson a imaginé son basilyste, que Hubert a inventé son transforateur. Nous dirons que ce but peut être également atteint par la basiotripsie.

CHAPITRE IX

Manuel opératoire. — Qualités et défauts de cet instrument.

Le basilyste a été, si je ne me trompe, appliqué pour la première fois par Simpson, le 21 décembre 1882, chez une femme de vingt-huit ans, multipare, qui était atteinte d'allongement hypertrophique du col[1].

Au début, le basilyste était un instrument dont les figures 84 et 85 donnent aisément l'idée. Quand l'instrument est fermé, c'est un perforateur qui rappelle dans ses lignes générales le perforateur de Blot, mais dont l'extrémité, au lieu d'être constituée par deux lames tranchantes sur l'un de leurs bords et qui se recouvrent l'une l'autre, a la forme de la pointe du térébellum ; au point où cesse le pas de vis, se trouve un épaulement assez saillant. Quand on presse avec la main sur les deux manches, les deux moitiés

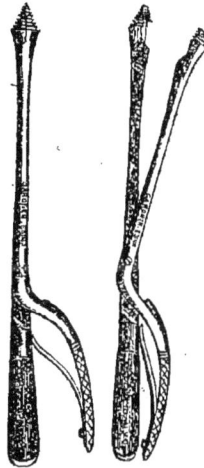

Fig. 84, 85. — Basilyste de Simpson.

du cérébellum se séparent, ainsi que le représente la figure 85.

Cet instrument est destiné à être enfoncé dans la base du

[1] *Basilysis for Dystocia from Hypertrophic Elongation of the Cervix uteri.* Edimb. Obst. Society, 10 janvier 1883.

crâne. Voici comment, Simpson, donne les règles du manuel
opératoire qui doivent être suivies, quand on a recours à son
instrument.

« On y a d'abord recours[1] pour pratiquer la perforation
dans la voûte. L'opérateur passe ensuite son doigt à travers

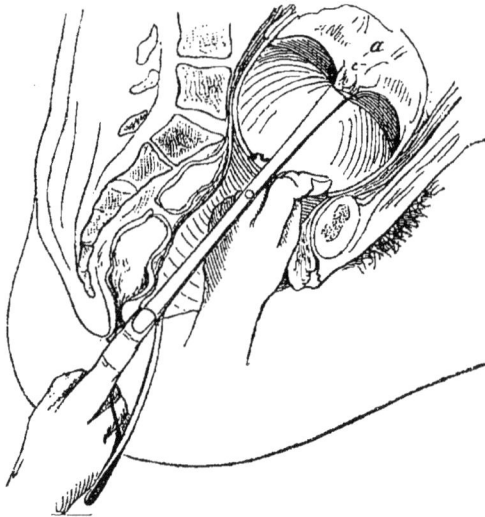

Fig. 86. — Basilyste d'après une figure de Simpson. Le basilyste est fixé dans
le sphénoïde.

cet orifice, afin de guider le perforateur vers quelque point
de la base du crâne. (Voyez fig. 86.)

On perfore celle-ci sans courir le risque de franchir la
peau et encore moins de blesser la paroi utérine, car la pénétration trop profonde de l'instrument est empêchée par l'é-
paulement qui se trouve à la base de la partie conique du
perforateur. On peut ainsi transforer la base en plusieurs
points et le résultat est la séparation des parties osseuses
qui la constituent. Chaque fois qu'il fait pénétrer le
perforateur dans la base, l'opérateur peut rapprocher les

[1] *British med. Journ.*, 20 décembre 1881.

manches et pousser à son plus haut point la séparation des os de la base ; quand celle-ci a été ainsi démolie, elle devient flasque et peut se mouler sur la paroi du pelvis. Le résultat est tel, que, dans certains cas, la tête peut être expulsée par les contractions utérines et qu'elle peut être extraite avec les doigts qu'on passe à travers l'orifice de la voûte. »

Tel est l'instrument que choisit M. Simpson quand il fit la basilysie chez la femme atteinte d'allongement hypertrophique du col dont nous parlons plus haut. A l'inspection, le col formait une tumeur qui faisait au-devant de la vulve une saillie de deux pouces et présentait sur sa partie centrale un orifice transversalement dirigé ; sa consistance était très dure ; sa coloration était rouge, sauf en quelques points où elle était ulcérée et couverte par une pellicule grisâtre. La vulve était distendue par la tumeur et ses bords étaient indurés ; l'orifice cervical permettait seulement d'introduire deux doigts et en introduisant l'index sur toute sa longueur, on pouvait reconnaître le sommet de l'enfant ; l'occiput était dirigé à droite et un peu en arrière, les os de la voûte chevauchaient.

Simpson perfora la voûte sur un point voisin de la paroi antérieure du col, la pointe du basilyste fut dirigée sur la partie antérieure de la base, au-devant de la selle turcique et il fut enfoncé. Quand on eut écarté ses deux parties, il fut évident que la base avait été brisée.

« Pour rendre plus complètes les fractures comminutives de la base, l'instrument fut de nouveau appliqué derrière la selle turcique. Pendant ces manœuvres, il ne s'écoula pas de sang, ce qui prouvait que le fœtus était mort et que les tissus maternels n'avaient point été blessés. Pendant l'opération, une certaine quantité de matière cérébrale s'écoula, le reste fut évacué, grâce à une irrigation intra-cranienne. La tête fut aisément extraite. » Ainsi que le remarque Simpson, les conditions étaient ici singulièrement favorables ; cependant, si nous considérons les effets produits sur la base du crâne par la basilysie, ils ont été fort complets, car il suffisait de tenir la tête ainsi que le représente la figure 87, que nous empruntons à Simpson, pour aplatir complètement la tête.

Depuis cette époque, Simpson a modifié son instrument primitif en le munissant d'une branche externe fenêtrée,

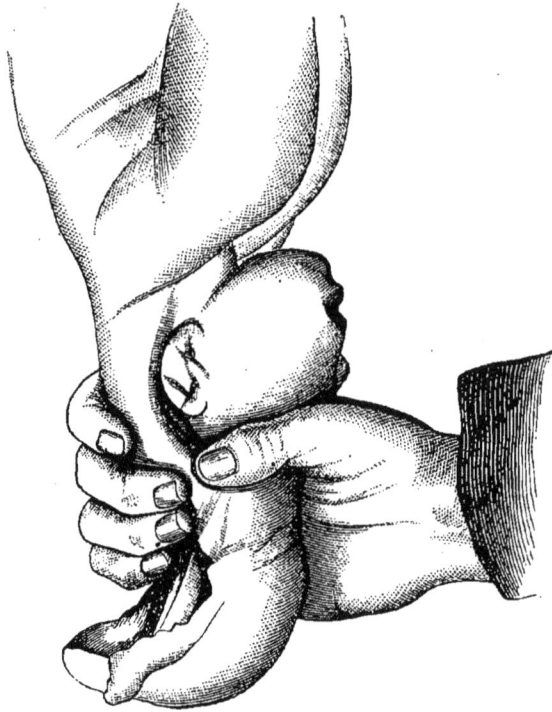

Fig. 87. — Figure empruntée à Simpson et par laquelle cet auteur montre la grande malléabilité de la tête.

analogue à celle du cranioclaste. L'instrument actuel a la forme que représente le dessin n° 88.

«Grâce à cette modification, dit Simpson, le basilyste remplit les trois qualités essentielles que doit avoir tout embryotome céphalique pour pouvoir être employé dans tous les cas de la

pratique[1]. S'il suffit de perforer la voûte, la perforation peut
être faite et avoir la forme d'un cercle ou d'une large esta-
filade; si une réduction plus considérable est nécessaire, il
permet de dissocier les os de la base inflexible, la tête
devient alors souple et compressible; enfin, s'il faut pratiquer l'extraction, le perforateur peut servir
de branche mâle du cranioclaste sans qu'on
ait à modifier sa situation et la branche
externe est appliquée sur le crâne du côté
de l'occiput ou de la face, suivant le cas.
Nous avons donc un instrument avec lequel
on peut produire un cranioclasme beaucoup
plus efficace qu'avec aucun autre cranioclaste et qui présente les avantages d'un
tracteur sûr et scientifiquement construit. »

Et Simpson ajoute : « Je ne prétends
pas prévoir les développements que l'avenir
donnera au chapitre de l'embryotomie
céphalique, mais je suis certain que lorsque
le perforateur, le démolisseur et l'extrac-
teur seront arrivés à la perfection, l'accoucheur ne sera plus dans la nécessité d'avoir
plusieurs appareils pour obtenir ces résultats; il en aura un seul avec lequel il sera

Fig. 88. — Basilyste
de Simpson muni
de la branche d'ex-
traction.

capable d'achever chaque temps de l'opération *cito* et *tuto*. »

C'est avec le nouveau basilyste que j'ai fait les expériences
suivantes, qui ont toutes porté sur des cas où la tête était
fléchie.

Dans une première expérience, j'eus pour but de vérifier
les effets produits sur la base du crâne par l'écartement des
branches du perforateur qui y a été fixé.

Je plaçai dans le fantôme où j'avais simulé un rétrécissement de six centimètres, un fœtus dont la tête bien déve-

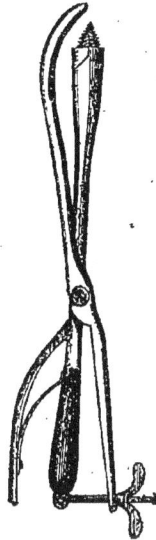

[1] *British. med. journ.*, 1884, p. 1232.

13

loppée et ossifiée se présentait en O I G T. Elle avait au
début de l'expérience, les diamètres suivants :

Diamètre occipito-frontal. . .	10,3
— bi-pariétal	8,1
— bi - temporal	2,2

Je fis la perforation suivant la règle donnée par Simpson,
en me servant de la branche du basilyste et j'allai, en m'ai-
dant du doigt, à la recherche du sphénoïde. Ayant implanté
la pointe du perforateur à la selle anturcique, je l'enfonçai
autant que le pouvait permettre la présence de l'épaulement.
J'écartai les deux parties du perforateur en rapprochant complètement les manches, tout d'abord dans le sens transversal,
puis je tournai le perforateur afin d'écarter les branches suivant le diamètre antéro-postérieur de la tête fœtale. J'appliquai la branche externe sur l'occiput et l'extraction se fit sans
aucune difficulté. La tête, devenue très malléable, pouvait se
mouler sans difficulté sur la filière pelvienne. Quand l'extraction fut faite, la réductibilité de la tête était bien telle que
le dit Simpson, car sous la simple pression des doigts, le
diamètre bi-mastoïdien pouvait être réduit à un centimètre
et le diamètre bi-zygomatique à trois centimètres.

Dans cette expérience, le basilyste s'était montré instrument pour ainsi dire parfait : il avait, sans peine, démoli la
base ; par l'application de la branche externe, il avait permis
d'obtenir une prise solide sur la tête, tout en laissant à celle-
ci sa souplesse. Le basilyste paraît donc répondre aux desi-
derata que nous avons formulés plus haut et il se montre de
beaucoup supérieur aux différents cranioclastes que nous
avons décrits. Il nous semble cependant passible de certains
reproches.

Tout d'abord, les résultats ne sont pas toujours aussi bril-
lants que ceux obtenus dans l'expérience précédente. Quand
la tête est bien fléchie, il n'est pas commode de faire pénétrer le perforateur dans la base du crâne qu'il attaque obliquement et sur laquelle il glisse volontiers ; si on est parvenu,

non sans difficultés, à l'enfoncer, le perforateur s'implante dans les fosses cérébelleuses, l'apophyse basilaire ou la paroi postérieure des rochers, et pendant qu'on procède à l'écartement des branches, on voit souvent la pointe s'échapper de la base, surtout si elle y a été enfoncée obliquement et la réduction obtenue est faible.

Si cet accident ne se produit pas, on ne brise que la partie postérieure de la base ; le massif facial n'est pas atteint et garde toute sa solidité.

La basilysie donne alors un résultat médiocre qui n'est qu'un peu supérieur à celui qu'on obtient en pratiquant la cranioclasie après avoir enfoncé le perforateur dans la base. (Voyez page 162.)

Cependant le basilyste permet, grâce à la branche fenêtrée qui le complète, d'engager profondément la partie qui a été démolie, d'abaisser, par suite, le segment de la base qui a été respecté. Celui-ci devient alors accessible et on peut, en faisant une seconde et, s'il en était besoin, une troisième application de l'instrument obtenir l'extraction de la tête.

C'est ce que nous avons observé dans l'expérience suivante qui nous paraît intéressante, car elle est à la fois un exemple des bons résultats que donne la basilysie répétée, et des inconvénients qu'elle peut entraîner en dehors de ceux inhérents au fait même de la répétition des manœuvres.

Dans le mannequin où je produis un rétrécissement antéro-postérieur de 6 centimètres, je place un fœtus en présentation du sommet, tête bien fléchie en O I D P.

Avant l'expérience, les diamètres du globe céphalique étaient :

Diamètre occipito-frontal. . . . 10
   —   bi-pariétal 8 1/2
   —   bi-temporal. 8

La perforation est faite avec la branche interne au niveau de la fontanelle postérieure ; je crée ainsi un large orifice où je puis aisément introduire à la fois la tige perforatrice et un doigt de la main gauche. Je dirigeai la pointe du perforateur

contre la base en portant le manche aussi en avant que
possible. La pointe put atteindre l'étage moyen, mais si obliquement que malgré les conditions artificielles créées par
l'expérience, je ne pus réussir à y introduire l'instrument.
Je fus donc obligé d'enfoncer le perforateur dans le plan
incliné formé par la face postérieure des rochers et l'apophyse basilaire, plan qu'il rencontrait moins obliquement.
C'est ainsi que je perforai la partie du rocher gauche qui confine à l'apophyse basilaire, non sans éprouver de réelles difficultés pour bien maintenir la pointe sur l'endroit précis où
je voulais la fixer. J'enfonçai l'instrument autant que le
pouvait permettre la saillie qui existe à la base du térébellum. La pointe n'avait pas perforé la peau, mais elle était
nettement perceptible au milieu des parties molles au-devant
de la colonne vertébrale, en avant et en arrière de l'apophyse mastoïde.

J'ai dit plus haut, en étudiant le cranioclaste de M. Auvard,
qu'il fallait enfoncer solidement le térébellum dans la base
pour qu'il fût bien fixé et qu'il ne s'échappât point pendant
le temps de broiement; ici, il faut également bien enfoncer
la pointe du perforateur pour qu'elle ne se détache pas de la
base sans la dilacérer, quand on procède à l'écartement de
ses deux branches.

Je procédai alors à la dislocation de la base, en ouvrant à
deux reprises et dans deux sens différents le perforateur. A
ce moment, les diamètres transversaux de la base, situés en
avant des oreilles, étaient irréductibles. Les diamètres bi-mastoïdien et bi-astérique étaient, au contraire, très malléables.

J'appliquai la branche externe sur la partie latérale de la
base et tentai, en faisant des tractions continues, d'engager
la tête; je parvins seulement à abaisser la partie postérieure
du crâne. Je retirai le basilyste et le réappliquai de nouveau.
La tête fœtale était toujours en O I D P, extrêmement
fléchie; l'étage supérieur de la base était facilement accessible, mais sa direction était verticale et je ne pus parvenir
à y amorcer le perforateur que je réussis seulement à implan-

ter dans la face postérieure du rocher droit, qui avait été déjà brisée en partie dans la première partie de l'expérience. Aussi, quand j'enfonçai le perforateur, la saillie formée par l'épaulement du perforateur n'éprouva aucune résistance quand elle arriva au contact de la base, que le

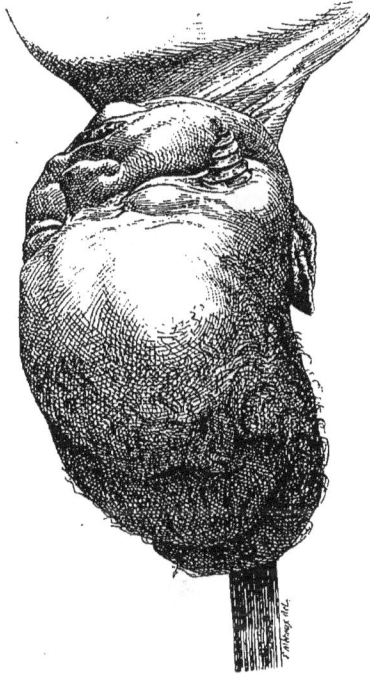

Fig. 89. — Basilyste de Simpson. Le térébellum a perforé la peau.

perforateur traversa complètement en perforant la peau fœtale, ainsi que le représente la figure 89.

En voyant ce dessin, on comprend aisément le trajet suivi par la pointe de l'instrument et comment, vu la direction de la base et la situation de l'orifice de la perforation, il était difficile de faire pénétrer le térébellum perpendiculairement dans la selle turcique.

Après avoir ouvert à deux reprises les branches du perforateur, j'appliquai la cuiller fenêtrée ainsi qu'il est indiqué
dans la figure 90 et la tête devenue malléable fut extraite
sans difficulté.

En résumé, si nous en croyons nos expériences, nous

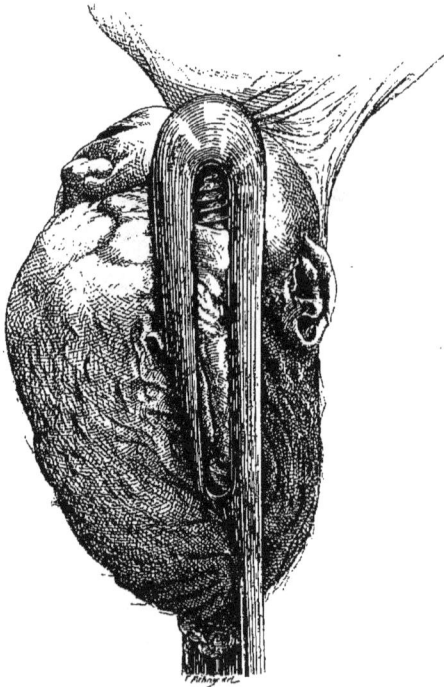

Fig. 90. — Le basilyste de Simpson. La branche externe est appliquée.

pourrions ainsi formuler notre opinion sur le basilyste de
Simpson.

Quand on peut enfoncer le perforateur dans l'étage antérieur de la base, le basilyste permet d'obtenir sans grands
efforts une telle dislocation de celle-ci qu'il constitue un
instrument bien supérieur aux cranioclastes, dont la branche

pleine doit être introduite dans la base et qui agissent seulement par broiement. Mais comme ces derniers, il nécessite une soigneuse exploration de la base, manœuvre qu'on ne fait pas sans difficulté sur le vivant et qui souvent donne lieu à des erreurs dans la détermination des différentes régions de la surface osseuse.

Quel que soit le soin qu'on ait de bien explorer la base, on ne peut pas toujours faire pénétrer l'instrument dans la partie antérieure de celle-ci, qu'on doit désirer atteindre. Dans ces cas, l'extraction peut rendre nécessaires des applications réitérées de l'instrument.

Si un accoucheur rompu à la pratique du basilyste, peut dans une première application être certain de ne pas perforer la peau fœtale, en choisissant avec soin pour enfoncer le perforateur un point de la base doublé d'épaisses parties molles, cette certitude n'existe plus, quand on procède à des applications répétées ; les fractures comminutives, dont la base est déjà le siège, peuvent permettre à la surface osseuse de se laisser déprimer sans opposer de résistance, quand la saillie que présente le perforateur arrive à son contact. Suffisante dans une première application, elle donne ici une sécurité trompeuse.

Enfin, nous répéterons que, si un accoucheur très expérimenté peut être assez sûr de lui pour bien implanter dans une première application, le perforateur aux points où l'épaisseur des tissus fœtaux est telle qu'ils ne peuvent être dépassés, il est peut-être dangereux de laisser entre les mains de praticiens même habitués aux opérations obstétricales un instrument qu'il n'est pas toujours commode de bien diriger, qui devra être enfoncé dans la base sans être muni d'un protecteur.

CHAPITRE X

Le transforateur. — Son mode d'emploi, ses défauts.

Rendre la tête du fœtus ductile de façon à ce que, sans danger pour la mère, elle puisse se mouler dans le rétrécissement et le franchir sous l'effort des contractions utérines ou de légères tractions. Tel est aussi le but de la transforation du crâne, procédé qui a été imaginé par Hubert de Louvain en 1860, peu de temps avant que M. Guyon eût proposé son procédé de céphalotripsie avec la trépanation de la base.

Pour atteindre ce résultat, Hubert attaque directement la base du crâne, en se servant d'un instrument spécial qui se compose d'un transforateur et d'une branche protectrice.

« Le transforateur se compose de deux pièces : d'un térébellum ou tige d'acier très solide (voyez fig. 91) montée sur une poignée transversale et surmontée d'une poire parcourue d'un triple pas de vis et terminée par un poinçon ;

« D'une branche protectrice assez semblable à une branche de forceps, mais n'offrant qu'une seule courbure sur le plat et large de 32 millimètres. Elle présente une cuiller dont le bec, un peu renflé, est percé d'un trou évasé assez large pour recevoir sûrement et masquer la pointe du térébellum. Son manche est creusé en gouttière, pour recevoir la tige du perforateur. Sur un des bords de cette gouttière, se trouvent deux clavettes mobiles sur pivot. Enfin, sur l'une des faces latérales de la gouttière, est appliquée une

petite vis à pression. Elle correspond à une rainure du térébellum et sert à immobiliser les deux pièces de l'instrument
quand on veut le trans-
former en pince à ex-
traction [1]. »

« Pour transforer la
base du crâne avec cet
instrument, on perfore
tout d'abord la voûte
en se servant du téré-
bellum ; quand l'olive
de celui-ci a pénétré
dans la cavité cra-
nienne, elle lacère la
matière cérébrale et
avec l'extrémité du
perforateur on explore
la base. Si l'opérateur reconnaît bien la
gouttière basilaire ou le corps du sphénoïde,
il y implante l'extrémité du térébellum. Au
cas contraire, il laisse celui-ci libre dans la
boîte cranienne.

Saisissant alors la branche protectrice de
la main droite et la guidant de la main
gauche restée dans les parties, l'accoucheur
l'introduit du côté de la face ou de la
tempe sans craindre d'écarter plus ou
moins la tête quand la chose est nécessaire
et il articule.....

La branche protectrice pénètre ainsi aisément jusqu'au-dessus de la tête. Si elle
rencontrait quelque obstacle, c'est qu'elle
se heurterait contre le cou, contre le thorax
ou contre une épaule, comme il arrive
parfois aussi aux cuillers du forceps. Il faudrait alors en

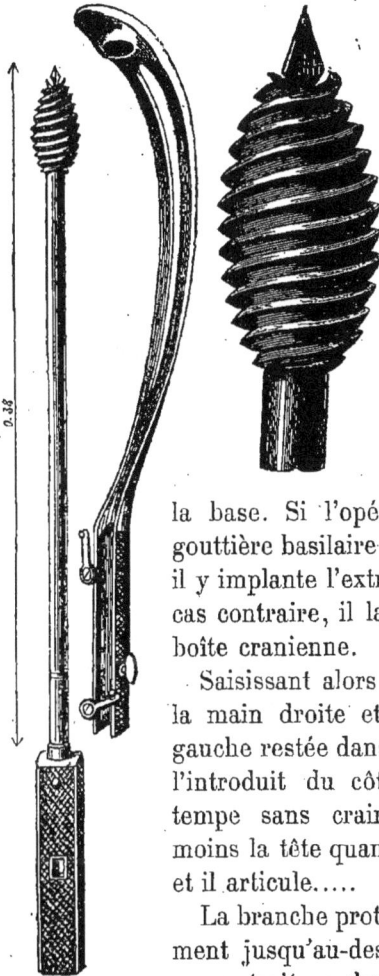

Fig. 91, 92. — Trans-
forateur de Hubert.

[1] Hubert. *Manuel d'accouchements*.

tourner le bec plus en dehors, puis l'abaisser en le ramenant
en dedans, vers le contre du bassin.

· En général, nous introduisons d'abord la branche protectrice du côté de la face. Cependant, dans les cas de rétrécissement extrême, mieux vaut la placer en premier lieu
vers l'occiput et pratiquer un trou dans l'os occipital et
l'apophyse mastoïde, puis faire quelques légères tractions,
non pour extraire la tête, mais pour abaisser l'occiput et
rendre par là les os solides de la base plus facilement accessibles, lorsque la branche protectrice sera reportée de l'autre
côté du bassin.

La base du crâne étant ainsi perforée, si les douleurs
n'aplatissent pas la tête, ou si elle ne s'engage pas sous
une très légère traction, on ramène par des mouvements de
rotation, en sens inverse des premiers, la poire du térébellum dans le crâne jusque contre l'ouverture de la voûte
où le doigt constate facilement sa présence.

Sans désarticuler l'instrument, il faut alors changer sa
direction ou au moins son point d'application sur la tête, ce
qui peut se faire de trois manières : 1° après avoir enfoncé
la cuiller de deux à trois centimètres plus profondément,
on se borne à en tourner le bec plus en dedans d'abord,
puis plus en dehors et on pratique ainsi, l'un après l'autre,
deux nouveaux trous situés à côté du premier ou confondus
avec lui et l'élargissant ; 2° par un mouvement spiral ou
mieux par un mouvement de scie, on ramène la branche
protectrice sur le côté du bassin et mieux encore, quand
on le peut, derrière la cavité cotyloïde en ayant soin d'en
diriger toujours le mors vers le centre du canal.

· Enfin, si la tête est encore mobile, on peut se servir des
deux branches de l'instrument momentanément fixées l'une
sur l'autre au moyen de la vis latérale, pour abaisser le trou
pratiqué dans la base. A cet effet, on ramène le manche en
avant et, prenant point d'appui contre le pubis, on l'emploie
prudemment comme un levier dont l'extrémité supérieure
s'abaisse par l'élévation de l'inférieure. On rend alors les deux

branches de l'instrument libres, sans les désarticuler et, lâchant
le point perforé et abaissé, on reporte le manche du térébellum fortement en arrière, en même temps qu'on enfonce
plus profondément la cuiller pour qu'elle aille s'appliquer
sur un autre point du crâne [1].»

J'ai fait plusieurs expériences pour nous fixer sur la valeur d'un procédé qui a été si vivement discuté.

Dans une première expérience, j'ai voulu nous assurer
des effets produits par une simple transforation de la base.

Ayant placé dans le mannequin sur lequel nous avions
simulé un rétrécissement de 0^m06 un fœtus à terme dont la
tête peu fléchie et située en O I D T mesurait avant l'expérience :

Diamètre occipito-frontal. . .	10, 4
— bi-temporal	7, 6
— bi-pariétal	8

Je transfore aisément la voûte du crâne au voisinage de la
fontanelle bregmatique, dilacère la matière cérébrale et
vais avec la pointe de l'olive à la recherche du sphénoïde
et de la gouttière basilaire. Le poids du térébellum, joint à
la grande longueur de la tige qui le supporte, ne permet pas
de manier l'instrument avec toute la délicatesse qu'une
recherche semblable nécessiterait ; les sensations perçues
sont très vagues ; je renonçai donc à reconnaître par ce
procédé les diverses parties de la base. Je laissai le perforateur dans la cavité cranienne et je procédai à l'introduction
de la branche protectrice, introduction que je fis en suivant
les règles que donne Hubert, mais qui fut rendue très
pénible par suite de sa courbure et de la saillie qu'elle présente au point destiné à recevoir l'extrémité de l'olive.
Il est vraisemblable que parfois, dans la pratique, quand la
paroi utérine est étroitement appliquée sur la tête fœtale,
on doit rencontrer pour placer cette branche des difficultés

[1] Hubert. *Loco citato.*

aussi insurmontables que celles qu'on éprouve souvent, quand on veut glisser un crochet au-dessus du cou, dans le cas de présentation de l'épaule enclavée.

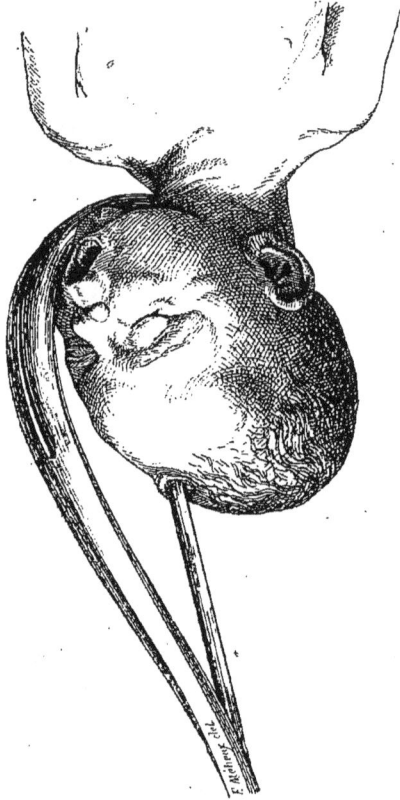

Fig. 93. — Transforateur de Hubert. Application dans un cas de présentation du sommet.

Grâce aux conditions artificielles de l'expérience, je plaçai cette branche ainsi que le montre les figures 93 et 94 et je procédai à la transforation de la base, qui fut facile. La tête était alors saisie solidement, mais elle avait conservé sa forme et tous les diamètres de la base étaient incompressibles, car la présence du térébellum au milieu des parties osseuses de la base s'opposait à l'affaissement des parties qu'il avait transforées.

Je tentai en vain de faire l'extraction ; je ne pus obtenir

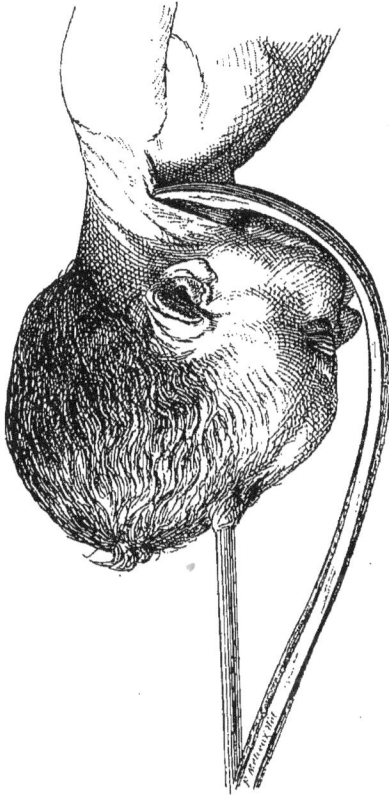

Fig. 94. — Transforateur de Hubert. Application dans un cas de présentation du sommet.

le moindre résultat. Il me fallut pratiquer cinq transforations pour extraire la tête.

Dans une seconde expérience que je fis à l'école pratique, je plaçai dans le bassin de bronze dont le diamètre antéro-postérieur du détroit supérieur mesurait 8 centimètres un fœtus dont la tête fléchie était placée en O I D T et dont les diamètres étaient au début de l'expérience.

Diamètre occipito-frontal 11,8
—   bi-pariétal. 9
—   bi-temporal. 8,2
—   occipito-mentonnier 13

Je fis la perforation au niveau de la fontanelle postérieure ; après avoir dilacéré la matière cérébrale, je fixai le térébellum dans l'apophyse basilaire, et introduisis non sans peine la branche protectrice. Il fallut deux transforations pour que l'extraction fût possible, extraction que rendait difficile la forme et les dimensions de la branche externe.

En somme, avec le transforateur de Hubert, on attaque directement la base du crâne comme avec le trépan de Guyon et le basilyste de Simpson et toutes les difficultés qu'on rencontre avec ces derniers instruments pour atteindre tel ou tel point de la base se retrouvent ici, difficultés accrues par la peine qu'on éprouve à manier un instrument long et lourd comme le térébellum.

Il est vrai qu'avec le transforateur muni de sa branche protectrice on ne risque pas de blesser les tissus maternels. C'est là un avantage, mais nous savons que le protecteur ne peut être introduit qu'au prix de manœuvres très laborieuses.

Une seule transforation de la base ne donne à celle-ci qu'une médiocre souplesse, et pour qu'un bon résultat soit obtenu, il faut répéter plusieurs fois cette opération. Au point de vue de sa puissance comme démolisseur de la base, le transforateur de Hubert est très inférieur au basilyste de Simpson.

En somme, méthode qui a constitué un progrès réel au moment où elle a été imaginée, la transforation du crâne, telle que l'a instituée Hubert, n'a plus aujourd'hui qu'un intérêt historique. Le basilyste né de la même idée théorique, a une puissance plus grande et est d'une application plus facile.

CHAPITRE XI

Le basiotribe. — Historique. — Application dans le cas de présentation du sommet, de la face, du front et sur la tête dernière. — Conclusion.

Le basiotribe a été imaginé par M. Tarnier qui l'a présenté en ces termes, le 11 décembre 1883, à l'Académie de médecine : « Cet instrument, que j'ai fait fabriquer par M. Collin, se compose de trois branches d'inégale longueur, étagées et d'une vis d'écrasement. Sa longueur totale est de 41 centimètres. Quand il est articulé et serré, sa largeur, d'un côté à l'autre, est de 4 centimètres. Si on le mesure d'avant en arrière, on trouve 4 centimètres et demi dans sa partie la plus large, près de l'extrémité des cuillers. Son poids total est de 1,200 grammes.

La branche médiane, la plus courte, porte un perforateur quadrangulaire[1], que l'on fait pénétrer dans le crâne par un mouvement de rotation. Ce perforateur agit comme un alesoir et fait au crâne une ouverture arrondie. Dès que l'extrémité olivaire de ce perforateur a pénétré dans la cavité cranienne, on arrête le mouvement de rotation et l'on pousse doucement cette branche jusqu'à ce que sa pointe soit arrêtée par la résistance de la base du crâne, avec laquelle elle devra rester en contact jusqu'à la fin de l'opération.

La branche gauche, analogue à la branche gauche d'un forceps est ensuite appliquée comme s'il s'agissait du forceps et articulée avec la branche médiane.

[1] Actuellement le perforateur n'a que deux côtés.

Branche médiane et branche gauche sont alors rapprochées par la vis d'écrasement et broient une moitié de la
tête. Un petit crochet maintient ces deux branches rapprochées pendant qu'on enlève la vis d'écrasement.

La branche droite la plus longue de toutes est ensuite
appliquée et articulée comme la branche droite d'un forceps

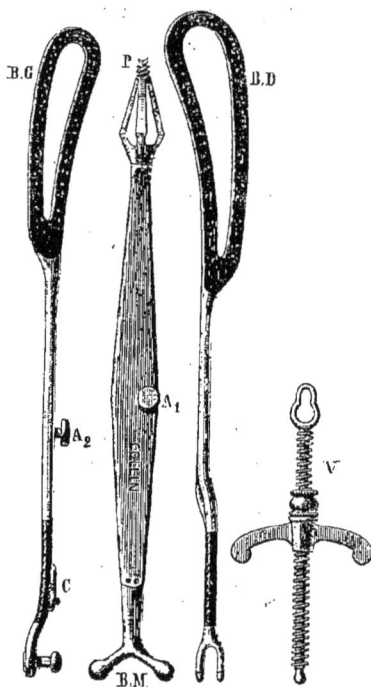

Fig. 95. — Le basiotribe Tarnier. — *B.G.* Branche gauche; — *B.D.* Branche
droite; — *P.* Perforateur; — *V.* Vis de rapprochement.

et la vis d'écrasement, mise de nouveau en place et en
action, rapproche cette branche des deux premières.

La tête est ainsi écrasée en deux broiements successifs,
moitié par moitié; puis l'on procède à son extraction.

Le maniement de cet instrument est d'ailleurs analogue à
celui du céphalotribe et du cranioclaste, mais il leur est supé-

rieur et offre comparativement de très grands avantages, si je m'en rapporte aux expériences cadavériques que j'ai faites. »

A vrai dire, le nouvel instrument imaginé par M. Tarnier s'écarte assez des céphalotribes et des cranioclastes que nous connaissons pour mériter un nom nouveau.

On ne peut, en effet, songer à le comparer à nos céphalotribes à deux branches dont il se sépare nettement avec ses deux cuillers inégales et son perforateur.

Mais on pourrait le rapprocher de ceux de ces instruments que leurs inventeurs ont également munis d'un perforateur, du céphalotribe de Finizio de Naples, de Huter fils, de Valette, de Lyon, des frères Lollini de Bologne, par exemple.

Mais cette ressemblance plus apparente que réelle a été signalée à tort[1].

Il est vrai que, dans le céphalotribe imaginé par Finizio en 1842, la branche droite porte sur sa face interne un trocart, mais nous savons que celui-ci, qui est destiné à perforer la voûte cranienne, n'est mis en action que lorsque les deux cuillers ont été appliquées sur la tête. Celles-ci lui servent en quelque sorte de conducteur et de protecteur.

Il en est de même du céphalotribe de Valette, de Lyon et de celui de Huter fils. Ces instruments sont donc bien différents du basiotribe, qu'il semblerait plus naturel de rapprocher du céphalotribe des frères Lollini; mais nous avons dit précisément qu'une des règles opératoires de la basiotripsie est d'éviter la transforation de la base. On a enfin assimilé le basiotribe au céphalotribe de Van Aubel (fig. 96).

Ce dernier instrument présente ainsi que le basiotribe et les céphalotribes que nous venons de signaler, trois branches dont la médiane est destinée à pénétrer dans la cavité cranienne; mais la branche médiane n'est pas ici un perfo-

---

[1] Sanger. *Arch. für Gynæk.*, t. XXIV, p. 313.

rateur ; aussi faut-il pour l'introduire pratiquer préalablement la perforation de la voûte du crâne avec un autre instrument. Celle-ci faite, on introduit la branche médiane dans la cavité cranienne, on la dirige vers le trou occipital où on doit l'enfoncer et pour que ce temps puisse s'effectuer plus sûrement, l'inventeur a donné à cette branche une longueur plus grande que celle des cuillers. Cette tige étant bien maintenue en place, on applique une des branches externes et on fait le broiement.

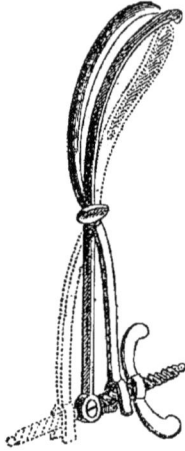

Jusqu'à présent, on doit reconnaître certains points de ressemblance entre la céphalotripsie par le procédé de Van Aubel et la basiotripsie. Dans ces deux opérations la perforation et l'introduction de la branche interne constituent le premier temps. Un premier broiement se fait entre la branche interne et une cuiller.

Fig. 96. — Céphalotribe de Van Aubel.

Mais la suite de l'intervention diffère complètement; en effet, pour achever l'opération, il faut, si on se sert du céphalotribe Van Aubel, retirer la branche déjà introduite ; cela fait, on applique la deuxième cuiller. On a ainsi broyé successivement les deux moitiés de la tête sans qu'on ait songé à utiliser la prise qu'on avait sur la tête pour fixer celle-ci pendant l'application de la deuxième branche. La disposition des deux branches introduites serait, du reste, bien peu favorable dans ce but, car la branche interne fixée dans le trou occipital ne peut suffire, comme le pense cet auteur, pour donner à la tête une fixité suffisante.

Il n'est besoin d'entrer dans aucun détail pour montrer qu'il est difficile d'assimiler le basiotribe avec divers cranioclastes que nous avons étudiés. Mais s'il est distinct du céphalotribe et du cranioclaste, le basiotribe tient à la fois de ces deux instruments, car il saisit la tête comme le cranioclaste, et la broie comme le ferait un céphalotribe.

On peut distinguer à la basiotripsie quatre temps que nous classerions volontiers de la manière suivante[1] :

1° *La perforation de la voûte du crâne.* — Elle se fait suivant les règles communes qu'on doit observer quand on emploie un perforateur alesoir. Nous dirons plus loin combien est important le choix qu'on doit faire de tel ou tel point de la voûte pour y enfoncer le perforateur. Une fois celui-ci introduit dans la cavité cranienne, on ne cherche pas à explorer la base du crâne, ni à y enfoncer l'extrémité de l'instrument. On doit se borner à maintenir la pointe en contact avec la surface osseuse, afin que les branches gauche et droite qui dépassent le perforateur d'une longueur déterminée soient sûrement appliquées sur la base elle-même.

2° Un temps de cranioclasie :

a. Application de la cuiller gauche ;

b. Rapprochement des deux branches ainsi introduites, pendant lequel la paroi de la voûte pourra être seule saisie et fixée ou qui, dans certains cas, aura pour effet de broyer une partie plus ou moins étendue de la base ;

3° Un temps de céphalotripsie :

a. Introduction de la cuiller droite ;

b. Rapprochement de la cuiller droite et de la cuiller gauche ; broiement des parties fœtales comprises entre elles ;

4° Extraction.

Le nouvel instrument de M. Tarnier eut bien vite la sanction de la clinique. Pour mon compte, j'eus l'occasion de l'appliquer à deux reprises pendant le premier semestre de l'année 1884, et ayant été frappé de la facilité avec laquelle j'avais conduit à bien des opérations qui, faites suivant d'au-

[1] Voyez Bar. Le *Basiotribe Tarnier. Progrès médical*, décembre 1884. — Pinard. *Le Basiotribe Tarnier. Annales de gynécologie*, janvier 1885.

tres méthodes, eussent certainement été fort laborieuses,
j'accueillis avec empressement la proposition que me fit
M. Tarnier de présenter le basiotribe au Congrès international des sciences médicales de Copenhague.

Dans la communication que je fis à ce Congrès le
14 août 1884, je me bornai à présenter l'instrument, à en
montrer le maniement en prenant comme exemple une
position droite et une position gauche de la tête fléchie et
défléchie et à indiquer sommairement les résultats qu'on
pouvait obtenir[1].

La discussion qui suivit cette communication permit
aux professeurs Simpson, Müller, d'exposer leur opinion sur
la valeur du nouvel instrument.

Pour M. le professeur Simpson[2], le basiotribe possède
une supériorité sur le céphalotribe et sur le cranioclaste,
mais il ne laisse pas de présenter certains désavantages qui
sont la conséquence du mode d'action de ces instruments.
Pour le professeur d'Edimbourg, en effet, tout instrument
qui sera appliqué sur la tête fœtale et qui sera par suite en
contact avec la paroi de l'utérus sera nécessairement d'un
emploi dangereux. D'une part, on risque d'exercer sur
les tissus maternels un traumatisme plus ou moins grave,
et d'autre part on augmente les chances d'introduction des
germes dans la cavité utérine. A ce double point de vue, le
cranioclaste est supérieur au céphalotribe, le basiotribe
peut être placé sur le même rang que ce dernier instrument.

De plus, « la compression de la tête de l'enfant, quand elle
est saisie entre les deux branches externes du basiotribe,
est telle que l'extraction devient quelque peu difficile.
Certes elle est très complètement aplatie dans une direction; mais il se produit ici, comme dans la céphalotripsie,
une élongation du diamètre opposé, si bien que la tête

---

[1] Comptes rendus au Congrès international des sciences médicales, t. II,
p. 76, section d'obstétrique.
  Voyez aussi : *Progrès médical*, décembre 1884.

[2] *Loc. cit.*, p. 89.

ne peut s'accommoder elle-même à la forme du bassin. »

Le professeur Müller[1], de Berne, se montra sévère pour le basiotribe, car « le nouvel instrument ne présente pas un des grands avantages du cranioclaste, l'allongement de la tête auquel s'oppose l'application des deux branches externes. La réductibilité de la tête se trouve alors entravée pendant l'extraction. La compression de la tête ne laisse pas d'entraîner des contusions des parties molles de la mère, inconvénient que présente également le céphalotribe. Ces objections acquièrent encore plus de valeur quand on songe que cet instrument doit être appliqué, quand le bassin est très rétréci, et par conséquent dans des circonstances où les dangers de l'accouchement par les voies naturelles sont encore accrus ».

Pendant cette même année 1884, le basiotribe fut l'objet de deux travaux intéressants dus à M. Truzzi, assistant de M. le professeur Porro, de Milan, et à M. Pinard.

M. Truzzi[2] étudia le mode d'action du basiotribe en pratiquant une série de neuf expériences. Pour ce faire, il se servait des bassins viciés naturels qui existent dans les collections anatomiques de la Maternité de Milan et de fœtus à terme. Comme, dans certains cas, il dut employer des fœtus nés prématurément ou des enfants nouveau-nés ayant vécu quelques semaines, il eût soin que dans ses expériences les dimensions du bassin fussent bien proportionnées à celles du fœtus.

Dans ces neuf expériences, il fut simulé que le fœtus se présentait par le sommet. Quatre fois, l'occiput fut tourné à droite; quatre fois, il fut dirigé à gauche et dans une de ces dernières expériences à gauche et en avant; dans un neuvième cas, enfin, l'enfant utilisé était un fœtus macéré et la position était chose indifférente, car l'auteur se proposait seulement de s'éclairer sur la solidité de la prise obtenue avec le basiotribe. Dans deux cas, le basiotribe ne permit

[1] *Loc. cit.*, p. 90.
[2] *Sul basiotribo Tarnier. Studi ed Esperienze Milano*, 1884.

pas l'extraction de la tête et, pour achever l'expérience, on dut recourir à l'emploi du cranioclaste.

Dans le premier cas (Expér. IV), il s'agissait de faire passer à travers un bassin généralement rétréci, mesurant 4 cent. 1 de diamètre conjugué supérieur, un fœtus long de 51 centimètres dont le diamètre bi-pariétal mesurait 9 cent. 4, le bi-mastoïdien 7, 8 ; l'occipito-frontal, 12 centimètres. L'occiput était tourné à droite et en dehors.

« La craniotomie est laborieuse, dit Truzzi. Excérébration soigneuse. Application de la branche gauche qui fait une bonne prise en plein sur la face. Broiement, introduction et application de la branche droite, dont la cuiller arrive à la région cervicale du fœtus. Second broiement, durant lequel la tête réduite prit une forme discoïde. On décrit un léger mouvement de rotation afin de placer la partie la plus réduite de la tête dans la direction du diamètre oblique droit. Les tentatives d'extraction qui furent alors pratiquées étant sans résultat, on continua le mouvement de rotation au point de diriger la courbure pelvienne de l'instrument vers la moitié gauche du bassin. Nouvelles tractions sans résultat, car il y avait sur la tête deux énormes bosses latérales de la dureté de la pierre qui recouvraient les branches du basiotribe ensevelies, pour ainsi dire, dans une fosse profonde formée aux dépens de l'occipital. On retire alors le basiotribe et on applique le cranioclaste de Braun sur la face. Quelques bonnes tractions réussirent à engager et à extraire la tête qui, déformée par la basiotripsie, put doucement se modeler suivant les exigences du bassin rétréci. »

Truzzi étudia les lésions que l'instrument broyeur avait produites sur la tête, et il nota qu'en outre de nombreuses fractures siégeant sur les os de la voûte, la base était broyée, l'écaille de l'occipital était luxée sur la portion basilaire de cet os ; le rocher était mobile, la selle turcique fracturée, lésions qui, en permettant à la base de s'affronter sur ses deux moitiés, avait produit la déflexion de la base et rendu meilleure la prise du cranioclaste.

La seconde expérience dans laquelle Truzzi ne réussit pas à extraire la tête avec le basiotribe est l'expérience n° V.

Le fœtus choisi mesurait 49 centimètres Les diamètres de la tête étaient les suivants :

Diamètre bi-pariétal.	. . . . . .	8, 5
— bi-mastoïdien.	. . . . .	7, 6
— bi-malaire.	. . . . . .	7, 1
— occipito-frontal	. . . . .	11
— occipito-mentonnier	. . . .	12, 5

La tête fut placée en O I D T au-dessus d'un bassin rachitique naturel dont le diamètre conjugué supérieur mesurait 5 cent. 1.

Truzzi se borne à nous dire qu'il appliqua le basiotribe suivant les règles ordinaires. Il est vraisemblable que la prise fut effectuée du front à l'occiput, puisque telle fut la conduite suivie par l'opérateur dans ses diverses expériences, sauf dans l'expérience IX. La rotation effectuée, on fit des tentatives d'extraction, mais celles-ci restèrent sans résultat, par suite de la résistance opposée par les deux bosses solides que formaient les parties non saisies de la tête sur chacun des bords du basiotribe.

Se souvenant alors des bons résultats obtenus dans l'expérience précédente par l'emploi du cranioclaste, l'opérateur retira la branche droite et se servit pour exercer des tractions des deux premières branches dont l'externe était appliquée sur la face et qui remplissaient ainsi les fonctions d'un cranioclaste. Durant ces tractions, la tête réussit à se modeler sur le détroit supérieur et à pénétrer dans la partie supérieure de l'excavation; mais, à ce moment, les deux branches glissèrent et sans cependant arracher un segment de la voûte du crâne, elles entraînèrent un petit lambeau de cuir chevelu. Dès lors, Truzzi appliqua le cranioclaste de Braun sur la face et, en peu de tractions, il réussit à pratiquer l'extraction de la tête. Les lésions faites par les instruments sur la tête fœtale furent analogues à celles qui avaient été le résultat de l'expérience précédente.

Bien que dans ces deux expériences, le basiotribe n'ait pas permis d'extraire la tête du fœtus et qu'il ait fallu recourir pour terminer l'opération à l'emploi du cranioclaste de Braun, Truzzi ne croit pas moins pouvoir porter un jugement favorable sur l'instrument de M. Tarnier : application facile de la branche gauche, articulation aisée de cette branche avec le perforateur préalablement introduit, fixation facile de la tête à l'aide de ces deux branches agissant à la manière d'un cranioclaste et par suite application et articulation rendues plus faciles pour la troisième branche; facilité d'emploi et grande puissance de broiement; certitude d'atteindre la base qui sera broyée, laminée ou inclinée; constance des lésions du sphénoïde quand la tête est saisie suivant le diamètre occipito-frontal, fracture linéaire du rocher quand les cuillers de l'instrument l'attaquent suivant un diamètre oblique; tels sont les avantages que Truzzi reconnaît au basiotribe.

Donc le basiotribe broie bien. Est-ce un bon agent de traction. Truzzi reconnaît « que la prise ne peut être plus solide ni plus sûre. Dans aucune des expériences, ajoute-t-il, si fortes que fussent les tractions on n'a vu l'instrument glisser ni lâcher prise; dans une de ces expériences pratiquées sur un fœtus macéré, alors que l'état des parties fœtales était tel que les autres instruments n'auraient exercé que difficilement une bonne prise, le basiotribe put arracher la tête du tronc sans glisser sur les parties qui avaient été saisies. »

En somme seul, ou avec l'aide du cranioclaste, on peut avec le basiotribe extraire la tête à travers des bassins fort rétrécis.

Et cependant, dit Truzzi, le basiotribe n'est pas parfait et on peut lui adresser des reproches.

Truzzi passe volontiers sur les objections qu'on a faites à l'instrument en l'accusant d'être trop lourd, trop massif, d'être trop court; car sur les 41 centimètres de longueur qu'il présente, il en est seulement 15 qui soient attribués aux manches.

Mais l'action de la pyramide quadrangulaire qui agit comme perforateur lui semble incommode : « La craniotomie est ainsi fort longue, l'instrument blesse les doigts de l'opérateur et son usage n'est pas sans inconvénient pour les parties molles de la mère, surtout dans les cas où la saillie du promontoire est notable. »

Il ne semble pas que le moyen de fixer ensemble les deux premières branches à l'aide d'un crochet dont l'extrémité peut facilement s'échapper de l'orifice dans lequel on l'a introduit soit bien sûr : « La puissante réaction des parties fœtales comprimées peut donner lieu à un dangereux et subit écartement des deux branches. La cuiller gauche pourrait alors venir frapper avec violence contre les tissus maternels. »

Enfin pendant l'extraction on trouve comme pour la céphalotripsie, l'inconvénient de la résistance due aux deux bosses latérales volumineuses, rigides, dures comme de la pierre, inaptes à s'accommoder aux exigences de la forme du bassin vicié. La rotation interne, en plaçant soit dans le diamètre transverse, soit dans un des diamètres obliques du bassin, les diamètres agrandis de la tête, obvie en partie à cet inconvénient, mais celui-ci ne cesse de subsister comme un obstacle toujours sérieux et parfois insurmontable à l'extraction de la tête.

Pour toutes ces raisons, et pour pouvoir se servir des deux premières branches comme d'un cranioclaste, l'auteur proposa quelques modifications au basiotribe.

Le but qu'il voulait atteindre était :

Avoir un basiotribe qui fût tel que la branche gauche et la médiane fussent analogues aux deux branches du cranioclaste de Veit (voy. fig. 97 et 98), et que la branche droite plus longue que la gauche pût s'articuler avec les deux précédentes et broyer la base du crâne. Une fois le broiement effectué, la branche droite pourrait être retirée et l'extraction être faite à l'aide des deux premières branches, agissant à la manière d'un vrai cranioclaste. Les trois branches

pourraient être laissées en place quand le fœtus serait mort
depuis de nombreuses heures; on aurait ainsi une prise plus
solide que celle obtenue à l'aide du cranioclaste seul.

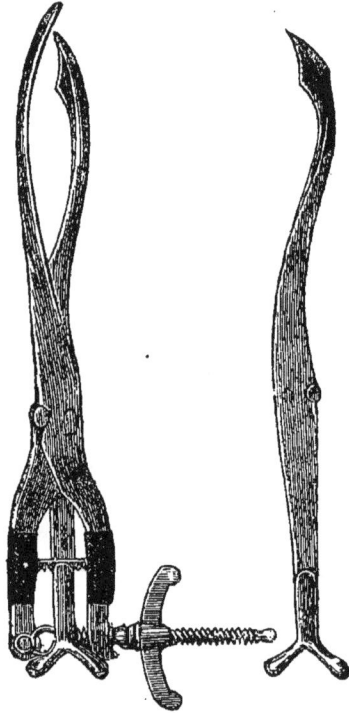

Fig. 97 et 98. — Basiotribe de Truzzi. — 97. Le basiotribe avec ses trois
branches. — 98. Le perforateur.

On peut encore convertir, dit Truzzi, la branche médiane en
une véritable branche pleine de cranioclaste et faire la perforation avec le craniotome qu'on préférera, si on trouve que
le perforateur de Veit est peu apte à permettre une prompte
et facile perforation. Enfin le petit crochet est remplacé par
une petite crémaillère qui paraît préférable et d'une action
plus certaine.

Le travail de M. Pinard s'appuie à la fois sur une série de dix-sept expériences que cet auteur a pratiquées à la Maternité et sur sept observations cliniques puisées soit dans sa pratique hospitalière, soit dans celle de M. le Dr Ribemont. Dans les expériences qui font la base de ce travail, le fantôme dont on se servit était celui de MM. Budin et Pinard, dans lequel le promontoire est figuré par une plaque de tôle qui à l'aide d'un mécanisme particulier peut se rapprocher à volonté du pubis. Les dimensions du diamètre conjugué ainsi obtenu varièrent, suivant les expériences, de 4 centimètres à 7 centimètres et demi.

Les fœtus qui furent employés étaient de dimensions très variables ; le plus petit pesait 1,310 grammes et le plus volumineux 4,300 grammes. Ajoutons que le broiement fut pratiqué dans différentes présentations et positions, tête fléchie, tête dernière.

Effectuée dans de telles conditions la basiotripsie eut pour résultat de permettre aisément et du premier coup l'extraction de la tête saisie et broyée. Cependant, comme dans les deux expériences de Truzzi que nous avons rapportées, M. Pinard ne put réussir à engager la tête fœtale et il fallut recourir à une seconde application du basiotribe pour terminer l'extraction. Il est intéressant d'indiquer sommairement les incidents qui ont marqué ces expériences.

Dans un premier cas[3] (Exp. I), le diamètre promontoire sous-pubien mesurait 0,06 et l'enfant pesait 3,720 grammes.

La tête est placée en O I G T. La perforation ayant été faite, la première branche fut placée à l'extrémité du diamètre transverse. Puis introduction de la branche droite à droite, grand broiement, et l'opérateur, voulant étudier le résultat obtenu « constate que la tête est broyée, mais non suivant une ligne passant par les pôles de la sphère céphalique. Les parties qui sont de chaque côté de l'instrument sont inégales ; la partie antérieure est beaucoup plus volumineuse que la partie postérieure. L'œil gauche est sorti de l'orbite, le droit est intact : la voûte, la base, la face du côté gauche sont broyées et aplaties ; l'aplatissement est moins considérable à droite. » Après un mouvement de rotation imprimé à la tête de manière à diriger les diamètres rétrécis de celle-ci dans le sens antéro-postérieur du pelvis, on constate qu'il faudrait des tractions énergiques pour extraire la tête. On désarticule alors l'instrument et on le réapplique dans un diamètre de la tête perpendiculaire à celui qui avait été primitivement saisi ; l'extraction fut dès lors aisée.

Dans un deuxième cas [1] (Exp. III), le bassin mesurait seulement dans ses dimensions antéro-postérieures 0,04 centimètres, mais nous devons dire que le fœtus employé pesait seulement 1,870 grammes.

La tête fut placée en MIDT. On fit la perforation au niveau de l'orbite gauche qui était par conséquent en arrière ; application des deux cuillers du basiotribe aux extrémités du diamètre transverse du bassin. Le broiement effectué, on constata que la partie postérieure de la tête était bien broyée, mais la partie antérieure l'était moins. On dut retirer les branches externes pour les réappliquer.

Dans un troisième cas (Exp. IV), le bassin mesurait 5 centimètres et le fœtus pesait 3,120 grammes.

La tête très peu défléchie fut placée en MIGT. La perforation fut pratiquée au niveau du frontal, empiétant plus du côté droit que du côté gauche, en d'autres termes un peu en arrière, application de la branche gauche à gauche, de la branche droite à droite, et le broiement effectué on constate que la moitié postérieure de la voûte et de la base est seule bien aplatie. On doit réappliquer les branches externes de l'instrument et faire un nouveau broiement.

Dans deux autres cas il fut nécessaire de faire deux applications de l'instrument ; malheureusement M. Pinard donne trop peu de détails sur les faits qui ont marqué ces expé-

---

[1] *Annales de Gynécologie*, t. XXII, p. 409.

riences pour que nous puissions les utiliser au point de vue critique.

La lecture des observations, cliniques rapportées dans le travail de M. Pinard, nous permettent encore de relever certains points intéressants.

Dans un cas (Obs. I), le bassin était aplati (diamètre promonto-sous-pubien égalant 8 centimètres) et l'enfant se présentait en O I G T. La perforation fut impossible avec le perforateur alesoir qui glissait sur la paroi cranienne, et il fut nécessaire de se servir du perforateur de Blot. La tête fut prise du front à l'occiput et le résultat fut excellent, puisque sur chaque bord de l'instrument les parties de la tête fœtale aplaties formaient seulement une saillie de 5 centimètres.

Dans un second fait (Obs. IV), il s'agissait d'une rachitique dont le bassin vicié et aplati d'avant en arrière mesurait dans son diamètre promonto-sous-pubien 8 centimètres et demi. L'enfant vivant se présentait par le sommet en O I D T, et il y avait une notable bosse scro-sanguine. Voici en quels termes est rapportée l'opération dans laquelle les deux cuillers furent placées aux extrémités du diamètre transverse du bassin [1] : « Introduction du perforateur du basiotribe de M. Tarnier laborieuse ; tête très ossifiée. Je la maintiens au niveau de l'axe du détroit supérieur. Sous la pression, elle tend à fuir en arrière. Enfin, l'instrument pénètre brusquement dans la boîte cranienne. Introduction de la branche courte du basiotribe difficile à cause de la grande étroitesse des os et des parties molles ; on se demande comment on placera la longue cuiller. On la place aisément, ce que M. Pinard attribue à la flexion produite par le rapprochement de la première cuiller et du perforateur, rapprochement pour lequel on fut obligé de se servir de la vis et probablement par conséquent de faire un léger broiement ; la seconde cuiller étant ainsi introduite sans difficulté à la grande surprise des

[1] *Ann. Gynécologie*, t. XXII, p. 434.

assistants, l'articulation se fait aisément et on met la vis en place ; rapprochement des deux cuillers très laborieux, écoulement de matière cérébrale manifeste, mais pas très abondant. Les deux cuillers étant en contact, on fait la rotation sans aucun effort, les tractions commencent, continues et très contenues ; rien ne s'engage. »

On dut dès lors, comme dans les expériences que nous avons rapportées, désarticuler les branches du basiotribe et les réintroduire. Après cette seconde application, l'extraction fut possible. L'examen ultérieur de la tête montra que « dans le premier broiement, les cuillers ont été appliquées, l'une, la plus courte, sur le front entre les yeux, le bec de la cuiller passant juste au niveau de la commissure des lèvres. La grande cuiller, en arrière, mais non pas entre les deux oreilles. L'oreille droite se trouvait dans la fenêtre, le bec de la cuiller arrivait à peu près à l'épaule. » La tête était donc saisie du milieu de la face à l'une des apophyses mastoïdes.

Le résultat des expériences et des observations rapportées par M. Pinard était tellement conforme à celui qui avait été obtenu par Truzzi, qu'on ne peut s'étonner de voir l'accoucheur de l'hôpital Lariboisière être en communion d'idées parfaite avec l'assistant du professeur Porro.

Ces deux opérateurs avaient été frappés des inconvénients que pouvait présenter la formation de saillies de volume inégal, de consistance pierreuse que les parties de la tête fœtale qui n'avaient pas été saisies entre les cuillers de l'instrument faisaient sur chacun des bords du basiotribe.

Nous avons dit comment Truzzi avait essayé d'obvier à cet inconvénient qui pouvait être capable, comme dans les expériences et l'observation V de M. Pinard que nous avons rapportée, d'empêcher l'extraction de la tête. Pour M. Pinard, le meilleur procédé consiste à exercer sur la tête une prise régulière, afin que les saillies soient égales de chaque côté de l'instrument ; pour cela, après avoir pratiqué la perforation au point le plus favorable, on appliquera la cuiller gauche soit en arrière, vers la symphyse sacro-iliaque, soit en dehors, à l'extrémité du diamètre transverse du bassin.

« Cela dépend des cas, dit M. Pinard; lorsque le rétrécissement n'est pas considérable et que la perforation a été pratiquée non loin de la suture sagittale, on peut la placer directement sur le côté du bassin, parce qu'elle ne sera placée ni trop en avant ni trop en arrière de la tête. Au contraire, avec un rétrécissement considérable, une tête volumineuse, il vaut mieux laisser la branche en arrière en rapport avec la symphyse sacro-iliaque. Dans ce cas, en effet, la tête projetée en avant par l'angle sacro-vertébral déborde la symphyse, et toute branche placée directement sur le côté du bassin correspondra à la partie postérieure de cette tête »; et plus loin il ajoute « la branche droite peut être placée en arrière ou sur le côté. Sa situation est régie par la situation des deux autres branches [1]. »

Enfin si, malgré tous ses efforts, l'opérateur n'avait pu faire une prise assez régulière pour que l'extraction de la tête fœtale fût possible, il semble à M. le Dr Pinard qu'il serait plus facile de faire une basiotripsie répétée que de recourir au procédé préconisé par M. Truzzi et d'annihiler ainsi la résistance causée par les saillies latérales de la tête fœtale en retirant la grande branche du basiotribe et en se servant des deux premières comme d'un cranioclaste.

Dès l'automne de l'année 1884, je commençai, ainsi que je l'ai dit plus haut, mes expériences sur l'embryotomie céphalique, et j'ai dit comment M. Bonnaire voulut bien collaborer à mes recherches.

Nous n'avions pas encore terminé le cycle des recherches expérimentales que nous nous étions donné le devoir de parcourir, et cependant nous étions déjà arrivés aux conclusions pratiques les plus importantes, quand mon excellent ami, le Dr Bonnaire, fit, de nos expériences communes et de

---

[1] *Ann. Gynécologie*, janvier 1885, p. 9.

ses recherches anatomiques, la base de sa thèse inaugurale[1] qu'il soutint le 27 mai 1885.

Quelques jours après la soutenance de la thèse de notre ami, M. le docteur Bonnaire, Pugliati faisait une intéressante communication sur le basiotribe[2].

Cet opérateur avait, le 7 mai précédent, eut l'occasion d'appliquer le basiotribe chez une femme rachitique, dont le diamètre conjugué supérieur mesurait 8 cent. 8, chez qui l'enfant se présentait par le sommet en O I G T. Il dut renoncer à se servir du perforateur alesoir, car la lèvre antérieure du col très œdématiée ne pouvait être suffisamment protégée par la main gauche qu'il avait introduite dans le canal vaginal pour servir de guide à l'instrument. Après avoir fait la perforation avec un craniotome trépan de Braun, l'opérateur appliqua les cuillers de l'instrument aux deux extrémités du diamètre transverse, et put ainsi extraire un enfant qui, privé de matière cérébrale pesait 3,070 grammes. La tête avait été aplatie et allongée, mais était irrégulière, car sur les côtés de l'instrument étaient deux saillies inégales. La malade eut des suites de couches heureuses.

A la suite de cette opération, Pugliati chercha par des recherches expérimentales à préciser la valeur du basiotribe.

Dans une première expérience, l'enfant qui pesait 2,125 gr. fut placé la tête fléchie en O I G T dans un mannequin de Budin et Pinard, dans lequel le détroit supérieur mesurait seulement 5 centimètres. La perforation ayant été pratiquée au niveau de la fontanelle bregmatique, la branche gauche fut appliquée directement à gauche sur la partie externe de l'occipital. La grande branche fut appliquée sur la face et après le broiement, le nez, la langue, le menton étaient encastrés dans sa cuiller. Bien que la tête eût paru réguliè-

[1] Recherches anatomiques et anatomo-pathologiques sur le broiement de la tête fœtale, avec quelques considérations particulières sur le mode d'action du basiotribe Tarnier. Paris, 1885.

[2] Il Basiotribo di Tarnier. *Nota clinica sperimentale, communicazione fatta all' Accademia Pelaritana nella seduta di Giugno,* 1885.

rement prise, l'extraction fut impossible, car de chaque côté du basiotribe était une masse dure comme de la pierre, dont l'une antérieure mesurait une épaisseur de 5 centimètres, et l'autre répondant au bord convexe de l'instrument avait une épaisseur de 7 cent. 5. Pugliati dût imiter M. Pinard et faire une basiotripsie répétée.

Dans l'expérience II, la tête qui se présentait en O I G T fut prise de la partie droite de l'occiput à la partie gauche du frontal. L'évacuation de matière cérébrale se fit bien et on put extraire aisément à travers le bassin qui mesurait 45 millimètres, un fœtus de 1,615 grammes dont la tête était bien broyée; les deux saillies qui existaient sur chaque bord du basiotribe, étaient de volume égal et pas trop volumineuses. Les os de la base étaient entiers, mais luxés les uns sur les autres.

Dans l'expérience IV, le fœtus fort petit pesait seulement 1,520 grammes. Le rétrécissement simulé du bassin était de 40 millimètres, et le fœtus en présentation du sommet O I D T. La perforation fut pratiquée sur le bord du pariétal antérieur, qui confinait à la suture sagittale, à égale distance des deux fontanelles. Application de la branche gauche sur la nuque, de la droite sur l'œil gauche, le nez et la bouche. La tête fut extraite; mais en arrière du bord convexe de l'instrument, une masse volumineuse existait qui était formée par la partie droite de la tête.

L'expérience V fut pratiquée avec un fœtus du poids de 2,235 grammes qui se présentait par la face en M I D T, et qu'il s'agissait d'extraire à travers un rétrécissement de 45 millimètres.

La perforation fut pratiquée à travers l'orbite antérieur, c'est-à-dire l'orbite droit, les deux branches furent appliquées directement en dehors. Le broiement ne porta que sur la partie de la tête, qui confinait à la symphyse pubienne. Force fut de procéder à une seconde application des branches de l'instrument, et on fit l'extraction après avoir arraché la tête du tronc, sans que l'instrument eut glissé sur les par-

15

ties saisies. Pareil inconvénient survint dans l'expérience VI, dans laquelle le fœtus se présentait en M I G T, et où l'application directe des branches suivit une perforation pratiquée dans l'orbite antérieur.

Dans l'expérience VII enfin, l'enfant se présentait en O I G T et le bassin mesurait seulement 50 millimètres, l'application fut directe et l'extraction possible, mais les deux parties du disque cranien qui débordaient le basiotribe étaient inégales.

Après ces expériences, Pugliati formule ainsi son opinion sur la valeur du basiotribe.

« Le basiotribe de Tarnier, instrument massif, pesant et d'un maniement difficile dans le cas de rétrécissement considérable du bassin, a l'avantage de bien fixer la tête, de détruire constamment la base du crâne et de constituer par la solidité de la prise un moyen d'extraction fort et certain.

La branche perforatrice ne réussit à perforer la voûte qu'au péril de l'opérateur et parfois de la femme (cas de la tête dernière). S'il surmonte les résistances qu'on peut rencontrer, c'est au prix d'une grande fatigue ; dans certains cas (sténose pelvienne considérable, dilatation incomplète de l'orifice utérin, prolapsus de la paroi vaginale), on ne peut l'employer. »

Puis, examinant si le broiement constant de la base du crâne entraîne une réduction de volume de la tête qui soit favorable à l'extraction, Pugliati remarque combien sont gênantes les saillies que présente la tête sur les bords du basiotribe ; sans doute, selon M. Pinard, pour que les parties débordantes soient égales des deux côtés, il suffit que la prise soit régulière. Mais, ajoute Pugliati : « Je ne puis, en vérité, souscrire absolument à cette proposition. J'ai pu voir dans mes expériences que ces parties, ou mieux que les deux saillies latérales existaient plus ou moins volumineuses, plus ou moins dures, que la prise ait été irrégulière ou irréprochable, comme dans le cas clinique ou les expériences I et IV. L'inégale distribution de la substance encéphalique qui reste dans la cavité du crâne explique suffisamment ce fait : d'où le précepte de favoriser l'évacuation de la masse encéphalique. » (P. 54.)

Par contre, le basiotribe constitue un excellent tracteur, et dans une de ses expériences, cet auteur a pu, dans ses tractions, arracher la tête du tronc sans voir l'instrument lâcher prise.

Le basiotribe, par suite de la grande longueur de la branche droite, ne peut être, d'après lui, appliquée sans grand danger sur la tête fœtale restée dernière dans la matrice car elle la déborde.

La basiotripsie simple ne peut suffire quand le bassin mesure moins de 55 millimètres. Répétée elle peut être employée quand le diamètre minimum mesure plus de 45 millimètres.

En somme — « si avec le basiotribe, la céphalotripsie classique a été améliorée, il n'en est pas de même du cranioclaste : celui-ci reste incontestablement supérieur ».

Peu de temps après la publication de ce travail, parut dans les *Annales de gynécologie* [1], une courte note dans laquelle nous montrions comment avec le basiotribe on pouvait broyer la tête suivant les diamètres les plus réductibles et obtenir dans la pratique clinique une réduction de la tête aussi complète qu'on pouvait le souhaiter.

L'année 1886 ne vit paraître sur cette question qu'un court travail de M. le Dr Ribemont dans lequel notre collègue des hôpitaux s'occupa plutôt des difficultés que l'extractraction du tronc peut offrir après la basiotripsie et du moyen d'y remédier, que de la basiotripsie elle-même [2].

En 1887, M. Pinard [3] consacra une des leçons cliniques

[1] Bar. *Sur un point du Manuel opératoire de la Basiotripsie. Ann. de gyn.*, 1885, 15 juillet.

[2] Ribemont Dessaignes. *Note sur une manœuvre destinée à favoriser l'extraction du tronc du fœtus dans la basiotripsie. Ann. de gynécologie*, août 1886, p. 81.

[3] Pinard. *Union médicale*, 1887

qu'il avait faites à la clinique d'accouchements à l'étude de cette opération.

Quand nous aurons encore signalé une seconde note de M. le Dr Ribemont[1] sur le procédé le plus propre à faciliter l'engagement du tronc[2] et deux observations publiées par M. le professeur Marta, de Venise, nous aurons mentionné les différents travaux qui ont été faits sur le sujet qui nous occupe[3].

Peut-être les expériences que nous avons faites et dont nous avons déjà donné plus haut un certain nombre, ainsi que les observations cliniques que nous allons rapporter nous permettront-elles d'apprécier la valeur des arguments qui ont été formulés pour ou contre l'emploi du basiotribe et de porter un jugement motivé sur la valeur de cet instrument.

Quand nous avons étudié l'action exercée sur la tête fœtale par les instruments broyeurs suivant qu'ils étaient appliqués sur tel ou tel des diamètres de celle-ci, nous avons à maintes reprises rapporté des expériences que nous avons faites en nous servant du basiotribe. Ces expériences nous permettraient peut-être à elles seules de porter un jugement sur la valeur de cet instrument ; mais nos conclusions auront plus de force si nous les étayons aussi sur les observations cliniques que nous avons recueillies et que nous croyons devoir rapporter ici.

[1] Ribemont Dessaignes. *De l'abaissement d'un bras ou des deux bras comme méthode applicable à l'extraction du tronc après la basiotripsie dans les bassins rétrécis. Annales de gynécologie*, novembre 1887, p. 343.

[2] Marta. *Annales de gynécologie*, avril 1887, p. 274. — *Annales de gynécologie*, t. XXX, 1888, p. 43.

[3] Notre travail était déjà à l'impression quand nous avons pu prendre connaissance de l'intéressant travail de Lauro, que nous ne pouvons que mentionner ici : *Céphalotripsia, basiotripsia et cranioclastia*. Napoli, 1888.

I

DE LA BASIOTRIPSIE DANS LE CAS DE PRÉSENTATION DU SOMMET

Nous avons appliqué ou fait appliquer devant nous par nos élèves, 14 fois le basiotribe dans des cas où le fœtus se présentait par le sommet.

Sur ce nombre, il y a eu

O I G T 6
O I G A 3
O I G P 2
O I D T 3

Nous avons, dans certains cas, saisi la tête du front à l'occiput et dans un fait nous avons obtenu un bon résultat.

C'était à l'hôpital Saint-Antoine dans le mois d'avril 1884, où je fus mandé pour terminer un accouchement. Il s'agissait d'une primipare présentant l'aspect d'une femme rachitique. Le bassin était aplati d'avant en arrière et le diamètre promonto-sous-pubien mesurait 8 cent. 4; d'où je pus conclure que le diamètre conjugué avait environ une longueur de 7 centimètres. La femme semblait à terme ; l'enfant se présentait en O I G T et on avait tenté, mais avec prudence, de l'extraire par une application de forceps. Quand j'arrivai, il n'y avait pas trace d'engagement, l'enfant était mort, mais la femme était peu fatiguée et dans d'excellentes conditions ; je me décidai à pratiquer la basiotripsie. La fontanelle postérieure était ici facilement accessible : c'est près d'elle et un peu en avant de la suture sagittale que je fis la perforation. Le perforateur introduit, je le dirigeai vers le front et je recommandai à un aide de le bien tenir dans la position que je lui avait donnée, j'introduisis la branche gauche au niveau de la nuque ; elle s'avançait assez loin pour

répondre aux parties molles de la partie postérieure du cou.
Je m'attachai à ce que la tête fût bien maintenue par un
aide qui, avec les deux mains appliquées sur la paroi abdominale, pouvait aisément la saisir. Pour moi, après avoir
articulé et avoir porté les manches un peu en avant, je procédai au broiement qui fut pénible, non pas tant à cause de
la résistance des parties que je devais broyer que par suite
de la tendance que la tête avait à s'échapper hors des branches de l'instrument. Grâce à la fixité que mon aide sut donner à la tête fœtale et à la force que je dépensai, le broiement fut terminé. L'extraction du fœtus fut dès lors facile.
La femme eut des suites de couches régulières et sortit
guérie de l'hôpital.

Dans ce cas l'aplatissement de la tête était très complet :
le premier broiement avait eu pour effet d'écraser toutes les
parties de la base comprise entre l'olive du perforateur maintenue vers la selle turcique et la cuiller gauche appliquée
contre la nuque. J'ai dit plus haut la difficulté que j'avais
éprouvée à empêcher les cuillers de glisser sur la tête maintenue fixe, cependant le deuxième broiement avait achevée
la démolition de la tête qui avait la forme d'un disque présentant sur chaque bord de l'instrument une saillie peu épaisse.

Le résultat était ici conforme à celui que nous avions obtenu dans l'expérience que nous rapportons page 53 et dans
laquelle l'aplatissement de la tête fut aussi complet que possible, ainsi qu'en font foi la figure 20 et le diagramme qui
s'y trouve joint. (Voy. p. 54.)

Dans ces deux faits tirés l'un de la clinique, l'autre de
l'expérience, le mode d'action du basiotribe a été le même.
La perforation a été pratiquée au voisinage de l'occiput
et la cuiller gauche appliquée sur la nuque ; le rapprochement
de ces deux branches a eu pour effet de broyer une partie
de la base et, une fois ce broiement terminé, la masse de
tissu qui était saisie entre le perforateur et la cuiller gauche
était assez épaisse pour empêcher tout glissement de cette
dernière cuiller, pendant le second broiement.

C'est là une condition favorable qui ne se rencontre pas toujours. Si la perforation a été faite assez loin de l'occipital, les deux premières branches ne saisissent qu'un segment de la voûte qui est peu épaisse et permet à la cuiller gauche de glisser sur elle. C'est ce qui explique la forme irrégulière que présente souvent la tête quand elle a été saisie et broyée suivant le diamètre occipito-frontal, alors même que les cuillers du basiotribe semblaient bien appliquées aux extrémités de ce diamètre. Le résultat est analogue à celui qu'on obtient, si fréquemment, quand on fait une céphalotripsie. (Voy. p. 55.) C'est du reste ce que nous avons observé dans la première basiotripsie que nous avons pratiquée sur le vivant.

Il s'agissait d'une pauvre femme, Célina B..., en travail depuis trois jours, qui vint accoucher à la Charité le 26 mars 1884. C'était une rachitique, arrivée au terme de sa première grossesse : le 23 mars, elle avait ressenti les premières douleurs de l'accouchement et avait immédiatement fait appel à une sage-femme de la ville ; celle-ci surveilla sa cliente jusqu'au 26 mars et, voyant les douleurs se continuer sans résultat, elle fit transporter la parturiente à l'hôpital de la Charité. Surmenée par ces trois journées de travail, la malade avait le pouls rapide ; sa température axillaire était de 38° ; l'enfant qui se présentait en O I G T vivait, mais les battements du cœur étaient relativement sourds. Le col effacé était peu dilaté et son orifice présentait à peine un diamètre de 2 centimètres. La cause de dystocie était ici un rétrécissement pelvien fort notable, puisque le diamètre promonto-sous-pubien mesurait seulement 7 cent. et demi. Le détroit supérieur semblait aplati du côté droit.

Je dus attendre jusqu'au lendemain, à 1 heure du soir, pour que le col dilatable permît une intervention utile. Dans cet intervalle, le fœtus avait succombé. Malgré le soin qu'on avait eu de pratiquer chaque heure une injection vaginale avec une solution de sublimé à 1/2000, le liquide amniotique qui s'écoulait répandait une odeur fétide et la présence d'une zone de sonorité à la partie supérieure de la cavité utérine ne laissait aucun doute sur la présence d'un certain degré de physométrie et de putréfaction fœtale.

Je fis donc la basiotripsie, je perforai sans difficulté la voûte du crâne au niveau de la fontanelle bregmatique. La tête était bien maintenue par un aide, la branche gauche fut appliquée à l'extrémité gauche du diamètre transverse ; il fut aisé de la rapprocher du perforateur sous la seule pression de la main et sans faire aucun broiement. La cuiller droite fut alors introduite avec un peu plus de difficulté ; elle fut cependant placée à l'extrémité droite du diamètre transverse et je pus procéder au broiement. Celui-ci fut fait lentement ; pendant qu'il s'effectuait, je vis s'écouler une grande quantité de matière cérébrale et quand il fut terminé, je fis tourner la tête pour placer son diamètre saisi en rapport avec le diamètre rétréci du bassin. L'extraction fut très pénible ; en pratiquant le toucher, on pouvait reconnaître que la moitié gauche du détroit supérieur, bien que plus spacieuse que la moitié droite, était comblée par une volumineuse partie de la tête qui n'avait pas été broyée. Après des tractions soutenues, j'eus tout à coup la sensation qu'une résistance avait été vaincue, la tête descendit brusquement dans l'excavation et l'extraction de la tête suivie aisément de celle du tronc, s'acheva sans difficulté. La délivrance naturelle eut lieu sans accident, une heure après l'accouchement.

Cette femme qui était, ainsi que nous l'avons déjà dit, très fatiguée au moment de sa délivrance, succomba le 30 mars avec des phénomènes d'infection.

L'autopsie qui fut pratiquée avec le plus grand soin par M. Barbulée, interne du service, nous montra toutes les lésions habituelles de la péritonite puerpérale. Une incision pratiquée sur la ligne médiane de la paroi abdominale entraîna l'écoulement d'un demi-litre environ de sérosité roussâtre, tenant en suspension des flocons fibrineux. La surface séreuse des anses intestinales très distendues avait un aspect poisseux. L'utérus ouvert sur sa paroi antérieure, présentait plusieurs petites déchirures sur la partie inférieure du canal cervical et sur son orifice externe; aucune d'elles n'était profonde.

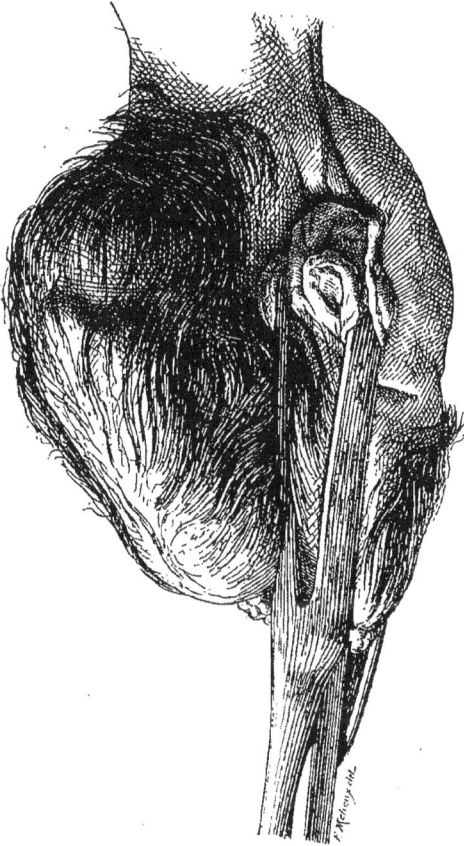

Fig. 99. — Basiotripsie suivant le diamètre occipito-frontal. Situation de la cuiller gauche.

Ainsi que nous l'avons dit, nous avions appliqué la petite cuiller du basiotribe à l'extrémité gauche du diamètre transverse et quand nous l'avons rapprochée du perforateur, elle répondait exactement à l'occiput.

Cependant quand nous avons examiné la tête fœtale une fois que l'extraction avait été effectuée, nous l'avons trouvée appliquée sur l'oreille gauche du fœtus, qui était tournée en arrière. Voyez la figure 99 qui représente quelle était la situation exacte de cette cuiller. Par contre, la branche droite dont l'introduction avait été beaucoup plus difficile que celle de la petite branche était régulièrement appliquée sur la partie moyenne de la face, ainsi que vous le pouvez voir sur la figure 100.

Le glissement de la branche gauche sur le plan incliné que lui offrait la partie de l'occipital et le pariétal qui regardaient en arrière, s'est fait pendant que l'on procédait au broiement. Un tel accident est chose commune quand la perforation a été pratiquée soit bien en avant, soit bien en arrière de la suture sagittale. La situation du perforateur commandant celle des cuillers, on conçoit que celles-ci ne saisissent alors qu'un segment plus ou moins étendu de la tête sur la moitié antérieure ou postérieure de laquelle elles glisseront. Ici la perforation avait été pratiquée dans le plan sagittal du fœtus, son siège était donc régulier. Si la branche gauche n'est pas restée appliquée sur l'occiput pendant le broiement, c'est que la paroi de la voûte qui avait été seule saisie entre le perforateur et cette branche avait trop peu d'épaisseur pour fixer solidement l'instrument.

La figure 101 permet de se rendre compte de l'étendue de ce glissement. Un faible segment de la base du crâne avait donc été seul broyé. Il suffit de jeter un coup d'œil sur cette figure pour comprendre que, si on se fût servi d'un céphalotribe, le glissement eût été complet et la prise nulle. Si la présence du perforateur n'a pas empêché le déplacement d'une des cuillers, elle l'a tout au moins limité et on comprend, en voyant cette figure que la paroi cranienne, infléchie entre le perforateur et les deux branches, ait été solidement fixée pendant les tractions vigoureuses que nous avons exercées sur l'instrument.

Ce déplacement de la cuiller a eu pour conséquence de

donner à la tête cette forme irrégulière qui a été si fréquemment constatée dans les cas où on a appliqué le basiotribe sui-

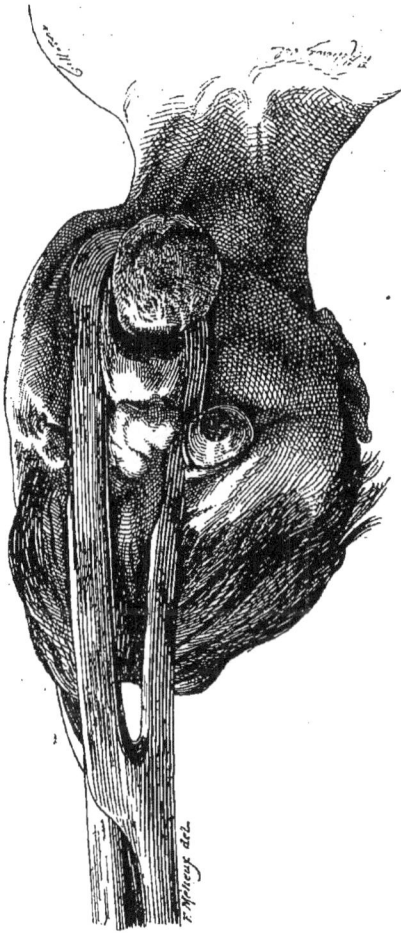

Fig. 100. — Basiotripsie suivant le diamètre occipito-frontal. Situation de la
branche droite.

vant le diamètre occipito-frontal. Ici, ainsi que le montre le diagramme 102, si le diamètre instrumental mesurait seulement

4,3 centimètres, il y avait sur le bord antérieur de l'instrument une saillie volumineuse qui avait une épaisseur de 8,6.

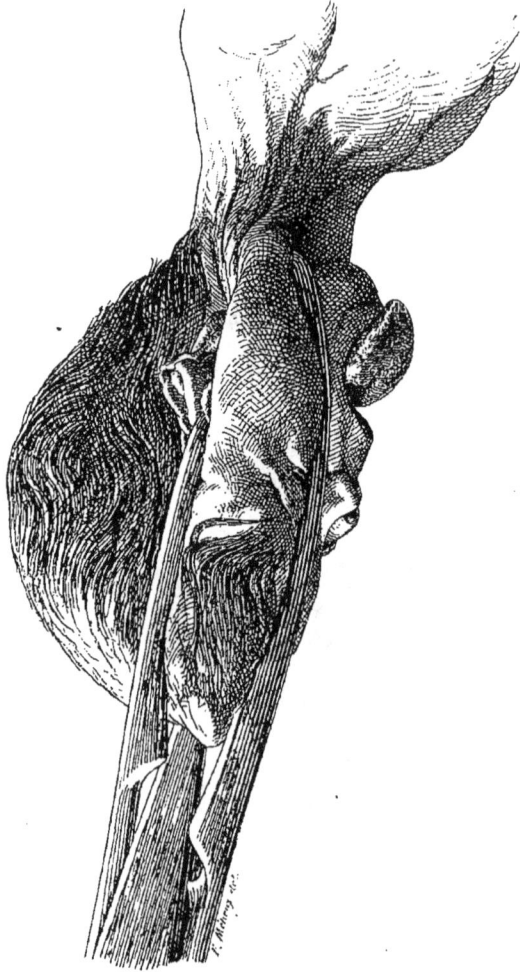

Fig. 101. — Basiotripsie suivant le diamètre occipito-frontal. On peut apprécier
le déplacement de la cuiller gauche.

C'est la présence de cette bosse volumineuse qui rend ici
l'extraction difficile.

Dans le fait précédent, la tête se présentait fléchie en O I G T. Nous avons observé un déplacement encore plus marqué dans le cours de l'opération suivante, qui a été pratiquée dans un cas où la tête fœtale se présentait en O I D T.

La nommée Tamp. était une primipare âgée de vingt-neuf ans, de petite taille, à la charpente osseuse grêle, pré-

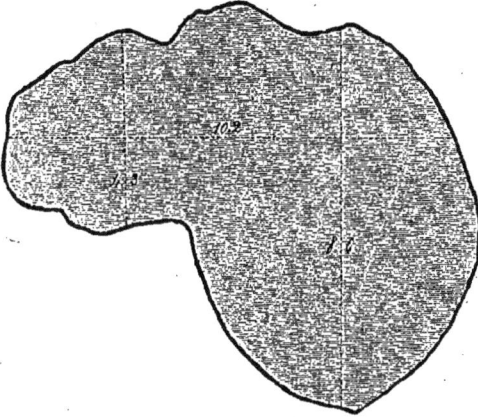

Fig. 102. — Diagramme de la tête fœtale représentée dans les trois figures précédentes.

sentant sur les tibias les incurvations habituelles du rachitisme. Son bassin était rétréci et mesurait 7 centimètres et demie dans son diamètre minimum du détroit supérieur. La grossesse était arrivée à terme le 7 octobre 1884, quand, ce jour, le travail se déclara.

Cette parturiente était assistée par une sage-femme, qui ayant vu les contractions externes se continuer pendant vingt-quatre heures, sans amener l'engagement d'aucune partie fœtale, manda un médecin de la ville. Celui-ci trouva la dilatation complète et fit une application de forceps, mais sans résultat. Le lendemain matin 9 octobre, c'est-à-dire 48 heures après l'apparition des premières douleurs, cette femme était conduite à l'hôpital Lariboisière. Elle était fatiguée, mais son état général était encore satisfaisant. Le fœtus mort se pré-

sentait par le sommet en O I D T; tête très fléchie, la voûte
cranienne était entièrement au-dessus du détroit supérieur
et faisait saillie au-dessus de la symphyse pubienne. Seule
une bosse séro-sanguine volumineuse semblait s'engager
dans l'excavation. La dilatation était complète, mais les
lèvres du museau de tanche, fortement œdématiées, formaient
un bourrelet épais qu'interrompait en avant deux profondes
déchirures qui, situées à droite et à gauche, s'étaient certainement produites pendant l'application de forceps pratiquée
en ville. Le périnée lui-même était contus et sur les petites
lèvres gonflées, on voyait des plaques noires au niveau desquelles les tissus semblaient voués au sphacèle. Ajoutons
que le liquide amniotique qui s'écoulait était très fétide par
la percussion, on trouvait à la partie supérieure de l'utérus
de la physométrie.

M. Potocki, interne du service, tenta une application de
forceps. Celle-ci ayant échoué, on me fit prévenir et après
avoir pris les précautions antiseptiques nécessaires, j'appliquai le basiotribe.

Je m'efforçai de faire la perforation le plus à gauche possible, afin que la branche gauche pût saisir une plus grande
partie de la face. Mais, gêné par la bosse séro-sanguine, je
ne pus le faire autant que je l'eusse désiré et je dus introduire
l'olive du perforateur à la partie postérieure et sagittale du
pariétal gauche, qui était situé en avant ; j'enfonçai le perforateur dans la direction de la moitié droite du frontal, vers
l'angle que cet os forme en se recourbant pour se continuer
avec la base du crâne. La branche gauche fut appliquée directement à gauche; pendant que je la rapprochais du perforateur, l'aide qui avait pour mission de maintenir la tête
fœtale à l'aide de ses deux mains appliquées sur la paroi
abdominale, la sentit faire une saillie de plus en plus prononcée au-dessus du pubis. Le rapprochement fut aisé et
j'eus la sensation de n'avoir broyé aucune partie fœtale; j'appliquai la branche droite à la partie latérale droite du bassin;
je la rapprochai sans effort du groupe formé par les branches

précédentes et très péniblement je fis l'extraction de la tête ; l'extraction du tronc fut aisée. Terminons en disant qu'on dut pratiquer la délivrance artificielle.

Les suites de couches furent traversées par quelques accidents infectieux ; on observa le quatrième jour, la production d'une fistule vésico-utérine qui se combla spontanément vers le dixième jour.

Le périnée ayant été rompu, je fis, le 8 novembre, la périnéorrhaphie qui me donna un bon résultat. La malade sortit guérie, mais au fond du vagin se trouvaient de nombreuses cicatrices, vestiges des interventions intempestives qu'elle avait dû subir. Le fœtus que j'avais extrait pesait 2,400 grammes ; il répandait une odeur repoussante et offrait sur les téguments du crâne et d'une partie de la face des phlyctènes et de nombreux points où le derme mis à nu présentait les signes anatomiques de la putréfaction.

La figure 103 permet de bien comprendre pourquoi l'extraction avait été difficile.

La branche gauche est appliquée sur le pariétal droit et la partie latérale correspondante de l'occipital ; elle a écrasé ou plutôt disloqué une petite partie de la voûte du crâne.

La branche droite a, elle aussi, subi un mouvement analogue, et n'a écrasé que la partie droite de l'occipital et un fragment de la partie droite de la base.

Ici encore, il y avait eu dans le cours de l'opération un déplacement tel des cuillers que les branches de l'instrument qui, au début, avaient été régulièrement appliquées, n'avaient saisi qu'un très faible segment de la voûte et de la base.

Il est aisé de comprendre la cause de cet accident. La tête était très fléchie, et j'avais dû pratiquer la perforation près de l'occiput. Si j'avais pu, une fois le perforateur introduit dans la cavité cranienne, placer la branche droite la première et l'appliquer sur la nuque, le résultat eût été analogue à celui que nous avons obtenu dans l'observation que nous avons rapportée p. 227. La base du crâne eût d'abord été

effondrée dans sa partie postérieure, les parties saisies entre
la cuiller et le perforateur eussent donné une grande fixité à
ces branches de l'instrument, et quand la branche droite eût
été appliquée à l'extrémité droite du diamètre transverse du

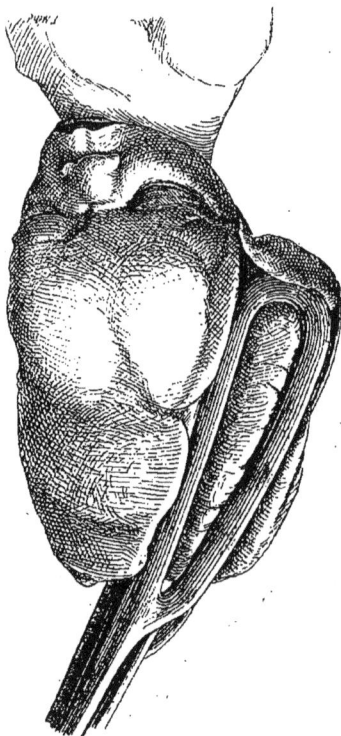

Fig. 103. — Basiotripsie dans un cas de présentation du sommet en OIDT.

bassin, elle eût répondu à la partie médiane de la voûte, et la
tête étant bien maintenue, le broiement eût été plus régulier.

Avec le basiotribe tel que nous l'avons, il faut toujours
introduire la branche gauche la première ; ici, ce fut la voûte
du crâne qui fut saisie, et la paroi cranienne eût-elle été
assez épaisse pour que les branches de l'instrument y fussent
bien fixées, la mobilité des différentes pièces osseuses de la

la voûte, rendue plus grande par la mort du fœtus, eût empêché que la tête pût être bien maintenue avec l'instrument.

En examinant la figure 103, on se rend bien compte de ce mécanisme qui explique pourquoi les résultats donnés par le basiotribe, appliqué suivant le diamètre occipito-frontal, sont souvent moins bons dans les positions droites transverses que dans les positions gauches. Dans ce cas l'extraction de la tête fut très pénible; elle eût été impossible et il eût été nécessaire de procéder à un second broiement qui eût réellement atteint la base, si le bassin avait été plus rétréci.

Dans trois de nos basiotripsies, le diamètre occipito-frontal correspondait à un des diamètres obliques du bassin quand nous avons fait notre intervention.

Dans un premier cas, que je rapporterai brièvement, il s'agissait d'une primipare âgée de vingt-neuf ans, qui était en travail depuis cinquante-trois heures, quand elle fut envoyée, le 24 décembre 1884, à l'hôpital de la Charité.

C'était une rachitique, dont le bassin aplati d'avant en arrière, mesurait 9 centimètres dans son diamètre conjugué supérieur.

Quand je vis cette femme, qui succomba quelques jours après l'accouchement, elle était dans un état déplorable; le fœtus était mort et putréfié; il se présentait par le sommet en O I G A, presque en position occipito-pubienne. La voûte du crâne était engagée dans l'excavation; je fis la perforation dans la partie médiane de la tête fœtale, non loin de la fontanelle postérieure. J'appliquai les petite et grande branches du basiotribe sur les parties latérales de la base, comme s'il se fût agi d'une application de forceps.

J'avais pu rapprocher, sans rien broyer, le perforateur de la cuiller gauche; je rencontrai plus de résistance quand je fis le second broiement; je fis l'extraction de la tête sans la moindre difficulté. Les figures 104 et 105 montrent quel fut le résultat obtenu, et sur le diagramme 106, on peut se rendre compte de l'aplatissement subi par la tête.

Dans ce cas, la tête étant très fléchie, la perforation fut pratiquée près de l'occiput, un résultat non moins favorable

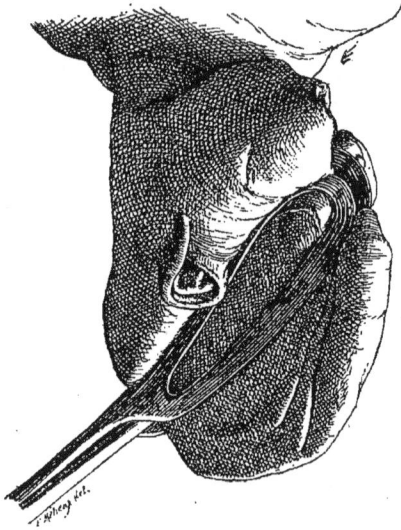

Fig. 104. — Basiotripsie pratiquée dans le cas de présentation du sommet en OIGA.

peut être obtenu quand la tête est peu fléchie et quand la perforation est faite sur le milieu de la suture sagittale ou près du bregma (pourvu que les cuillers du basiotribe saisissent la base suivant un diamètre oblique) ainsi que nous l'avons observé dans le fait suivant qui se rapporte à une femme de vingt-sept ans, qui avait déjà accouché une fois spontanément et à terme.

Elle devint enceinte une seconde fois; la grossesse évolua sans accident; quand elle fut arrivée à terme, le travail se déclara le 1er avril 1886, vers 7 heures du soir, et dès les premières contractions utérines, les membranes se rompirent. Le lendemain matin, la dilatation était complète;

mais, malgré l'intensité et la fréquence des contractions utérines, la tête qui se présentait fléchie en O I G A n'avait aucune tendance à s'engager dans l'excavation. La sage-femme qui assistait notre malade pria dès lors un médecin de la ville de lui prêter secours. Notre confrère, ayant en vain tenté d'appliquer le forceps, donna le conseil de transporter

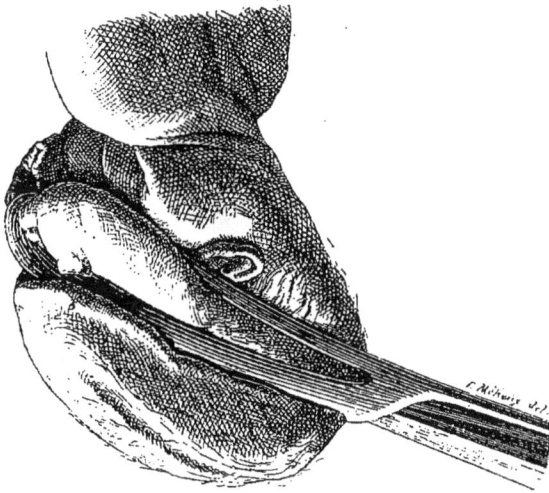

Fig. 105. — Basiotripsie pratiquée dans le cas de présentation du sommet en OIGA.

la parturiente à la maternité de l'hôpital Tenon où nous la trouvâmes lors de notre visite, le 3 avril.

La tête se présentait bien fléchie au détroit supérieur, la dilatation était complète, seule la lèvre antérieure du col très œdématiée pouvait être perçue au-dessous du cuir chevelu, que soulevait une volumineuse bosse séro-sanguine. Ajoutons que la tête était seulement fixée au détroit supérieur.

L'angle formé par le promontoire était accessible, mais si les dimensions antéro-postérieures du détroit supérieur n'étaient pas très rétrécies, il n'en était plus de même des diamètres transversal et oblique.

Par le toucher, toute la paroi gauche de l'excavation pelvienne semblait, en effet, très rapprochée du plan médian et l'ischion de ce côté était presque situé sur ce plan. Du côté droit, la paroi pelvienne semblait plus excavée tout en n'ayant pas l'amplitude normale. La viciation semblait surtout marquée au détroit inférieur, dont le diamètre bi-ischiatique mesuré à l'extérieur avait seulement une longueur de

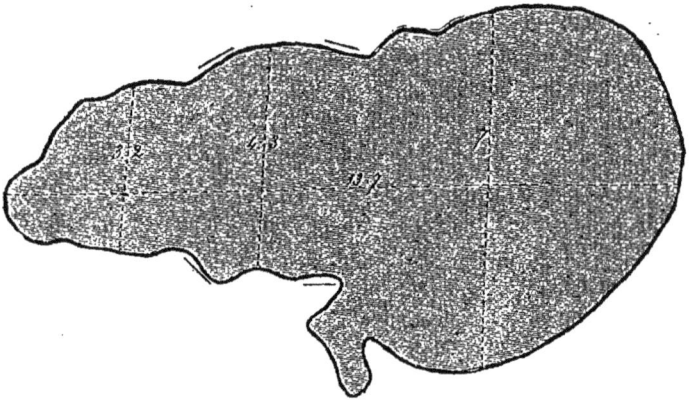

Fig. 106. — Diagramme de la tête fœtale représentée dans les deux figures précédentes.

7 centimètres. L'enfant étant encore vivant, je me décidai à appliquer le forceps. Par cette intervention trois fois répétée, je réussis, à force de tractions soutenues à engager la tête fœtale d'une manière assez notable dans l'excavation, mais je ne pus réussir à lui faire exécuter aucun mouvement de rotation. Ayant ainsi échoué, et l'enfant ayant succombé, je fis une basiotripsie. A ce moment, la tête était engagée dans l'excavation en O I G A, les parties fœtales très étroitement appliquées contre la paroi pelvienne.

La perforation fut pratiquée sur la suture sagittale un peu plus près du bregma que de la fontanelle postérieure. Je

glissai la branche gauche en arrière pour l'appliquer contre
la région malaire gauche, qui répondait à la symphyse
sacro-iliaque droite. J'introduisis profondément cette cuiller
et, en rapprochant son manche de celui du perforateur,

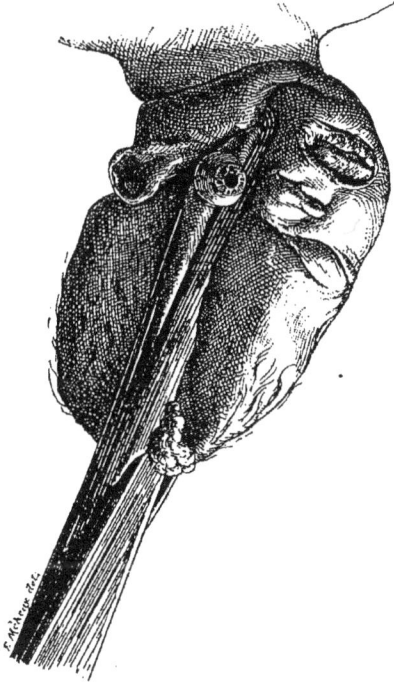

Fig. 107. — Basiotripsie pratiquée dans un cas de présentation du sommet
en O1GA.

j'eus la sensation que je n'exécutais aucun broiement.

J'introduisis alors profondément la cuiller droite en avant
et à droite et l'appliquai sur l'apophyse mastoïde droite. Je
broyai très lentement. Il s'écoula par l'orifice de la perforation une grande quantité de matière cérébrale et le broiement effectué, je pus extraire la tête aisément. Il me fallut
exercer quelques fortes tractions pour extraire le tronc,

mais il ne fut besoin d'aucun artifice pour obtenir ce
résultat (l'enfant sans matière cérébrale pesait 3,700 gr.).
Cette femme, après avoir eu de la fièvre pendant quelques
jours, guérit complètement.

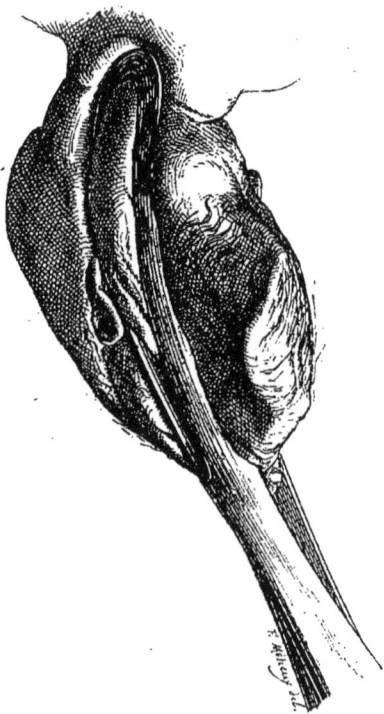

Fig. 108. — Basiotripsie pratiquée dans un cas de présentation du sommet
en OIGA.

Les figures 107 et 108 rappellent celles que nous avons
données page 73 et 74, quand nous avons étudié les effets
produits sur la tête fœtale par l'application des branches de
l'agent broyeur aux extrémités d'un diamètre oblique de la
base.

Ici la petite cuiller est appliquée sur l'apophyse orbitaire

externe gauche ; elle a effondré la voûte orbitaire en luxant
l'œil hors de l'orbite, tandis que la branche droite, très profondément introduite, s'avançait jusqu'au cou et, en se rapprochant des branches précédentes, elle avait détruit le
rocher droit. La partie gauche du sphénoïde était également
écrasée. La tête était complètement aplatie et formait un
disque régulier (voy. fig. 109) dont l'épaisseur au niveau
des branches de l'instrument était de 5,1. Les saillies

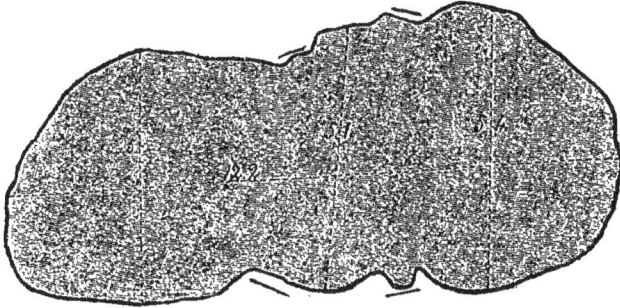

Fig. 109. — Diagramme de la tête fœtale représentée dans les deux figures
précédentes.

formées sur chaque bord de l'instrument par les parties de
la tête non saisies étaient sensiblement égales et mesuraient l'une 5 et l'autre 5,4.

Nous avons bien des fois pratiqué des basiotripsies sur le
mannequin, en fixant la tête fœtale tantôt en O I G A, tantôt
en O I D P. Toujours nous avons obtenu un résultat analogue
à celui de l'opération précédente, quand nous placions les
cuillers aux extrémités du diamètre transverse du bassin
et que le rétrécissement simulé n'était pas très considérable.
La cuiller gauche était alors appliquée sur l'apophyse mastoïde, et la branche droite sur la région zygomatique du côté
opposé, quand il s'agissait d'une O I G A ; les cuillers étaient
placées inversement si nous simulions une O I D P. Mais, dans
ces deux cas, la compression s'exerçait suivant un diamètre
oblique, et le résultat final était identique.

On remarquera peut-être que dans l'observation que nous venons de rapporter, la branche gauche a été appliquée sur l'apophyse orbitaire externe gauche, et non sur l'apophyse mastoïde du même côté, ainsi que nous l'avons fait dans nos expériences quand le fœtus se présentait en O I G A, et la branche droite au contraire était appliquée sur l'apophyse mastoïde du côté opposé, qui répondait à l'éminence iliopectinée droite. C'est que, dans ce cas, l'aplatissement de la paroi gauche du bassin nous avait empêché d'appliquer la cuiller gauche à l'extrémité du diamètre transverse ; nous avons placé directement la branche gauche en arrière et nous avons pu faire glisser la cuiller droite en avant.

Dans ces deux opérations, nous avons veillé à bien appliquer les cuillers sur la base ; il est un cas, un des premiers, où nous ayons employé le basiotribe, où, pour n'avoir pas veillé avec assez d'attention à ce point, nous n'avons guère saisi que la voûte. C'était dans une basiotripsie que nous avons faite à l'hôpital Lariboisière, où nous remplacions M. le Dr Pinard.

Il s'agissait ici d'une primipare âgée de trente-huit ans qui, arrivée au terme de sa grossesse, avait été reçue à l'hôpital le 27 septembre 1884. L'enfant, qui était volumineux, se présentait par le sommet en O I G A, mais la tête n'avait aucune tendance à être fixée, et ballottait au-dessus du détroit supérieur. Au moment où cette malade fut reçue dans le service, le col était complètement effacé, la dilatation n'était pas commencée.

Le diamètre promonto-sous-pubien mesurait 10 centimètres. Le 28 et 29 septembre, les douleurs continuèrent sans désemparer. Le 30 septembre, à 2 heures du matin, l'orifice externe présentait seulement les dimensions d'une pièce de cinq francs. Cependant les contractions n'avaient cessé d'être assez régulières et fort pénibles. La femme était fatiguée, fébricitante, car le thermomètre placé dans l'aisselle, dans la soirée du 29, marquait 39° 5 : le fœtus avait succombé ce même jour, à 1 heure du soir.

Dans la matinée du 30 septembre, la dilatation du col s'acheva avec une certaine rapidité, et, dès deux heures de l'après-midi, elle était suffisante pour qu'une intervention utile fût possible. A ce moment, la tête était très fléchie, fixée au détroit supérieur en occipito-iliaque gauche anté-rieure, presque pubienne; j'introduisis le perforateur au centre de la partie fœtale accessible, et qui se trouvait être le segment de la suture sagittale voisin de la fontanelle postérieure.

La tête était bien maintenue par un aide, et le perfora-teur profondément enfoncé et dirigé vers le front, je plaçai la branche gauche à l'extrémité gauche du diamètre trans-verse; je rapprochai les manches du perforateur et de cette branche gauche; ce temps fut exécuté avec la plus grande facilité.

La branche droite est alors appliquée à l'extrémité droite du diamètre transverse du détroit supérieur.

L'articulation fut facile et pendant le broiement que je pus exécuter sans rencontrer de résistance sérieuse, je vis s'écouler une très grande quantité de matière cérébrale. Je dus faire des tractions fortes et prolongées pour extraire la tête.

Les suites de couches furent régulières.

La figure 110 montre bien le résultat obtenu dans cette basiotripsie et qui se trouve noté de la manière suivante dans l'observation que prit M. Potocki, interne du service.

« Le fœtus pèse 3,400 grammes.

La perforation a été faite à la partie postérieure de la suture sagittale. La branche droite est appliquée sur la partie latérale de l'occiput et sur le pariétal droit, répondant par son bord concave à 3 centimètres au-dessus de l'o-reille. Son extrémité arrive à un travers de doigt de l'arcade orbitaire, où elle dessine une profonde dépression.

La branche gauche parallèle également à la base du crâne passe à 2 centimètres au-dessus de l'oreille, écrase la partie externe de l'arcade orbitaire droite et arrive jusqu'à la racine du nez. Le diamètre bi-temporal presque intact, mesurait 7 centimètres et demi; les groupes osseux de la face faisaient une masse dure et résistante au-dessus du bord concave de l'instrument. »

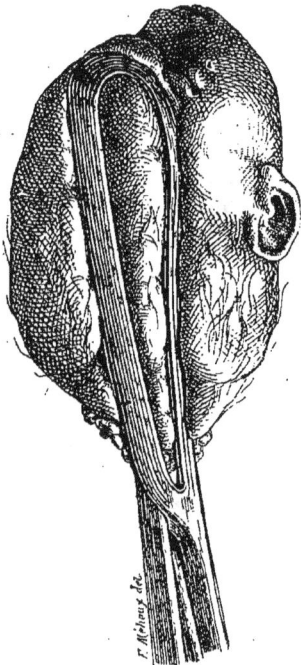

Fig. 110. — Basiotripsie dans un cas de présentation du sommet en O I G A.

Dans les observations qui précèdent, quand l'application fut régulière, la base a toujours été saisie et comprimée sur une portion plus ou moins étendue. Nous avons observé deux faits dans lesquels, bien que la prise fût régulière, la base ne put être atteinte.

Dans le premier cas, il s'agissait d'une malheureuse femme qui fut apportée mourante à l'hôpital Tenon le 2 novembre 1887. Elle avait déjà deux fois accouché à terme et spontanément. Cependant son bassin était vicié par le rachitisme, car les dimensions du diamètre antéro-postérieur du détroit supérieur étaient seulement de 8 centimètres et demi, ainsi que nous avons pu le constater anatomiquement.

Cette parturiente était entrée en travail le dimanche 31 octobre ; vingt-quatre heures après le début du travail, c'est-à-dire le lundi matin vers 4 heures, les membranes se rompaient. Voyant que les contractions utérines ne produisaient pas l'engagement de la tête fœtale, la sage-femme fit prévenir un de nos confrères, qui essaya par sept reprises différentes d'extraire la tête avec le forceps. Toutes ces tentatives échouèrent et le transport de la femme dans notre service fut décidé.

Quand elle entra, l'enfant avait succombé ; il s'écoulait par les organes génitaux externes un liquide brunâtre très fétide. L'interne du service crut devoir tenter à deux reprises d'appliquer le forceps. Devant l'insuccès de cette intervention, il me fit prévenir.

A mon arrivée, je trouvai la femme dans le plus mauvais état général. Tout devait nous faire penser à la présence d'une rupture utérine. J'ajoute que l'enfant se présentait par le sommet en OIGP et qu'il était atteint d'hydrocéphalie. Je priai M. le Dr Tissier qui avait bien voulu m'accompagner d'appliquer le basiotribe.

La perforation fut faite avec le perforateur de Blot introduit à travers la paroi amincie de la partie postérieure de la suture sagittale. Immédiatement, il s'écoula une grande quantité de liquide céphalo-rachidien. M. le Dr Tissier introduisit alors la cuiller gauche directement à gauche de manière à l'appliquer sur l'apophyse mastoïde droite de la tête fœtale.

Le rapprochement de ces deux premières branches de l'instrument fut très aisé; on eut la sensation qu'aucune partie fœtale n'était broyée et qu'un fragment de la voûte cranienne avait seul été atteint entre l'olive du perforateur et la branche gauche. La mobilité des os saisis était telle qu'on pouvait faire tourner les manches de l'instrument sur eux-mêmes avec la plus grande facilité, sans imprimer le moindre mouvement à la base du crâne à la face, que je fixai avec les mains appliquées sur l'abdomen.

Il n'est pas inutile de dire ici que M. Tissier avait si profondément introduit les branches de l'instrument que l'articulation se trouvait entièrement cachée à l'entrée du canal vaginal. La branche droite fut facilement appliquée contre l'os malaire gauche, c'est-à-dire à droite en avant. Le rapprochement se fit ici encore sans broiement. L'extraction fut possible, sans qu'on eût à faire de fortes tractions.

En examinant la manière dont l'instrument était appliqué sur la tête, il me fut facile de comprendre ce qui s'était passé.

La cuiller gauche avait été régulièrement appliquée contre l'apophyse mastoïde et elle avait dû saisir la partie postérieure du pariétal droit, qui regardait en arrière, et la partie correspondante de l'occipital. La branche droite avait été, elle aussi, appliquée contre l'apophyse orbitaire externe du côté gauche qui était tournée en avant; mais, par suite de la grande longueur de la voûte cranienne et de la flexion marquée qui existait, elle n'avait pu l'atteindre que par son extrémité. La laxité des sutures s'opposant à toute fixation de la tête, la base solide s'était échappée hors des cuillers pendant le temps de broiement, d'où glissement de la cuiller gauche sur l'occipital qui se voit bien sur la figure 111, tandis que la cuiller droite ne saisissait qu'un pariétal. (Voy. fig. 112.)

Ces deux figures représentent la tête fœtale telle qu'elle était quand elle fut extraite; on voit que si les branches du céphalotribe avaient glissé sur les parties solides de la tête pendant le broiement, elles n'avaient subi aucun déplacement pendant les tractions exercées sur l'instrument. Ici, comme dans toutes les opérations ou expériences que nous avons faites, le basiotribe s'était montré tracteur irréprochable.

Voici le second fait où le basiotribe, tout en paraissant régulièrement appliqué, n'a pas saisi la base.

La nommée R..., âgée de trente-six ans, entra à la Maternité de l'hôpital Tenon, le 17 juillet 1888 ; elle était en travail depuis vingt-quatre heures. En ville, elle était assistée par une sage-femme qui, en présence du non-engagement de la tête, avait successivement mandé deux de nos confrères. Ceux-ci qui avaient pratiqué sept applications de forceps sans le moindre résultat, décidèrent son envoi dans notre service.

Cette parturiente était une rachitique dont le bassin vicié était notablement aplati d'avant en arrière ; la mensuration interne nous a permis d'évaluer à 7 cent. 5 les dimensions du diamètre conjugué supérieur.

Malgré cette viciation pelvienne, cette femme avait cependant accouché deux fois spontanément. La première fois, la grossesse s'était, il est vrai, terminée prématurément ; mais, si nous en croyons son dire, le second accouchement avait eu lieu à terme. Quoi qu'il en soit, cette troisième grossesse était bien arrivée à terme.

Quand la malade entra dans notre service ; notre interne, M. Deroche tenta, à deux reprises, d'extraire l'enfant qui était mort par une application de forceps. Cette double tentative n'ayant donné aucun résultat, il m'envoya chercher et, à mon arrivée, je trouvai les choses en l'état suivant :

La parturiente était épuisée sans que cependant son état général fût grave. Le palper ne permettait guère de reconnaître d'autre partie fœtale que la tête, tant la paroi utérine était tétanisée. L'anneau de contraction pouvait être aisément senti à 10 centimètres environ au-dessus du bord supérieur du pubis.

L'auscultation donna un résultat négatif. Par le toucher, je trouvai la tête seulement fixée au détroit supérieur, dans lequel s'engageait une bosse séro-sanguine très volumineuse.

Dans l'impossibilité de reconnaître avec le doigt aucune suture ni fontanelle, je dus recourir au toucher manuel et je sentis que la tête peu fléchie se présentait en O I G T. Ce procédé d'exploration me permit encore de reconnaître que les os de la voûte du crâne avaient tellement chevauché les uns

sur les autres, que le diamètre vertical du crâne était notablement allongé. La voûte avait été comme malaxée à la suite

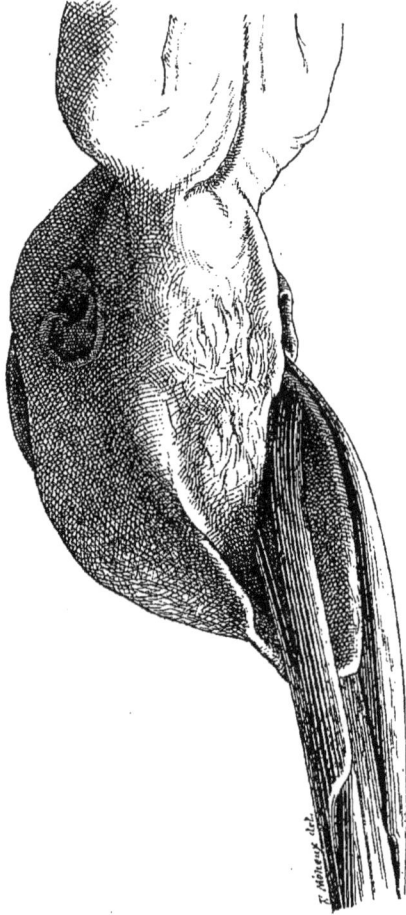

Fig. 111. — Basiotripsie dans un cas d'hydrocéphalie.

des nombreuses applications de forceps qui avaient été ten-
tées.

Je fis la perforation sur la suture sagittale, plus près de la

fontanelle postérieure que du bregma. La branche gauche
fut appliquée sur la partie gauche de l'occiput qui regardait

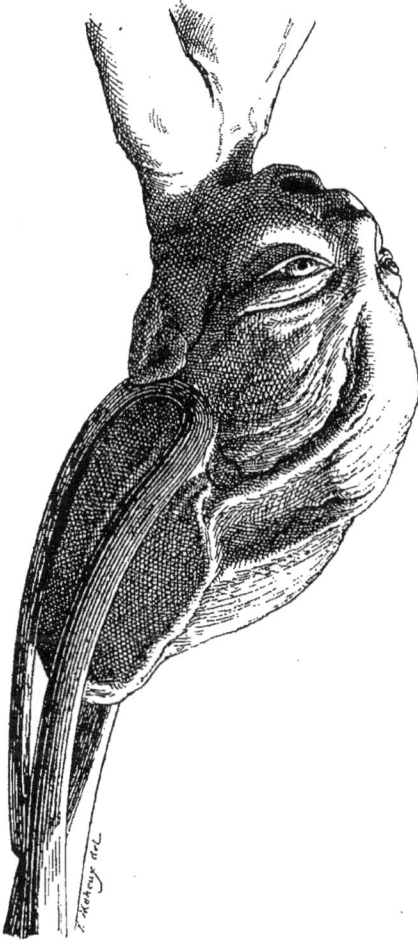

Fig. 112. — Basiotripsie dans un cas d'hydrocéphalie.

en arrière ; je rapprochai les deux branches introduites sans
exercer de broiement.

J'appliquai la deuxième branche sur l'apophyse orbitaire

externe droite et l'os malaire de ce côté. Je procédai au broiement.

J'avais introduit l'instrument aussi profondément que possible, vu les dimensions verticales de la cavité cranienne, afin de pouvoir bien saisir la base avec les cuillers. Pendant que je broyais la tête, la sage-femme chargée de maintenir la tête ne put empêcher celle-ci de s'échapper hors des cuillers du basiotribe, si bien que je saisis seulement les os de la voûte. Dans mes tractions, je ne pus réussir à extraire la base du crâne, je pus seulement attirer et presque arracher la partie de la voûte sur laquelle étaient appliquées les cuillers. Je retirai l'instrument et le réappliquai. La position de la tête était alors en O l G A. La cuiller gauche fut appliquée sur l'apophyse mastoïde gauche; la cuiller droite sur l'os malaire droit. Le résultat fut excellent : la tête, complètement aplatie, fut extraite sans difficulté.

Ici encore l'instrument s'était montré trop court; la mobilité des parties de la voûte sur lesquelles était appliquée la première cuiller avait permis à la tête de s'échapper hors des branches du basiotribe. Ce fait est le seul que nous ayons observé, dans lequel nous avons été obligé de pratiquer une seconde basiotripsie pour obtenir l'extraction de la tête, que l'intégrité de la base rendait impossible. Mais si le basiotribe n'avait pu entraîner la base du crâne, du moins il n'avait pas glissé sur la partie qu'il avait saisie; il s'était encore ici montré bon tracteur.

Quand je songe à la hauteur à laquelle se trouvait la base du crâne dans les deux faits que nous venons de rapporter, je doute qu'il eût été possible d'aller l'attaquer directement avec la branche perforatrice du basilyste. Si l'on eût voulu recourir à cette opération, il eût fallu préalablement abaisser la tête en engageant la voûte, à l'aide d'une cranioclasie, par exemple.

Dans les faits que nous venons de rapporter, nous avons pu toujours placer les cuillers du basiotribe aux extrémités du diamètre transversal ou d'un diamètre oblique du bassin sans éprouver de grandes difficultés. Quand nous avions une position transversale, nous avons pu faire une saisie régulière de la tête et dans les cas où il y avait une position oblique de la tête, une gauche antérieure par exemple, nous avons pu glisser la branche droite qui devait venir s'appliquer en avant de la tête fœtale.

Pour que l'opération puisse être ainsi exécutée, il faut que certaines conditions favorables se rencontrent, viciation peu accentuée du bassin, etc., etc.

Il est des cas où malgré tous nos efforts, nous n'avons pu réussir à placer régulièrement les branches de l'instrument, témoin l'opération suivante, que nous avons pratiquée à l'hôpital Tenon.

La nommée Maub... était une femme âgée de vingt-trois ans, enceinte pour la seconde fois, mais sa première grossesse s'était terminée au quatrième mois par un avortement. La seconde grossesse s'était poursuivie sans incident jusqu'à son terme, quand notre malade entra en travail. Elle arriva dans notre service, le 5 juin 1886. A ce moment, les douleurs se continuaient depuis cinquante-deux heures, et avant de nous envoyer cette malade, un médecin avait tenté à trois reprises d'extraire la tête avec le forceps. Ses efforts étaient restés sans résultat.

Quand je vis cette malade, je la trouvai dans un état de surmenage inquiétant : la peau était chaude, la langue sèche. Le thermomètre placé dans l'aisselle marquait 39° 2 et on comptait 140 pulsations. L'utérus était dur en état de tétanisation. En pratiquant le toucher, je trouvai le col presque complètement dilaté, et en mesurant avec le doigt, le diamètre sacro-sous-pubien, je lui reconnus une longueur de 8 cent. 5. Il y avait une bosse séro-sanguine tellement volumineuse que le toucher digital ne permettait de reconnaître aucune suture ni fontanelle. Je dus pratiquer le toucher manuel et je pus diagnostiquer une position gauche postérieure. L'enfant ayant succombé, je procédai sans tarder à une basiotripsie. Je fis la perforation sur le pariétal antérieur au voisinage du bregma et de la suture sagittale. Je fis tous mes efforts pour glisser la cuiller gauche à l'extrémité du diamètre transverse ; mes efforts ne purent y réussir. La tête était solidement fixée sur le détroit supérieur et je ne pus y réussir ; je dus la laisser en arrière contre la partie droite de l'occipital qui regardait à gauche ; je plaçai la branche droite à droite et, quand je procédai au broiement je ne saisis que la voûte et une partie de la base voisine de la nuque.

Je fis l'extraction avec difficulté sans que cependant les cuillers eussent subi aucun glissement pendant les tractions que j'ai dû faire. La disposition des cuillers sur la tête fœtale se rapprochait de celle que nous avons figurée, pages 69 et 70, avec cette différence cependant que le bord antérieur des cuillers regardait ici du côté de la face.

Il est aisé de parer aux difficultés qu'on peut rencontrer dans l'application régulière des branches, en usant d'une petite manœuvre qui, dans plusieurs circonstances, nous a rendu grand service et qui permet de placer les cuillers du céphalotribe aux extrémités du diamètre céphalique qu'on veut broyer, même dans le cas où le bassin est très petit. Il suffit, après avoir perforé la voûte du crâne, de placer la première cuiller à la partie du diamètre céphalique qu'on veut broyer, qui est en arrière (l'introduction de la cuiller postérieure n'est jamais impossible), puis de saisir la tête entre le perforateur et cette cuiller, comme on le ferait si on s'était servi d'un cranioclaste et de lui imprimer un mouvement tel qu'on pourra amener l'autre extrémité du diamètre céphalique qu'on veut réduire vis-à-vis d'un point du bassin où le placement de la seconde cuiller du basiotribe sera chose aisée.

Cette pratique nous a rendu grand service dans plusieurs opérations.

La première a trait à une jeune primipare, Mme X..., qui

habitait rue du Temple et auprès de laquelle je fus appelé
par M. le Dr Bénard, le 24 août 1884.

L'enfant se présentait en O I G T. Le bassin aplati d'avant
en arrière, mesurait dans son diamètre conjugué minimum
au détroit supérieur, 8 centimètres. Le travail s'était déclaré
à terme et avant mon arrivée, on avait tenté d'extraire la tête
par une application de forceps. Trouvant le fœtus mort, je
me décidai à appliquer de suite le basiotribe. La perforation
fut aisément pratiquée sur le pariétal antérieur, non loin de
la suture sagittale et de la fontanelle postérieure. J'appliquai
sans difficulté la branche gauche sur l'occipital et la nuque
et j'articulai après avoir reporté un peu les manches de
l'instrument en avant. Je rapprochai les deux branches de
l'instrument très facilement sans rien broyer. Ce temps de
l'opération eut pour effet de défléchir notablement la tête qui
était difficilement maintenue par un aide. Cette déflexion fut
assez marquée pour qu'il m'ait été impossible de glisser la
branche droite à l'extrémité droite du diamètre transverse,
où la masse formée par le front et la face était étroitement
appliquée sur la ligne innominée de l'os iliaque droit.
J'appliquai dès lors la grande cuiller contre l'articulation sacro-
iliaque droite et faisant tourner la tête en imprimant un mouvement de rotation aux deux premières branches de l'instrument qui la saisissaient et la maintenaient à la manière d'un
cranioclaste, je pus amener la face contre la cuiller droite.
Le broiement fut aisé et l'extraction du fœtus s'acheva
rapidement.

La tête était bien broyée ; la branche gauche n'était
séparée de l'olive du perforateur que par l'épaisseur de
l'écaille occipitale, mais la branche droite avait bien saisi la
face jusques et y compris le menton ; elle avait écrasé toutes
les parties médianes de la face et de la base du crâne. La
tête broyée avait la forme d'un disque sur la partie médiane
duquel était la double rainure formée par le basiotribe et de
chaque côté deux saillies peu volumineuses et égales. Je
dois dire que le fœtus était relativement volumineux, mais

et que dans le broiement, les os de la base avaient offert
peu de résistance. Mme X... se rétablit complètement.

Dans ce cas, si nous nous étions servi du céphalotribe
nous n'eussions saisi qu'imparfaitement la base et le résultat de notre intervention eût été probablement nul. Grâce
au basiotribe et à la petite manœuvre que nous avons employée, nous avons pu saisir régulièrement la tête suivant le
diamètre occipito-frontal et le résultat a été aussi bon
qu'il peut l'être, quand la prise est faite suivant ce diamètre.

A cet égard, l'observation suivante nous semble également
être intéressante :

La nommée D... a été dans sa première enfance atteinte
de rachitisme, elle est restée petite et l'exiguïté de sa taille
est moins due à la gracilité des os, qu'aux incurvations qu'on
observe sur les membres inférieurs.

Le bassin est lui-même fortement atteint ; car le diamètre
conjugué du détroit supérieur mesure seulement 6 centimètres
et demi. Cette femme était âgée de trente-quatre ans, quand
elle devint enceinte pour la première fois. La grossesse suivit
un cours normal ; quand notre malade, arrivée au terme de la
grossesse, entra en travail elle se présenta à l'hôpital. Les
douleurs se continuèrent pendant vingt-six heures, mais quand
la dilatation fut complète, le fœtus était mort ; je fis alors la
basiotripsie. Au moment de l'intervention la situation était
la suivante : la tête se présentait très fléchie en O I D T, elle
était entièrement située au-dessus du détroit supérieur. On
atteignait facilement par le toucher la fontanelle postérieure ;
le bregma était assez difficilement accessible. Il y avait donc
grande flexion de la tête. De plus, le pariétal droit qui était
en arrière était situé fort au-dessous du pariétal gauche. La
suture sagittale était transversalement dirigée. Le degré
d'asynclitisme était tel qu'on pouvait aisément sentir avec
le doigt le pavillon de l'oreille droite appliqué sur le côté du
promontoire.

Je fis la perforation sur le pariétal postérieur, près de la suture sagittale et de la fontanelle postérieure. Tel était le point le plus aisément accessible. J'appliquai la branche gauche à l'extrémité du diamètre transverse du bassin et la

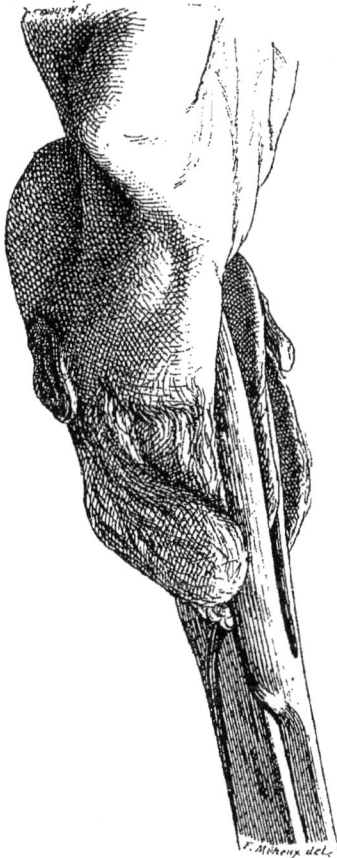

Fig. 113. — Basiotripsie dans un cas de présentation du sommet.

plaçai ainsi vers le front qui regardait à gauche ; je procédai sans rencontrer de résistance au rapprochement des deux parties de l'instrument déjà introduites. J'essayai, en vain, d'appliquer la branche droite à l'extrémité droite du dia-

mètre transverse, je dus la placer au-devant de la symphyse
sacro-iliaque droite et faisant tourner la tête comme dans le
cas précédent, j'amenai la région mastoïdienne gauche en

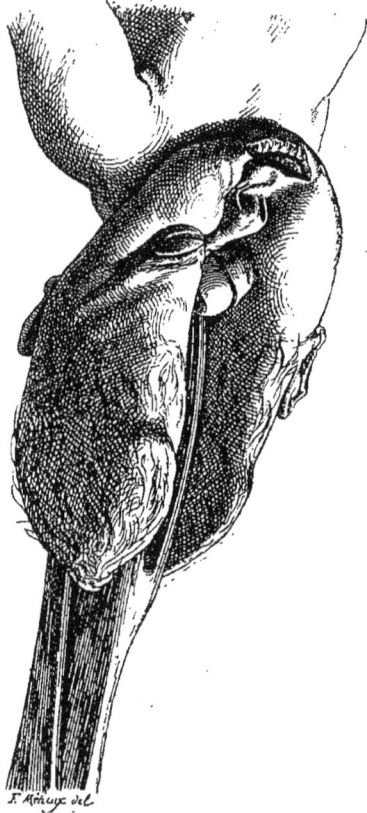

Fig. 114. — Basiotripsie dans un cas de présentation du sommet.

rapport avec elle. (Voy. fig. 113.) Le broiement se fit aisément et après avoir effectué la rotation, je procédai à l'extraction qui fut facile. Le fœtus sans tenir compte du sang
et de la matière cérébrale qui s'étaient écoulés dans le cours
de l'opération pesait 2,670 grammes.

La mère se rétablit sans que les suites de couches eussent été traversées par aucun accident.

Examinant la tête du fœtus, voici comment je reconstituai les différentes phases du broiement. J'avais dû, ainsi que je l'ai dit, exécuter la perforation près de la fontanelle posté-rieure, car la tête était très fléchie. La branche gauche fut

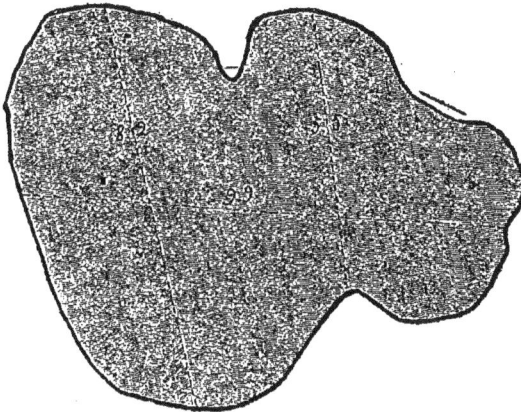

Fig. 115. — Diagramme de la tête fœtale représentée dans les deux figures précédentes.

bien appliquée vers le front, mais la flexion de la tête était telle que cette cuiller ne put atteindre la base; quand je la rapprochai du perforateur, je ne saisis que la voûte. (Voyez fig. 114.) Si les différentes pièces osseuses qui constituent la voûte avaient été très mobiles les unes sur les autres, je n'aurais vraisemblablement pas pu faire exécuter à la tête le mouvement de rotation grâce auquel j'ai pu faire un broie-ment assez complet; le résultat eût été analogue à celui que nous avons figurer sur la planche 103.

D'autre part, si la branche gauche eût été plus longue, la face eût pu être saisie sur une plus grande étendue et l'aplatissement eût été plus complet. Ici le diagramme formé par la tête a, en effet, d'assez grandes dimensions puisqu'on voit sur un des bords de l'instrument une saillie ayant

8 cent. 2 d'épaisseur (voy. fig. 115); le résultat obtenu est
identique à celui que nous avons figuré page 102.

Dans d'autres cas, nous avons eu recours à ce procédé pour
broyer la tête suivant un diamètre oblique de la base et nous
savons que la compression exercée suivant un tel diamètre
permet d'obtenir un aplatissement très régulier de la tête.

Les observations suivantes montrent ce qu'on peut obtenir
en se servant ainsi du basiotribe.

Dans le premier cas :

L'opérée était une femme de trente ans, exerçant à Paris
la profession de blanchisseuse. Elle avait pendant sa première enfance été atteinte de rachitisme et n'avait marché
qu'à l'âge de quatre ans.

Jusqu'à l'âge de quatorze ans elle avait traîné une vie
souffreteuse, traversée par une série d'affections aiguës :
fièvre typhoïde, variole, érysipèles répétés, etc., etc.

A quatorze ans, elle avait été réglée pour la première fois,
et depuis ce moment la menstruation n'avait jamais été
régulière.

Deux fois déjà, cette femme avait été enceinte. La
première grossesse s'était terminée, en avril 1879, par un
accouchement à terme qui s'était passé naturellement.
L'enfant naquit vivant.

La seconde grossesse était gémellaire, elle se poursuivit
jusqu'à terme ; mais l'accouchement ne se fit qu'au prix
d'une laborieuse opération, dans laquelle les enfants durent
être sacrifiés.

Quand, le 22 mai 1885, cette femme entra à l'hôpital de
la Charité, elle était arrivée au terme de sa troisième
grossesse et était en travail.

Ayant ressenti la veille les douleurs de l'accouchement,
elle avait demandé secours à une sage-femme qui, frappée
de la lenteur avec laquelle le col se dilatait, et désespérée de
ne pouvoir atteindre par le toucher de partie fœtale, rompait

les membranes, le 22 mai, à 4 heures du matin, et faisait, trois heures plus tard, porter sa patiente à l'hôpital.

À mon arrivée, je trouvai celle-ci fatiguée. L'utérus, contenant fort peu de liquide amniotique, était distendu comme il l'est au terme de la grossesse. Par le palper, je reconnus que l'enfant, très volumineux, se présentait par le sommet en O I G T. La tête mobile, au-dessus du détroit supérieur, était peu fléchie.

Par le toucher, je sentis le col revenu sur lui-même, mais dilatable ; j'atteignis aisément la fontanelle postérieure, mais il était assez difficile d'atteindre la fontanelle postérieure. La tête volumineuse me parut très ossifiée. J'ajoute qu'il y avait procidence d'une anse considérable de cordon qui dépassait même la vulve. On ne percevait aucun battement le long des vaisseaux ombilicaux. Par l'auscultation abdominale, on ne pouvait entendre aucun bruit fœtal. L'enfant était donc mort.

Le bassin mesurait 10 centimètres et demi de diamètre sacro-sous-pubien.

J'appliquai immédiatement le basiotribe.

Je fis la perforation au niveau de la suture sagittale, immédiatement en arrière de la fontanelle bregmatique. Quand le perforateur eut pénétré dans la cavité cranienne, j'introduisis la branche gauche non à l'extrémité gauche du diamètre transverse, mais à plat contre le côté gauche du promontoire, de telle sorte qu'elle fut appliquée sur l'apophyse mastoïde gauche du fœtus ; le bord concave de cette branche regardant à gauche. J'eus soin de porter légèrement à gauche le manche de cette branche et j'articulai ; je ne fis aucun broiement, mais je saisis solidement entre l'olive du perforateur et la cuiller gauche l'écaille du temporal et la partie postérieure du pariétal gauche de la tête fœtale.

Il fallait maintenant appliquer la branche droite de l'instrument en avant de l'apophyse zygomatique du côté droit.

La conformation du pelvis m'empêchant de placer directe-

ment la cuiller de l'instrument sur ce point de la tête fœtale,
je procédai de la manière suivante :

J'introduisis la branche droite du basiotribe à l'extrémité
droite du diamètre transverse du détroit supérieur ; la cuiller

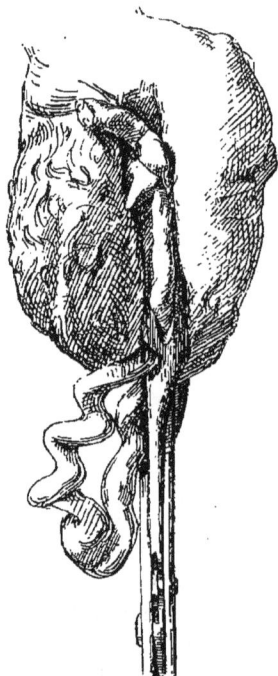

Fig. 116. — Profil de la tête broyée.
La branche gauche est en place sur
l'apophyse mastoïde.

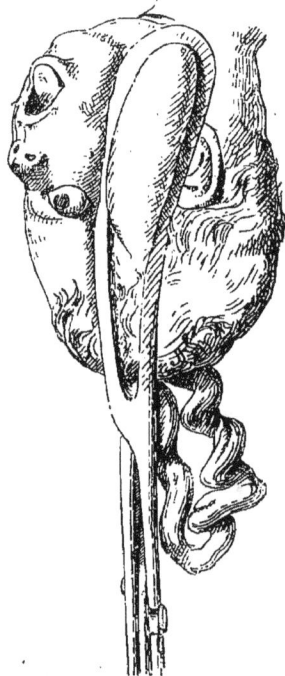

Fig. 117. — Profil de la tête broyée.
La branche droite est en place en
avant de l'oreille.

répondait donc au front. Tenant alors de la main gauche le
manche de cette branche, et saisissant avec la main droite
le manche de la branche gauche articulé avec le perforateur, je leur imprimai un mouvement de rotation de
gauche à droite ; la tête, solidement saisie, exécuta elle-
même un mouvement de rotation semblable, qui amena
contre la cuiller droite de l'instrument — cuiller qui n'avait

pas bougé — le point exact de la surface cranienne, au niveau duquel je m'étais proposé de l'appliquer.

Je terminai le broiement, et les figures 116, 117, 118 montrent le résultat obtenu. Le diagramme 119 pris au niveau des points où la tête broyée présentait les dimensions

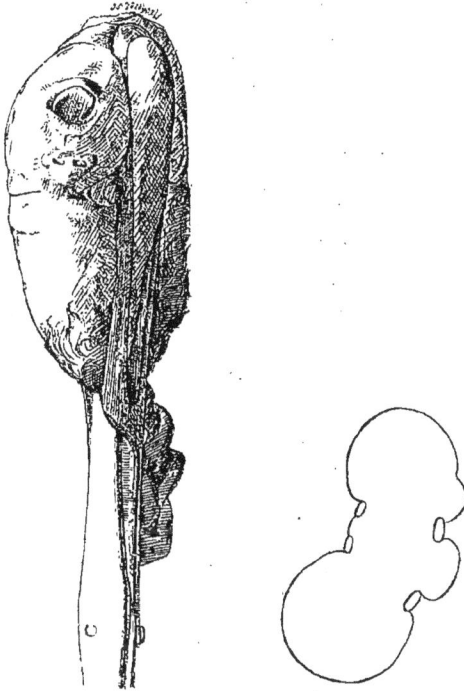

Fig. 118-119.—Vue de la tête broyée. Le diagramme représente les dimensions de la tête, section faite parallèlement au plan du détroit supérieur (1/3 de la grandeur naturelle).

les plus larges, montre combien le broiement a été régulier.

J'ajouterai que le fœtus pesait (sans la matière cérébrale) 4,840 grammes, que la femme se rétablit rapidement, sans qu'on observât de complication pendant les suites de couches.

Je fis une seconde basiotripsie en ayant recours à ce

procédé, le 15 septembre 1885, à la Maternité de l'hôpital Cochin, où je fus mandé en toute hâte pour terminer un accouchement chez une femme qui venait d'être apportée dans cet hôpital.

Je manque absolument de données sur les antécédents de cette malheureuse, ni sur les incidents qui ont pu marquer les diverses étapes de sa grossesse ou du travail.

Quand j'arrivai, je la trouvai dans un état voisin du collapsus. Le ventre était ballonné et le palper ne donnait guère de renseignements sur la présentation et la position, car l'utérus étroitement appliqué sur le fœtus était dans un état de tétanisation continue. Il s'écoulait par les organes génitaux externes très œdématiés un liquide noirâtre fétide. En pratiquant le toucher, je reconnus une présentation du sommet en O I G T. L'enfant était certainement mort depuis longtemps, car les os de la voûte du crâne chevauchaient fortement les uns sur les autres. Pendant cet examen, je vis sortir des gaz fétides par la vulve.

Je fis la basiotripsie. La perforation fut pratiquée sur la suture sagittale, la branche gauche appliquée en arrière et à gauche vers l'apophyse mastoïde postérieure; j'essayai de glisser la branche droite en avant et à droite, mais, voyant que je ne pouvais y réussir, je la laissai à l'extrémité du diamètre tranverse et faisant tourner la tête avec les deux autres branches du basiotribe, j'amenai l'apophyse zygomatique antérieure en contact avec elle. Le résultat fut excellent et identique à celui que j'ai figuré dans le cas précédent. Malheureusement, je ne puis reproduire ici de dessin figurant la tête broyée, car le fœtus qui était à terme ne put être moulé.

Notre pauvre opérée succomba au bout de quelques heures. Je ne pus assister à l'autopsie, mais M. Jouliard, qui était l'interne du service, m'envoya les notes suivantes :

Diamètre du bassin A P.	8 c. 1/2
— promonto-sous-pubien .	9 c. 1/2
— oblique gauche .	11 c.

Diamètre oblique droit . . . . . . 11 c. 5
— transverse. . . . . 12 c. 5

À l'ouverture du cadavre, on trouve le péritoine non enflammé; pas de pus, ni de fausses membranes dans le petit bassin.

L'utérus volumineux ne contient pas de débris placentaires; la muqueuse est d'une couleur gris noirâtre et pour ainsi dire, gangrenée. Les veines utérines sont volumineuses et contiennent du pus. Pas de rupture utérine.

Je rapporterai enfin une troisième observation, où ce procédé me rendit grand service.

Je fus mandé le 31 août 1886 par M. le Dr Parsavant, de Bagnolet, pour terminer l'accouchement d'une de ses clientes, M. V.., qui était en travail depuis deux jours. Cette dame était une primipare arrivée au terme de sa grossesse, dont le bassin avait été notablement touché par le rachitisme, puisque son diamètre antéro-postérieur ne mesurait au détroit supérieur que 7 cent. 5. Quand j'arrivai, la dilatation était complète; la tête du fœtus qui se présentait fléchi en O I D T était située au-dessus du détroit supérieur. L'enfant étant mort, j'appliquai de suite le basiotribe. La perforation fut pratiquée au niveau de l'angle bregmatique du pariétal gauche.

Le promontoire répondait à peu près exactement à la suture fronto-pariétale droite; j'eus une certaine peine à appliquer la branche gauche sur l'apophyse zygomatique ou mieux sur l'apophyse orbitaire externe droite qui répondait sensiblement à l'articulation sacro-iliaque gauche.

Le rapprochement des deux premières branches de l'instrument eut pour effet de fléchir légèrement la tête et d'exagérer un peu le degré d'asynclitisme existant et par suite duquel le pariétal antérieur était situé plus bas que le postérieur. Ce rapprochement ne détermina aucun broiement. Je ne pus glisser la branche droite sur l'apophyse mastoïde gauche qui était dirigée à droite et en avant. Je plaçai donc la grande cuiller à droite et en arrière et je fis tourner la tête jusqu'à ce que l'apophyse mastoïde arrivât à son contact.

J'articulai alors et procédai au broiement qui fut assez pénible. La rotation effectuée, il me fallut exercer de fortes tractions sur la tête fœtale pour l'extraire ; j'éprouvai de sérieuses difficultés pour dégager le tronc, car le segment inférieur était si étroitement appliqué sur le tronc fœtal que les tractions exercées sur la tête dans le but d'engager le tronc dont les diamètres se présentaient cependant d'une manière favorable au détroit supérieur, avaient pour effet d'attirer en masse, tronc fœtal et utérus.

Quand j'introduisis les doigts pour abaisser les bras, je pus les glisser difficilement jusqu'au coude, mais le fœtus était tellement serré que je ne pus les abaisser. Je me bornai à tirer dans l'aisselle avec le doigt plié en crochet Le bras s'étant fracturé s'abaissa et le bras antérieur fut dès lors moins difficilement abaissé.

Les résultats donnés par le broiement étaient ici identiques à ceux que nous avons obtenus dans les observations précédentes et si j'avais extrait avec peine la tête, je crois devoir attribuer les difficultés que j'éprouvai à la rétraction du muscle utérin sur le fœtus. La tétanisation était telle que, pendant la rotation qui avait précédé l'extraction, la tête avait entraîné le segment inférieur qui avait tourné avec elle.

Mme V... eut des suites de couches régulières.

DE L'APPLICATION DU BASIOTRIBE SUR LA TÊTE DÉFLÉCHIE

Nous avons dans quatre cas appliqué le basiotribe sur la tête fœtale défléchie. Dans trois cas, il y avait une déflexion incomplète et présentation du front. Dans un seul fait, la tête était bien défléchie et se présentait en M I D T.

A

Basiotripsies pratiquées dans le cas de présentation du front. — En étudiant les résultats donnés par les instruments broyeurs quand ils étaient appliqués suivant le diamètre occipito-mentonnier, nous disions que le résultat était plus complet, quand la cuiller appliquée sur la face répondait bien au menton qui pouvait venir s'enfoncer dans sa fenêtre. Nous avons rapporté une expérience dans laquelle un bon résultat fut ainsi obtenu.

Mais, ainsi que nous avons eu soin de l'ajouter, il n'est pas toujours possible dans la pratique de bien placer les cuillers aux extrémités de ce diamètre ; le résultat est dès lors beaucoup moins satisfaisant. Les deux observations suivantes en sont la preuve.

Dans le premier cas, il s'agissait d'une femme Allir.

La nommée Allir, qui était depuis trois jours en travail, quand le 20 mai 1885 on l'apporta à l'hôpital de la Charité où je suppléai M. le docteur Budin.

Cette femme, qui était rachitique et dont le bassin mesurait seulement 9 centimètres dans son diamètre conjugué supérieur, était arrivée au terme de sa cinquième grossesse. Le premier accouchement avait dû être terminé artificiellement à l'aide d'une application de forceps. Les trois suivants dont un était prématuré s'étaient terminés spontanément.

Au moment où la parturiente était reçue dans le service d'accouchements, son état était le suivant : douleurs violentes, utérus rétracté et étroitement appliqué sur le fœtus dont on peut cependant reconnaître les différentes parties, siège au fond de l'utérus, à gauche le dos qu'un sillon sépare de la tête, dont un segment s'enfonce dans le bassin. L'auscultation du cœur fœtal est négative.

Le cordon pend à la vulve et ne présente aucune pulsation. Ajoutons enfin que le col de l'utérus est dilatable et que l'enfant se présente par le front : fontanelle postérieure inaccessible ; fontanelle antérieure située assez bas, arcade orbitaire droite et racines du nez facilement accessibles, arcade orbitaire gauche et postérieure difficile à atteindre. Il y avait donc non seulement présentation du front en naso ou maxillo-iliaque droite transverse, mais la tête présentait de plus un notable degré d'asynclitisme, avec abaissement de la partie répondant au pubis ; je pratiquai la basiotripsie.

Je fis la perforation au niveau du bregma, tel était le point le plus aisément accessible. Je dirigeai l'olive du perforateur directement vers la base du crâne sans chercher à la diriger vers l'occiput ni en arrière. La branche gauche fut facilement appliquée sur l'occiput, je rapprochai cette branche du perforateur sans effort et sans rien broyer. J'essayai d'appliquer la branche droite à l'extrémité droite du diamètre transverse, mais les parties fœtales étaient si étroitement appliquées contre la ligne innominée que cela me fut impossible. En vain, j'essayai de mobiliser la tête en me servant des branches déjà appliquées, comme je l'avais fait dans plusieurs cas où le fœtus se présentait par le sommet, je sentis la première cuiller, mal fixée, glisser en avant sur la paroi de la voûte en entraînant fort peu la tête. Si faible qu'eût été ce mouvement de rotation, il contribua à porter la face un peu en arrière et je pus glisser sur elle la branche droite. Mais malgré un écartement notable des branches, le bec de la grande cuiller ne dépassait pas le nez. Pendant que je procédai au broiement, la cuiller droite (voy. fig. 120) glissait sur l'apophyse malaire droite pour ne saisir et ne broyer que la partie externe du rocher de ce côté, en laissant s'échapper sur son bord convexe tout le massif

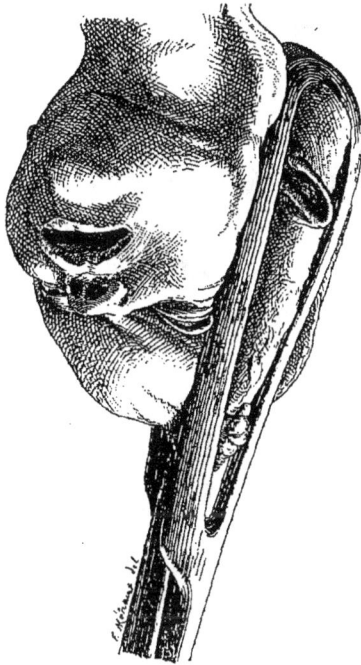

Fig. 120. — Basiotripsie dans un cas de présentation du front.

facial. Quant à la branche gauche, elle ne comprimait (voy. fig. 121) qu'une partie de la voûte.

Dans ce cas, je n'ai en réalité broyé qu'une partie de la base, et j'ai surtout saisi solidement la voûte.

La partie non broyée de la tête formait sur le bord convexe de l'instrument une masse dure et volumineuse (voy. diagramme 122) formée par les parties non broyées qui n'entrava pas ici l'extraction du fœtus qui pesait 3,000 grammes. Si le bassin eût été plus étroit ce temps eût été plus difficile, ainsi qu'il advint dans l'opération suivante.

La parturiente qui subit cette basiotripsie était une rachitique dont le bassin était aplati d'avant en arrière si bien

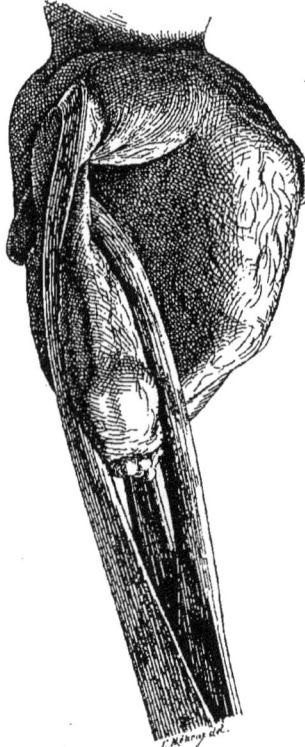

Fig. 121. — Basiotripsie dans un cas de présentation du front.

que le diamètre conjugué du détroit supérieur mesurait seulement 8 centimètres. Elle était âgée de trente-cinq ans et avait déjà eu onze grossesses; trois fois seulement, elle était accouchée à terme. Dans ces trois cas, le travail avait été remarquablement long, puisque dans un cas, si nous en croyons le dire de la malade, il n'aurait pas duré moins de huit

jours. Cette femme nous fut conduite à l'hôpital Tenon le
13 février 1888 : elle était à terme.

Le travail était commencé depuis quarante-huit heures et
quand nous la vîmes quelques instants après son arrivée, les
membranes étaient rompues, la dilatation complète; l'enfant
mort se présentait par le front en Maxillo I G T. La tête
était solidement amorcée au détroit supérieur et on pouvait
atteindre avec le doigt les arcades orbitaires.

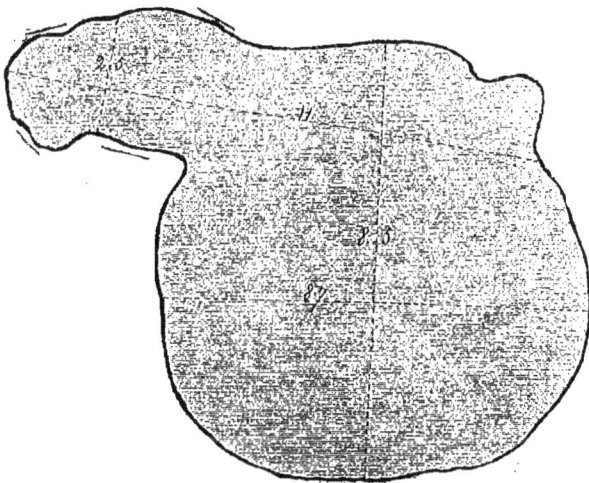

Fig. 122. — Diagramme de la tête fœtale représentée dans les de x figures
précédentes.

Dans cette situation, et sachant que deux applications de
forceps avaient été pratiquées sans résultat, je résolus de
pratiquer sans retard la basiotripsie. Je fis la perforation
dans l'angle postérieur de la fontanelle bregmatique, et
dirigeai le perforateur le plus directement possible dans
l'axe du détroit supérieur. La branche gauche fut appliquée
sur le front sans qu'il me fût possible de l'introduire directement à gauche de manière à ce qu'elle atteignit le menton.
Elle fut placée sur le côté de la face qui était tournée en
arrière. Le rapprochement se fit sans effort et sans broiement.

J'appliquai la branche droite à l'extrémité droite du diamètre transverse et je procédai au broiement.

Un aide eut beau maintenir énergiquement la tête il la
sentit faire une saillie de plus en plus grande au-dessus du

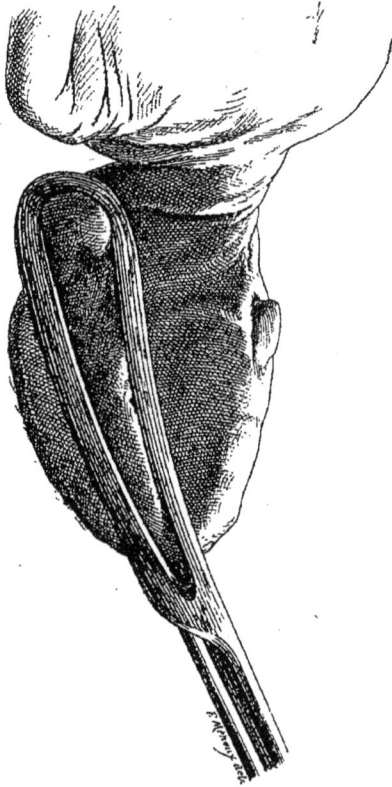

Fig. 123. — Basiotripsie dans un cas de présentation du front.

pubis, à mesure que le deuxième broiement s'effectuait;
l'extraction du fœtus qui pesait 2,800 grammes ne se fit
qu'au prix de tractions prolongées.

La malade eut des suites de couches régulières. Quand
j'examinai la tête fœtale, je vis que la cuiller droite avait

été régulièrement appliquée sur l'occiput (fig. 123) tandis
que la branche gauche (voy. fig. 124) avait glissé sur la partie latérale de la tête, en broyant seulement une faible partie
de la base et la moitié droite du frontal.

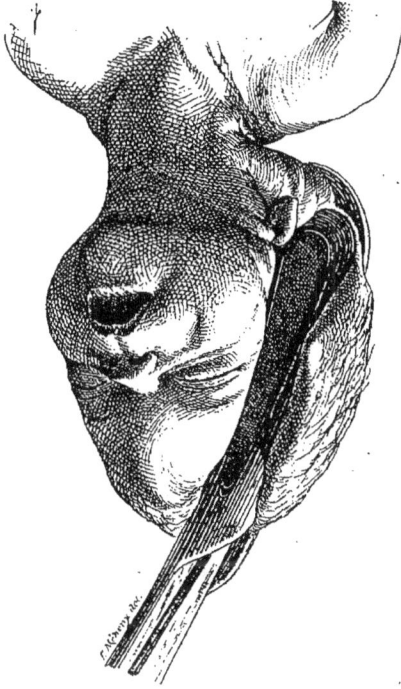

Fig. 124. — Basiotripsie dans le cas de présentation du front.

Le massif facial presque intact formait une masse volumineuse (voy. le diagramme 125) qui a été cause des sérieuses
difficultés que nous avons rencontrées à l'extraction, et qui
eût rendu celle-ci impossible si le rétrécissement pelvien eût
été plus marqué.

Dans l'opération suivante, je me suis proposé de broyer
la tête suivant un diamètre transversal et, dans ce but, j'ai
eu recours à la petite manœuvre, qui m'avait donné de bons

résultats dans plusieurs cas de présentation du sommet et dont j'ai parlé plus haut.

Je fis cette basiotripsie le 13 juillet 1887, chez une femme âgée de trente-cinq ans, qui était arrivée au terme de sa quatrième grossesse et auprès de laquelle je fus mandé par M. le Dr Delage.

Les trois premiers accouchements avaient été fort com-

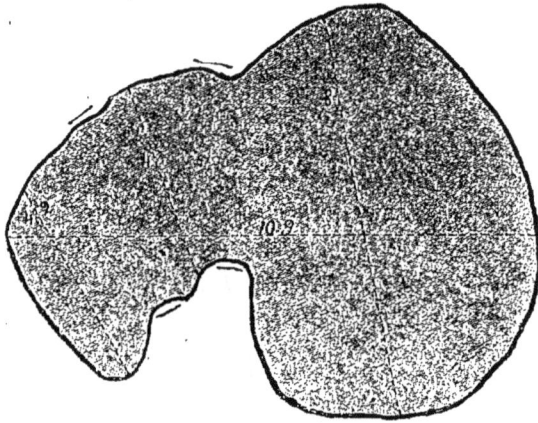

Fig. 125. — Diagramme de la tête fœtale représentée dans les deux figures précédentes.

pliqués. Le premier, en effet, avait été terminé artificielle-ment par une pénible application de forceps. L'enfant était né vivant, mais avait succombé au bout de deux jours. Le second avait également été terminé par une application de forceps, mais l'enfant qui fut extrait ainsi ne respira pas. Le troisième s'était produit au huitième mois de la grossesse. Ici encore, on dut recourir à une application de forceps : l'enfant naquit vivant, mais succomba quelques heures après sa naissance.

Quand je vis cette parturiente, elle était en travail depuis seize heures ; je constatai une présentation du front en naso-iliaque droite postérieure. Le bassin aplati d'avant en arrière, mesurait 8 centimètres dans son diamètre le plus rétréci.

Après avoir, en vain, appliqué le forceps, je résolus de terminer l'accouchement en me servant de basiotribe. Je dois dire qu'au moment où j'intervins, l'enfant était encore vivant. Je crus cependant ne pas devoir attendre plus long-temps, ayant la conviction que l'accouchement spontané était impossible, et ayant échoué dans mes tentatives d'extrac-tion avec le forceps. Il était d'autre part, impossible de songer à la version par suite de l'étroite application de la paroi uté-rine sur la tête; enfin, j'étais poussé à une intervention im-médiate par l'amincissement extrême du segment inférieur et par la violence des contractions utérines qui me faisaient redouter l'imminence d'une rupture.

J'appliquai donc le basiotribe après avoir fait une perfora-tion sur le front, dans l'angle antérieur de la fontanelle breg-matique. J'appliquai la cuiller gauche sur l'apophyse zygo-matique gauche qui regardait en arrière.

Ne pouvant parvenir à appliquer directement la cuiller droite sur l'apophyse zygomatique droite, je déplaçai len-tement la tête non sans difficulté, par suite de l'étroite application de la paroi du segment inférieur sur le crâne; je m'arrêtai quand l'extrémité droite du diamètre transverse, à laquelle répondait l'apophyse zygomatique, parut libre; alors j'appliquai en ce point, la grande branche du basiotribe. Le broiement fut des plus pénibles, tant était grande la résistance opposée par la base je ne pus même arriver à rapprocher complètement les manches. Je cessai et je pus faire sans difficulté l'extraction d'un enfant très volumineux. La malade se rétablit sans accident.

Quand j'examinai le fœtus, je remarquai que la base avait été complètement broyée au niveau du sphénoïde et du massif facial. Mais les deux rochers semblaient énucléés en arrière, et toute la partie postérieure de la tête était indemne ou peu réduite. Elle formait, du reste, une saillie volumi-neuse sur le bord concave de l'instrument. Le résultat était identique à celui que nous avions obtenu dans l'expérience dont nous avons donné la relation page 64.

B

Nous avons appliqué une seule fois le basiotribe dans le cas de présentation vraie de la face. Nous avons fait cette basiotripsie le 25 octobre 1885, avec le concours de M. le Dr Astier, chez une primipare dont l'enfant à terme et très volumineux se présentait en M I D P. Le bassin aplati mesurait 9 cent. 8 dans son diamètre antéro-postérieur du détroit supérieur. L'enfant étant mort quand j'arrivai, je procédai de suite à la basiotripsie. Je fis la perforation sur le frontal au niveau de la glabelle. La branche gauche fut appliquée sur la partie gauche du frontal et le pariétal gauche. Le rapprochement de cette branche et du perforateur se fit facilement sans broiement et eut seulement pour effet de saisir une partie de la voûte cranienne. La branche droite fut appliquée sans difficulté contre le maxillaire inférieur droit. Le broiement fut aisé. L'extraction du fœtus fut facile.

La tête était bien régulièrement aplatie. J'ai expérimentalement reproduit les conditions de cette expérience et j'ai donné plus haut, page 96, le résultat que j'ai obtenu. Il est identique à celui de l'opération que je viens de rapporter et montre combien est complet et régulier l'aplatissement quand la tête est saisie obliquement.

Dans l'opération qui précède, la perforation fut faite au niveau de la glabelle, mais nous savons que, si on le peut, il faut préférer pratiquer la perforation dans la cavité orbitaire; l'opération est sans doute plus pénible, mais cet inconvénient est racheté par une solidité plus grande de la prise exercée par le perforateur et la première cuiller.

Nous ne pouvons donner aucun document tiré de la pratique qui vienne à l'appui des expériences que nous avons faites sur les divers procédés qu'on peut adopter dans le cas de présentation de la face et nous ne pourrions que répéter ce que nous avons dit sur les résultats donnés par les prises exécutées suivant un diamètre transversal de la base et suivant le diamètre fronto-mentionnier.

DE LA BASIOTRIPSIE SUR LA TÊTE DERNIÈRE

La basiotripsie peut être faite pour réduire les dimensions de la tête fœtale retenue au-dessus du détroit supérieur, alors que le tronc a été expulsé, et pour l'extraire.

Trois fois, nous avons appliqué le basiotribe sur la tête dernière.

Deux fois, nous nous sommes contenté de perforer la base du crâne et d'appliquer la première cuiller de l'instrument. Le rapprochement de ces deux branches étant effectué, nous nous en sommes servi comme d'un cranioclaste pour extraire la tête.

Dans le premier cas, il s'agissait d'une grande et forte femme au bassin normal et qui était entrée en travail, le 15 novembre 1887 ; elle était arrivée au terme de sa huitième grossesse.

Quand le médecin et la sage-femme qui l'assistaient en ville eurent constaté que l'enfant se présentait par le siège et eurent en vain pratiqué plusieurs tentatives d'extraction, ils décidèrent de la faire transporter dans notre service, à l'hôpital Tenon.

Là, nous trouvâmes la parturiente dans l'état suivant : le siège fléchi en position sacro-sacrée était dans l'excavation. Les organes génitaux externes de la femme étaient le siège d'un œdème bleuâtre vraiment monstrueux ; en outre, le périnée était largement déchiré.

Après des manœuvres dont je donnerai le récit ailleurs, je pus extraire le tronc et les épaules d'un fœtus très volumineux.

Pendant cette extraction, le peu de périnée qui restait s'était déchiré et quand la tête resta seule dans l'excavation, à peine un léger pont de tissu subsitait à l'anus. L'état des tissus était tel, qu'on ne pouvait raisonnablement songer à pratiquer une périnéorraphie immédiate. Il y avait, à mon sens, grand intérêt à éviter une déchirure de la paroi rectale et cet accident me paraissait inévitable, étant donné, d'une part, la friabilité extrême des tissus et, d'autre part, le volume de la tête fœtale. Je résolus donc de réduire le volume de cette dernière et dans ce but, j'eus recours au basiotribe.

A ce moment, la tête dernière était en sacro-iliaque gauche ; je perforai avec le perforateur alesoir la voûte palatine et appliquai la petite cuiller sur le côté droit de la face qui regardait en arrière. Le rapprochement de ces deux branches ne se fit pas sans un broiement réel, pendant lequel il s'écoula une certaine quantité de matière cérébrale, et en tirant doucement je pus extraire la tête sans augmenter l'étendue des lésions qui existaient sur les parties molles.

Dans le second cas, il s'agissait d'une nommée A..., qui était entrée le 23 décembre 1877 à la Maternité de l'hôpital Tenon. Elle est arrivée au terme de sa cinquième grossesse et les quatre premières, après une marche régulière, s'étaient toutes terminées par un accouchement naturel. Quand cette femme entra à l'hôpital, elle était atteinte d'hémorrhagie grave due à une insertion vicieuse du placenta. L'enfant se présentait en O I G A, et bien que les douleurs fussent assez fréquentes et parussent énergiques, la partie fœtale ne s'engageait pas.

Mon collègue, le Dr Doleris, perfora les membranes et attira un pied à la vulve. L'écoulement sanguin s'arrêta. Cependant, au bout d'une heure, l'hémorrhagie reparut et très abondante. D'autre part, les battements du cœur fœtal étaient fort lents. Je pensai qu'il était indiqué d'achever l'extraction du fœtus, bien que la dilatation ne fût pas complète. Tout alla bien jusqu'au passage de la tête à travers le col dont les parois, assez souples au début de l'intervention, s'étaient rétractées sur le cou.

La femme étant très faible, l'hémorrhagie continuant,

l'enfant ayant succombé, et, d'autre part, voyant les efforts
de traction sur le menton combinés avec la pression abdominale rester inutiles, je perforai avec grande difficulté la voûte
palatine en me servant du perforateur alesoir. J'appliquai la
petite branche sur l'os malaire droit du fœtus, et ayant broyé,
en rapprochant les deux branches introduites, une partie des
grandes ailes du sphénoïde, les petites ailes et le frontal, je
fis l'extraction en me servant du basiotribe comme d'un cranioclaste.

Dans ces faits, il n'y eut pas à proprement parler de basiotripsie.

Lorsqu'on veut procéder à un broiement complet de la tête
dernière, on peut saisir la tête suivant le diamètre occipito-
frontal, un diamètre transversal ou un diamètre oblique.
Quand les cuillers doivent être appliquées aux extrémités du
diamètre occipito-frontal, il n'est point indifférent que la perforation ait été pratiquée en tel ou tel point de la base, car
si la présence du perforateur donne aux cuillers du basiotribe
plus de fixité, elle commande jusqu'à un certain point la situation de ces dernières, et si on a perforé la tête sur une des
parties latérales, les cuillers se trouvent tout naturellement
appliquées elles-mêmes sur le côté correspondant de la tête
et quand on procédera au broiement, une partie de la base
sera seule atteinte. C'est ce que nous avons observé dans une
expérience que nous avons faite à l'hôpital Tenon.

Dans cette expérience, la tête dernière avait été placée
dans le mannequin en O I G T ; la perforation fut pratiquée
au niveau de l'oreille gauche et les branches appliquées aux
extrémités du diamètre transverse du bassin; les cuillers
glissèrent sur la face latérale gauche de la tête, dont la
plus grande partie formait une masse volumineuse sur le
bord convexe de l'instrument. Nous devons cependant
ajouter que si la situation du perforateur avait entraîné
une application irrégulière des cuillers, sa présence avait
du moins limité le glissement de celles-ci. Si la réduc-

tion avait été faible, la prise était solide et nous permit d'exercer de violentes tractions sur la tête, sans voir l'instrument glisser. Pour que les cuillers soient placées régulièrement aux extrémités du diamètre occipito-frontal, il est donc bon que le perforateur traverse la base aussi près que possible du plan sagittal, si on est obligé de l'introduire par

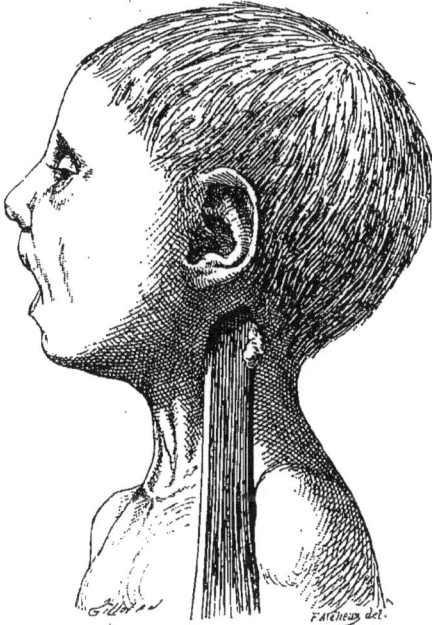

Fig. 126. — Basiotripsie sur la tête dernière. Introduction du perforateur.

la partie latérale du cou, on devra donc l'incliner autant que possible dans la direction de l'apophyse basilaire, afin de transforer en ce point la base. Nous avons eu soin d'agir ainsi avec une expérience que nous avons faite à la Maternité et et dont les figures 126, 127, 128 et 129 montrent les différents temps.

Les diamètres céphaliques avant l'expérience étaient :

Diamètre occipito-frontal. . . . . 11 c.

Diamètre bi-pariétal . . . . 9 c. 5
—   bi-temporal. . . . . 8 c. 2

Le fœtus étant couché sur le côté droit, j'introduisis l'olive du perforateur immédiatement en arrière de la branche montante du maxillaire, ainsi que le représente la figure 126;

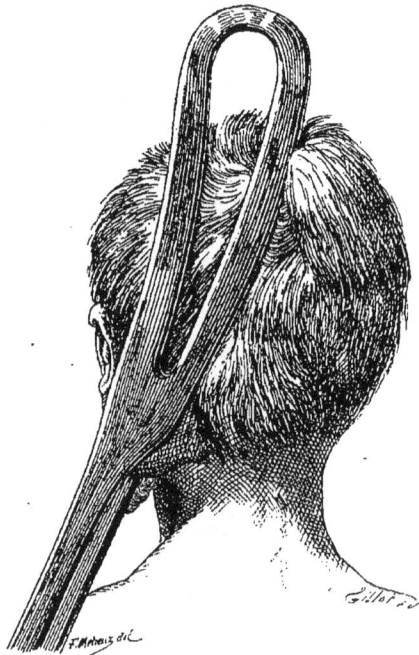

Fig. 127. — Basiotripsie sur la tête dernière. Situation de la branche gauche.

j'enfonçai facilement la pointe de l'olive dans les parties molles jusqu'à la base du crâne et comme je dirigeai assez en arrière la pointe du perforateur, j'atteignis sans difficulté l'apophyse basilaire que je transforai; j'appliquai les deux cuillers de l'instrument sur l'occipital (voy. fig. 127), et sur la face (voy. fig. 128), dans une situation telle qu'elles croisaient un peu obliquement ces parties. Une fois le broiement effectué, la tête complètement aplatie (voy. fig. 129), dans le

sens antéro-postérieur, formait un disque assez régulier,
puisque les dimensions étaient les suivantes :

Diamètre instrumental, 5.
Diamètre de la saillie répondant au bord convexe de l'instrument 6, 4.
Saillie répondant au bord concave de l'instrument, 6.

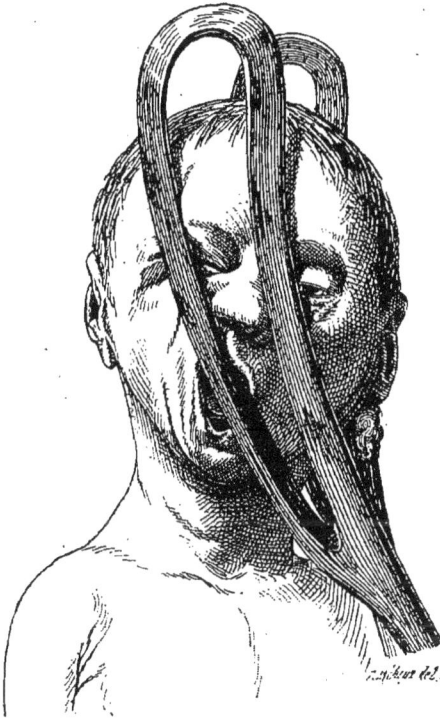

Fig. 128. — Basiotripsie sur la tête dernière. Situation de la branche droite.

Dans une autre expérience faite également à la Maternité,
nous avons pris un fœtus qui se présentait en O I D T les
diamètres céphaliques avant l'expérience étaient :

Diamètre occipito-frontal. . . . . 114 mil.
    —   occipito-mentonnier. . . . . . . 131 —
    —   sous-occipito-frontal . . . . . . 88 —

Diamètre bi-pariétal . . . . 95 mil.
— bi-frontal . . . . 80 —
— bi-mastoïdien . . . . 65 —

Avec les ciseaux, on incisa les parties molles de la région sus-hyoïdienne et on glissa l'olive du perforateur sur le

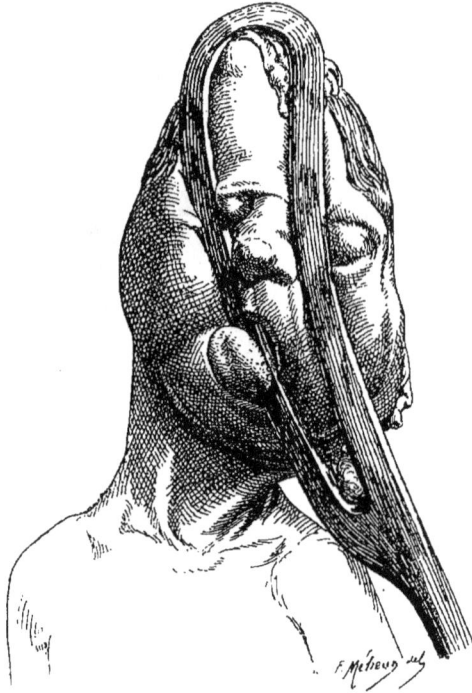

Fig. 129. — Basiotripsie sur la tête dernière. Résultat.

doigt le long de la colonne vertébrale jusqu'à l'apophyse basilaire ; malgré les conditions artificielles créées par l'expérience, ce temps fut très laborieux, car il était assez difficile de ne pas faire dévier le perforateur de la ligne qu'il devait parcourir. La perforation achevée, nous appliquâmes la branche gauche sur la face, le premier broiement eut pour effet d'effronder le corps du sphénoïde, l'ethmoïde et les os situés

La mobilité de la tête peut alors être telle, quand on procède au broiement définitif, qu'un très faible segment de la base sera broyé, ainsi que nous l'avons observé dans le fait que nous avons rapporté page 234. Parfois la voûte seule est saisie, ainsi que nous l'avons noté dans une opération que-

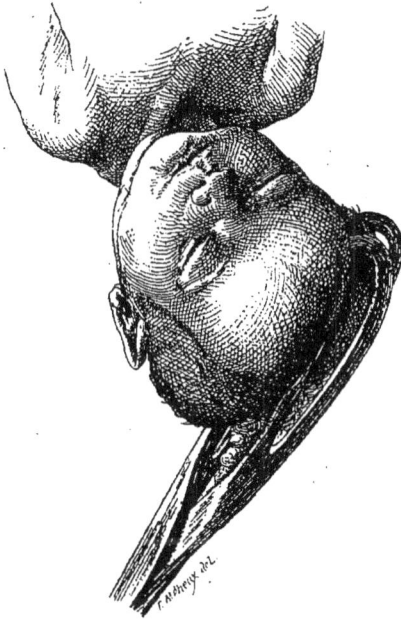

Fig. 141.

nous avons vu pratiquer devant nous, en l'absence de M. Tarnier, et dont la figure 141 représente fidèlement le résultat.

Ces inconvénients seraient atténués si l'olive du perforateur s'adaptait plus étroitement contre la première cuiller introduite. Car, si la voûte cranienne était seule saisie, l'instrument ne se déplacerait pas sur la paroi au niveau de laquelle elle a été appliquée.

Enfin, les conditions seraient meilleures, si on pouvait, dans ces cas où la tête fléchie se présente en O I D T, agir

comme si la tête se présentait en OIGT : perforer, introduire la première la branche qui sera appliquée sur l'occiput,
c'est-à-dire la branche droite ; — saisir et broyer une partie
de la base entre l'olive du perforateur et la branche introduite ;
— enfin, appliquer la dernière la branche qui répondra au
front, qui sera ici la branche gauche, et qui, notablement
plus longue que la droite, pourra atteindre la base et en
assurer ainsi le broiement.

Même, dans ces cas, le basiotribe se montre encore
supérieur au céphalotribe, car la présence du perforateur
limite le déplacement des cuillers et, si marqué que celui-ci
puisse être, il n'est jamais assez complet pour que l'instrument lâche complètement prise. Il suffit, pour s'en convaincre, de jeter un coup d'œil sur la série de figures insérées
dans ce travail et de parcourir les observations auxquelles
elles se rapportent.

De plus, grâce à sa présence, grâce à l'inégale longueur
des cuillers et à la disposition qui en est la conséquence, le
basiotribe constitue un tracteur parfait qui ne dérape pas
pendant l'extraction, si défectueuse qu'ait été la prise. Cet
accident n'a, du reste, été observé dans aucune des vingt
observations cliniques que nous rapportons dans notre travail et qui nous sont personnelles.

Si la basiotripsie, pratiquée suivant le diamètre occipito-
frontal, ne permet souvent d'obtenir qu'un broiement incomplet de la base, et laisse ainsi à la tête fœtale un volume
encore considérable et une forme irrégulière, l'observation
que nous rapportons, page 273, nous montre que le broiement complet est chose bien difficile à obtenir, quand la
base est saisie suivant le diamètre bizygomatique. L'expérience que nous avons mentionnée, page 70, nous apprend
d'autre part, les inconvénients du broiement effectué suivant
le diamètre bi-mastoïdien.

Par contre, la clinique et l'expérience nous permettent

d'apprécier les avantages du broiement exécuté suivant un
diamètre oblique de la base. Nous savons combien l'aplatissement de la tête est alors régulier. (Voyez page 73.) Nous
ne reviendrons pas sur ce point.

L'opérateur cherchera à démolir la base en la saisissant
suivant ce diamètre. Nous savons comment ce but sera
atteint quand la tête est en O T, en O I G A ou bien en OID P.
La perforation étant faite et la branche gauche étant introduite, il suffira, après avoir fixé directement la tête, de placer
la branche droite au point où elle devra être appliquée. Si le
bassin était trop rétréci pour qu'on pût agir ainsi, nous
avons dit, par quel tour de main on arriverait au but.

Cependant, les conditions ne sont pas aussi favorables,
quand la tête se présente en O I G P ou bien en O I D A. La
branche gauche devant être appliquée la première et en avant,
son introduction sera souvent difficile et on ne pourra pas
toujours la placer régulièrement. Cet inconvénient serait
évité, si on pouvait d'abord introduire la branche droite, qui,
placée en arrière, sera toujours moins difficilement placée;
on pourrait fixer avec elle la tête fœtale et enfoncer alors
seulement la branche gauche qui serait placée en avant et à
gauche.

Ce défaut du basiotribe paraîtra peut-être plus théorique
que pratique. Car, le plus souvent, la tête fléchie se présente
en position transverse, et si on veut broyer la base suivant
un diamètre oblique, il importe peu qu'on introduise la première la branche droite ou la branche gauche. Cependant,
ainsi que le montrent les observations cliniques que j'ai rapportées, s'il est vrai que les positions transverses sont très
fréquentes au début du travail, les positions obliques du sommet ne laissent pas d'être rencontrées avec un certain degré
de fréquence, car elles sont dues, pour la plupart, aux tentatives d'extraction par le forceps, qui souvent précèdent l'embryotomie.

Dans les exemples que nous avons donnés, il n'y avait que

des positions transverses, gauche antérieure ou droite postérieure du sommet et nous avons pu conduire à bien notre
intervention. La nécessité d'introduire la première la branche
gauche eût été un inconvénient, si le hasard nous eût fait
rencontrer une position O I G P ou une position O I D A.

En résumé, si l'enfant se présente par le sommet : saïsir
la tête suivant le diamètre occipito-frontal si le bassin n'est
pas très rétréci, si on a pu faire la perforation non loin de la
suture sagittale et si on est sûr de pouvoir bien appliquer
les cuillers aux extrémités du plan sagittal du crâne fœtal.
Nous savons qu'avec le basiotribe actuel, les conditions sont
défavorables quand la tête est en position droite transverse.

Quand les conditions favorables que nous venons d'indiquer
ne sont pas réalisées, on doit chercher à saisir la base suivant un de ses diamètres obliques. Nous avons dit comment
on pouvait atteindre ce but, même dans les cas où le bassin
était très rétréci.

Du basiotribe dans les cas où la tête est défléchie. — Si le
fœtus se présente par la face nous avons dit que l'application du basiotribe était souvent plus compliquée que celle
du cranioclaste ; nous savons que l'application des cuillers
aux extrémités du diamètre fronto-mentonnier peut conduire
à de bons résultats, mais que, malgré la fixité que le perforateur donne aux cuillers, celles-ci glisseront volontiers sur
la paroi fœtale.

Nous avons, à l'aide de l'expérience, indiqué les bons
résultats de la saisie de la face suivant un diamètre transversal, pourvu que les cuillers fussent bien appliquées sur
la base. Enfin, nous avons dans une opération pratiquée sur
la femme obtenu des résultats semblables à ceux que nous
avait donnés l'expérience en saisissant la tête obliquement.
Grâce à la fixation des cuillers par le perforateur, les résultats sont ici beaucoup meilleurs que ceux obtenus avec le
céphalotribe.

Si on peut, dans les cas où le bassin est assez spacieux,

placer sans coup férir les cuillers aux extrémités du diamètre
céphalique qu'elles doivent broyer, il n'en sera pas toujours
ainsi et nous avons cherché par des expériences pratiquées
sur le mannequin s'il ne serait pas possible d'user d'un tour
de main analogue à celui que nous avons employé dans certains cas de présentation du sommet : perforer, appliquer la
cuiller qui sera en arrière au point qui sera le plus commode et faire tourner la tête fœtale de manière à amener
le point de la tête sur lequel on appliquera l'autre cuiller,
dans une zone du bassin où l'introduction de cette cuiller
aura été possible ou le sera devenue par le fait de la rotation.

Nous avons usé de ce procédé dans un cas de présentation du front, et il nous a rendu service (voy. p. 272); il est
probable qu'on pourra également le mettre utilement en
usage dans le cas de présentation de la face vraie; il est
possible cependant qu'il soit ici plus difficile à pratiquer.
L'expérience clinique pourrait seule permettre de se pro-
noncer sur ce point.

Du basiotribe dans les cas où la tête se présente dernière.
— Nous avons vu qu'appliqué sur la tête dernière, le basiotribe permettait d'obtenir un broiement régulier suivant le
diamètre occipito-frontal, pourvu que le perforateur ait
transforé la base dans le plan sagittal, mais nous savons que
même alors, les conditions sont désavantageuses, quand la
tête est défléchie.

Enfin, nous avons vu qu'appliqué selon un diamètre
oblique ou transversal de la base, cet instrument permettait
d'obtenir un bon résultat.

On a dit que, dans les cas où on appliquait le basiotribe
sur la tête dernière, l'extrémité des cuillers dépassait assez
la voûte du crâne pour pouvoir blesser la paroi utérine. Cela
est vrai si on enfonce le perforateur assez profondément
pour que son extrémité vienne buter contre la paroi de la
voûte; voyez, par exemple, les figures 132 et 133. Cela

n'est plus vrai si, comme dans le fait représenté figure 135, on se contente de transforer la base sans enfoncer plus profondément l'olive, dès qu'elle a pénétré dans la cavité cranienne.

Quelles qu'aient été la présentation et la position de la tête fœtale quand on a pratiqué la basiotripsie, quel qu'ait été le diamètre de la base qui ait été soumis à l'action broyante des cuillers, la tête saisie entre les branches du basiotribe a une forme déterminée qui peut ne pas s'accommoder à la forme et aux dimensions du bassin et l'extration de la tête fœtale peut se trouver gênée. Ce reproche que nous avons adressé au céphalotribe a été non sans raison fait au basiotribe par Muller, Truzzi, etc.

Dans certains cas, surtout si la forme de la tête est irrégulière, l'extraction peut être difficile, ainsi que nous l'avons observé dans plusieurs de nos opérations, elle peut parfois même être impossible. Mais c'est là assurément un fait rare, car nous ne l'avons observé qu'une seule fois sur la série de vingt basiotripsies que nous avons pratiquées, et il sera encore plus rare, si le broiement de la tête a été régulièrement pratiqué. Cependant il peut arriver, même dans ce cas, que l'extraction soit impossible. On pourrait alors répéter à plusieurs reprises l'application du basiotribe et l'extraction de la tête fœtale deviendrait chose possible. Nous avons dit plus haut (voyez page 166) que la basiotripsie répétée, tout en étant une opération plus facile et meilleure que la céphalotripsie, donnait de moins bons résultats qu'une simple application de cranioclaste, qui laisse à la base du crâne qui a été démolie toute sa souplesse et lui permet de se mouler dans la filière pelvienne.

Tels sont les avantages et les défauts du basiotribe. Les observations que nous avons données, montrent que le broiement de la tête fœtale s'obtient facilement avec le basiotribe et que dans la grande majorité des cas, l'extrac-

tion de la tête n'est qu'un jeu, quand on a recours à cet instrument. Aucune autre méthode, même le basilyste de Simpson, ne permet d'atteindre aussi simplement, ni aussi sûrement ce but.

Si on se place au point de vue théorique, il manque

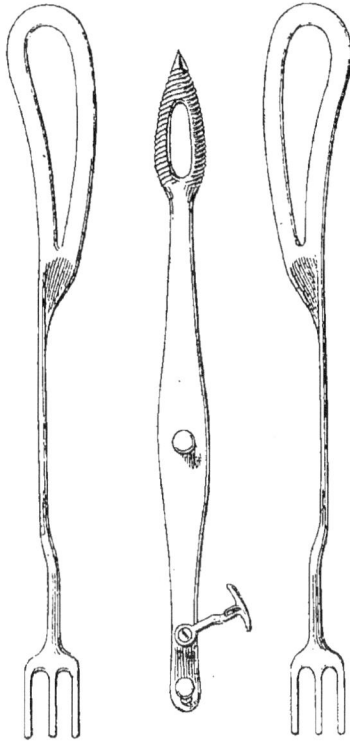

Fig. 142.

bien peu de choses au basiotribe pour qu'il ait toutes les
qualités qu'on puisse demander à un agent parfait destiné
à réduire la tête par broiement.

1° Ses cuillers sont larges, fenêtrées, légèrement courbées
suivant leur bord ; si la cuiller gauche est un peu courte dans
certains cas, la droite a une longueur suffisante. Ce sont les

qualités que doit avoir un bon broyeur. C'est parce qu'il ne peut les avoir que le cranioclaste, même doté d'une troisième branche, sera toujours inférieur comme broyeur au céphalotribe [1].

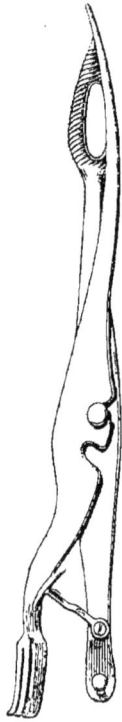

Fig. 143. — La branche gauche est placée la première.   Fig. 144. — On a placé la branche droite.

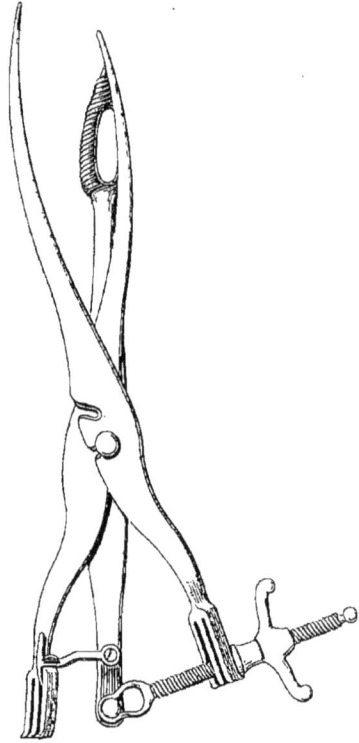

2° Nous avons dit que pour qu'un instrument broyeur fût bon, il fallait qu'il fût possible avec lui de saisir la tête fœtale suivant le diamètre qu'on juge le meilleur. Cela est le plus souvent possible avec le basiotribe ; cela le serait toujours si

[1] M. Trélat avait autrefois fait construire un cranioclaste, muni d'une troisième branche. Nous ne connaissons cet instrument que par la mention qu'en fait M. Tarnier dans son article Embryotomie du nouveau dictionnaire.

le perforateur était plus intimement adapté contre la cuiller du perforateur et si on pouvait à volonté introduire la première la branche droite ou la branche gauche.

3° Nous avons dit que si dans la plupart des cas, la tête pouvait être extraite sans coup férir, si le broiement avait été correct, il pouvait cependant arriver que l'extraction fût impossible, bien que l'aplatissement de la tête fût très complet. Cet inconvénient serait évité si le basiotribe laissait, dans les cas difficiles, toute sa souplesse à la tête.

En somme, pour devenir un instrument parfait, il suffirait : 1° qu'on donnât au basiotribe des cuillers un peu plus longues ; 2° il faudrait qu'on disposât les branches de telle sorte qu'il fût possible d'introduire immédiatement après le perforateur la branche droite ou la branche gauche ; 3° faire en sorte que l'olive du perforateur fut intimement appliquée contre la première cuiller introduite, afin qu'on put solidement fixer la tête pendant l'introduction et afin qu'en retirant la seconde branche introduite, la première unie au perforateur permît d'extraire la tête comme le ferait un cranioclaste, desideratum auquel a répondu Truzzi en imaginant son instrument. (Voy. page 212.)

La basiotripsie pratiquée avec un tel instrument serait un procédé d'embryotomie incomparablement supérieur à ceux que nous avons étudiés.

Mieux qu'aucun des procédés avec lesquels on attaque directement la base ; mieux que le transforateur, plus complètement et avec plus de sécurité que le basilyste ; avec plus de certitude qu'aucun des céphalotribes qui ont été inventés, le basiotribe permettrait de détruire la solidité de la base du crâne, car la tête pourrait toujours être saisie suivant un diamètre favorable. Il resterait le bon et solide tracteur qu'il est aujourd'hui, et serait toujours, à ce point de vue, égal ou même supérieur au cranioclaste. Enfin, il pourrait, s'il en était besoin, comme ce dernier instrument, laisser à la tête toute la souplesse qu'elle a acquise à la suite du broiement complet qu'elle a subi.

Dans le but de répondre à ces indications, j'ai, après avoir
pris les conseils de mon maître, M. le professeur Tarnier, fait
construire par M. Collin un basiotribe dont les figures 142
et suivantes permettent de saisir aisément la disposition [1].

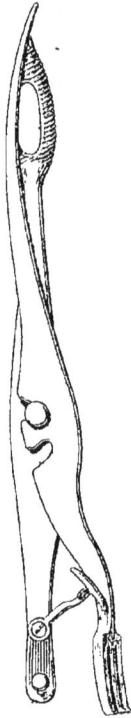

Fig. 145. —La cuiller droite est   Fig. 146. — On a placé la branche
      placée la première.   gauche

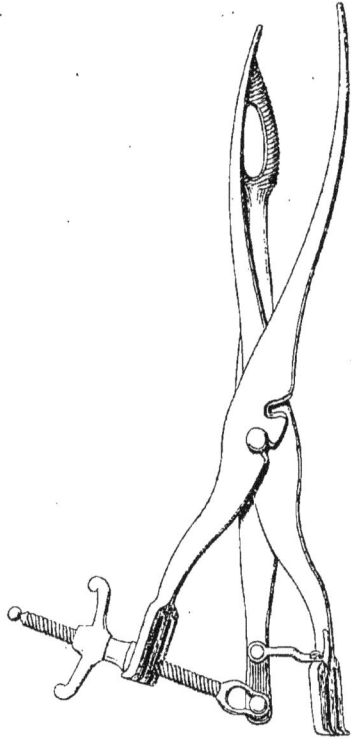

Il est composé, comme le basiotribe ordinaire d'un perforateur et de deux branches de longueur égale qui sont
semblables à la grande cuiller du basiotribe ; à l'extrémité du
manche se trouve une double rainure. On voit la modification que j'ai apportée à l'olive du perforateur. (Voy.

[1] Voyez *Société de médecine pratique*, 17 janvier 1889.

fig. 142.) On peut à volonté, une fois le perforateur introduit, placer d'abord la branche gauche en ayant soin
de faire pénétrer le pivot du perforateur dans l'encoche
supérieure. (Voy. fig. 143.) Le rapprochement effectué,
l'olive est intimement appliquée contre la cuiller. On
introduit alors la branche droite au-dessus de la branche gauche, en faisant pénétrer le pivot dans l'encoche inférieure;
cette branche devient alors plus longue que la branche
gauche et agit alors à la façon de la grande cuiller du basiotribe. (Voy. fig. 144.) La distance qui sépare la pointe du
perforateur de l'extrémité de la branche gauche et celle qui
sépare celle-ci de la branche droite sont égales à celles qui
séparent les mêmes points dans le basiotribe de M. Tarnier.

Si on veut introduire la branche droite immédiatement
après le perforateur, l'articulation se fait suivant un même
mécanisme; voyez les figures 145 et 146 qui nous dispensent
d'entrer dans aucun détail.

La clinique dira ce que valent les légères modifications que
nous avons cru devoir apporter à l'excellent instrument de
M. Tarnier, et si elles répondent aux indications auxquelles
nous avons obéi en les proposant.

TABLE DES MATIÈRES

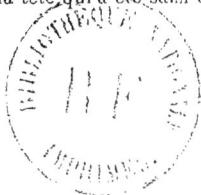

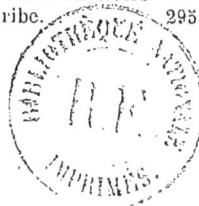

ÉVREUX, IMPRIMERIE DE CHARLES HÉRISSEY

ÉVREUX, IMPRIMERIE DE CHARLES HÉRISSEY

www.ingramcontent.com/pod-product-compliance
Lightning Source LLC
Chambersburg PA
CBHW060417200326
41518CB00009B/1391